医学の歴史

ルチャーノ・ステルペローネ

小川　熙・訳

福田眞人・医学史監修

医学の歴史

目次

目次

8章　19世紀の医学　176

9章　20世紀の医学　229

目次

1章　原始・古代

先史時代の医療

医療の歴史は、魔術的な行為や、聖職者の経験的医術から始まった。

魔術師たちは貧しい集落で、聖職者らは病人が集まる豪華な神殿で施術に当たったのだが、いずれにも共通していることは、魔術や暗示や不思議な麻薬などの助けを借りて、病人の苦痛を緩和しようとする高尚なひとつの目的をもっていたことである。

病気は人間が二本足で立ち、両手を使って労働をし始めた時から地上に現れたと、かつては信じられていた。しかし米国のモンタナ州の岩窟で発見された連鎖球菌によって、人類が登場した痕跡よりはるか数百万年前に細菌叢の存在が証明された。今日の古病理学――古代の人類の病気を研究する学問では、すでに百万年前の人間がさまざまの病気に罹っていたことがわかっている。それらの病気のいくつかは数千年間で消滅し、あるものはその後に新しく登場し、またあるものは現在でも残存している。

病気に対して、原始人はおそらくきわめて単純に、本能的に立ち向かったものと思われる。冷たい川の水を飲んだり、水中に浸かって熱を冷ましたり、自分の唾液で傷を嘗めたり、傷つき病んだ手足を休めたり、体に刺さった棘や異物を引き抜いたり、出産の前にはなんらかのやり方で苦痛への対処をしていた。つまり一部の歴史家が「本能的医療」と呼んでいる方法である。

いわゆる生物学的ヒトから人間への推移の間に、知能と感情は複雑かつ急速な発達を遂げ、人間は快感や苦痛や不安などの感情を知覚し始めるが、とりわけ人間は理解できない現象に直面すると恐怖をおぼえ、それに対する解釈を試み始める。たとえば、死というものの原因が獣に噛まれた外傷や、それに似た外部の力で傷つくことがひとつあり、それと異なる状況で起こる死についてはどう解釈するかという問題が生じる。屈強な男ですら、猛獣や敵に倒されて発熱して洞窟の奥に横たわって動けなくなったり、そのあげく一滴の血も流さぬまま苦悶の唸りをあげて昏睡状態に陥り、だれも手を貸すことができぬまま死ぬこともあり得たのである。

やがて、暴力によらない死が、人間の体内に何かが侵入して肉体を傷めつける、目に見えない敵のしわざだということがわかってきた。

こうして「悪霊」の概念が生まれた。

原始人にとっては、特定の悪霊の介入と関係づけずに、病気について考えることはむずかしかった。宇宙にはさまざまな神が存在し、病気のひとつひとつを「担当」していると理解していた。現代ではさまざまの細菌やウイルスが、特定の病気の原因と考えられているようにである。

悪霊に対して、石を投げたり棍棒を振り回して追い払うことは不可能である。唯一のなしうる解決法は、祈祷だったり、供物・生け贄を捧げて悪霊を宥《なだ》めることだった。この時点で、病気を引き起こす神霊が存在するとみなしつつ、一方では治癒を司る神の存在を確信する。そこで悪霊が優位に立つ前に、味方の神に助けを乞う方法を見出す必要があった。これが医療の発達の第二段階であり、多くの歴史家が「魔術的・悪霊的・祭司的医療」と呼ぶものである。

森羅万象と人間界の間には、たとえば聖職者など特別な存在による仲介が必要だった。いずれの古代文明においても、医療は聖なる場所で管轄するものと考えられた。聖職者たちだけが神聖な行為をとり行えたわけである。聖職者の威厳が高ければ高いほど病気を追い払う力が大きく、時には言葉を発するだけでも効果があると考えられ、一方、位が低い聖職者の場合は薬を用いたわけだが、薬もまた神から賜る代物だった。

第三の段階に入ると、聖職者は自分自身や他人の経験から、運動、節食、休息、そして殊に薬草が効果をもたらすことを認識し、実践に努め始める。体に良い草と悪い草、すなわち病気に効く薬草と害のある毒草とを識別し始めた。その効果は体験による範疇であり、論理的に説明できるまでには至らなかった。宗教的環境の中で病気、医者、医学の概念が形成され、植物も正当な地位を得た。つまり、こうした草木をもたらしたのは神々であり、しばしば神々自身が花や葉の中に潜んでいると解釈したわけである。

この宗教性に満ちた、いわば「経験的」医学の中に、病気を認識し、治療する方法への貴重な情報と経験がすでに蓄積されていた。病人も聖職者もそうした概念に盲目的な信頼を置いていたのである。

だが、それが功を奏さない時には、魔術が医術にとって変わった。魔術師は悪魔と人間の闘争に介入して病魔から人間を解放させようと努め、あらゆる便法、儀式、呪術などを操り、時には病魔を遠ざけるために病人に恐ろしげな仮面を被らせたり、顔や体にさまざまな絵の具を塗りつけたりした。

時代の流れとともに病気への解釈にはもうひとつの要素が加わった。すなわち、悪魔の不可思議な力で病気になるだけではなく、病気に罹る人間にはそもそも原罪があるという考えである。人間を守護する神から見放され、悪魔にとって代わられたという論理である。

人類はさまざまな護符、お守りの効力をつねに信じていたし、いまでも信じられている。医療に従事した古代の聖職者たちもそうした護符を盛んに利用した（今日でもわれわれの隣人や同僚にそういう人を見出だすのはむずかしくない）。

現代も原始的な医療を行う地域では、体にとりついた悪霊を追い払う儀式があり、その共通した方法は、叫び声や脅迫的な態度によって悪霊を驚かすことである。魔術師たちは恐ろしい魔除けの仮面を顔に被ったり、病人を打擲《ちょうちゃく》、祈祷、節食などの状況に置くことによって悪霊に間接的に打撃を与えようとする。

だが聖職者たちはやがて、魔術師や占い師などと区別されることを望んだ。先人たちの綿々とした経験を生かしながら、祈祷や供犠によって病源となる力を鎮める立場を放棄しなかったとはいえ、

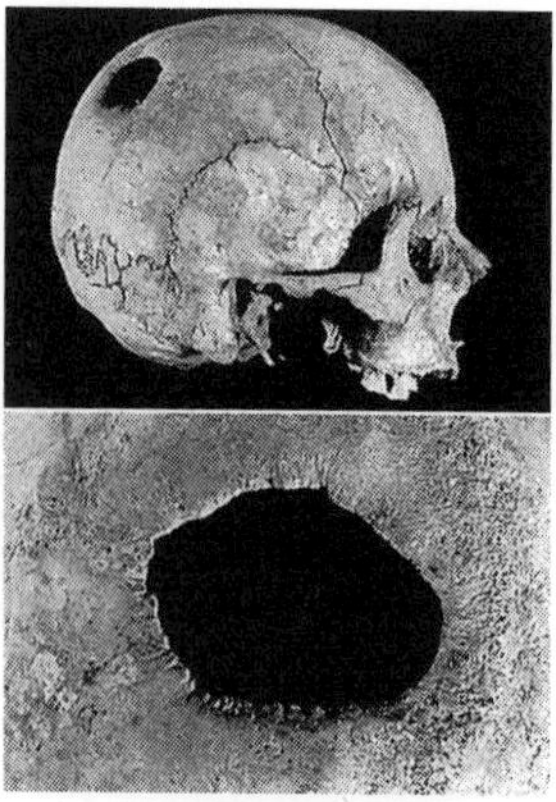

フランスの洞窟で発見された頭蓋骨。右側頭部に穴が開けられている

確かな効力をもつ具体的な手段、たとえば薬草を活用することによって直接的に病気に働きかけようとした。その結果、この聖職者兼医者らは徐々にそれぞれの職能を分けるようになり、ついには聖職者と医者という二つのはっきりと区分されるカテゴリーが形成されることになったのである。

　こうして数千年にわたる医療行為にまつわる経験を元にした実績は、単なる想像力の産物以上の効果を示し始めた。もろもろの経験から、多くの草木には疑いもなく一定の治癒力が備っていることがわかってきた。数千年の年月を要したとはいえ、たとえばキナの木からキニーネが採れ、ケシからアヘンが採れ、インドジャボクからレセルピンが採れるなど、それぞれの植物成分には一定の病気への明らかな効能が含まれることが判明するまでになった。

　「古病理学」(paleopathology)では、どんな病気がわれわれの祖先を悩ませたのか、かなりの近似値をもって確定することが可能になった。近年の極めて精密な器具を用いる組織化学・免疫化学の最先端の技術によって、化石化やミイラ化した人体組織の調査が行われている。そういう研究によって広範な病気が明らかになった。古代人の遺体は骨の部分が多く発見されるわけだから、いうまでもなく研究対象となる疾患の大部分は骸骨に関するものであり、骨に長期にわたって痕跡を残すタイプの病原である。それに対して柔らかい組織の疾患研究はミイラでしかできないので、資料の量ははるかに少ない。

その結果、第一にいえることは、原始の人類がよく罹《かか》った病気は今日のものと異なるということである。第二には、多発した病気の種類は地域と時代によって大きな違いがあるということ。そして最後に、古代の人間は厳しい生活を強いられたため、われわれよりもはるかに頑健な体格を備えていたという発想の誤りが証明された。

先史時代の骸骨に遺された異変の大部分は、なんらかの外傷に由来するものである。なかにはある種の固定整復の跡を示すものもある。こうした外傷はおそらく動物や人間同士で激しく闘った際につくられたものであろう。事実、頭蓋骨の傷には石や棍棒などの打撃によると思われるものが非常に多い。しかし他の部位には、別の種類の事故、たとえばなにかに圧迫されたり転落したりしたために生じたものも見られる。

人骨に遺された疾患には、う蝕（虫歯）、歯槽膿漏、変形、発育不全、巨人症、サラセミア（地中海性貧血）などがある。関節の疾患も非常に多い。さらに、頭蓋骨の開頭手術も先史時代に広く行われていた形跡がある。これについては「プレ コロンビアの医学」の項で詳述する。

先人が遺した数多くの美術表現からも、古代の病気に関するデータが得られる。すなわち洞窟壁画、石彫、テラコッタなどに、奇形、切断手術をした人体、病気の子供、妊産婦などが〈記録〉されている。多くの先人たちは石灰岩や凍石で「尻の大きいのヴィーナス」と呼ばれる小さな彫像を

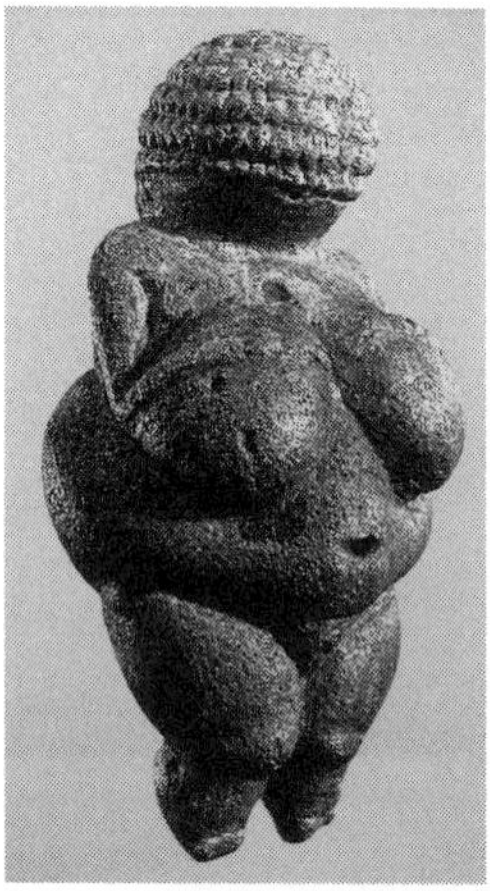

ヴィレンドルフ・尻の大きいヴィーナス（ウィーン自然史博物館）

つくった。上段の写真はホッテントット族の女性を思わせる臀部が極端に太った女性像で、ほとんど様式化された表現である。トナカイの時代まで溯り、広範な地域にわたっており、いくつかの共通点をもっている。すなわち必ず女性であること、顔と脚の輪郭が省略され、四肢は必ず先が尖って、非常に太っていることである。

この彫刻の意味は完全に明らかではない。正真正銘の「脂肪臀質人種」と考えることもできるし、単なる肥満あるいは腺の疾患と考えることもできる。しかし現在は別の推測がなされている。すなわち女性像は明瞭な脚を欠き、四肢の先が尖っていることから、彼らが住む洞窟周辺の土地に託した豊穣のシンボルだったかもしれないと考えられるのである。

メソポタミアの医療

アダムがエヴァに誘惑されたエデンの園は、そもそも国境、経済、宗教などの厳しい闘いが起こっている、いま世界で最も「熱い」地域にあった。聖書に登場する二つの河ティグリス、ユーフラテスに仕切られたペルシャ湾北部の広大な地域である。ギリシア人は「二つの河の谷間」を意味する「メソポタミア」と呼んだ。紀元前四〇〇〇年代から一〇〇〇年代にかけて、この土地に輝かしい文明が誕生し、エジプトと並んで近東における最大の文化発祥地となった。メソポタミアには、ウルを首都とするシュメール人、バビロンのアッカド人、次いでバビロニア人、ニネヴェのアッシリア人などの民族が居住していた。

シュメール人による長きにわたる支配の後、代わって覇権を握ったのはバビロニア人だった。偉大なハンムラビ王は複雑な法律の体系を発令したが、その中でも医薬と外科治療に関する法令は際立ったものである。

紀元前13世紀後半におけるアッシリアとバビロニアの確執の中では前者が優位に立ち、たちまち西南アジア最大の勢力となった。アッシュルバニパル王（サルダナパーロ、前六六九～六二六）のもとで最高の繁栄を築いたが、彼はもろもろの科学や技術を尊び、古い文化遺産が失われてゆくことを恐れて、大勢の書記たちにシュメールとバビロニアのあらゆる古典を複写させた。そしてニネヴェの図書館に約一〇万枚の粘土板の文書を収集した。しかしニネヴェの崩壊とともにこの図書館は完全に破壊されてしまった。

もしニネヴェ陥落の二五〇〇年後に、イギリスの外交官、作家、考古学者でもあるレイヤード卿が三万枚の楔形文字の粘土板を再発見しなかったら、われわれはメソポタミアの医療についてほとんど知ることがなかっただろう。一八四六年にはローリンソンによってアッシリア文字が解読され、神秘の言語が次第に明らかになっていった。こうして八〇〇枚に及ぶ粘土板が医療技術に関わるものであることがわかり、メソポタミアの医療の状況を示す第一資料を手にすることができたのである。

一九〇二年、古代都市スーサの発見によって、もうひとつの極めて重要な資料が公表された。紀元前一一〇〇年頃、戦利品としてバビロニアからもたらされた高さ四メートルの黒玄武岩製の柱全面に小さな文字が彫り刻まれていたのである。この「ハンムラビ法典」は、モーセの十戒と同じく、天から与えられたといわれていた。そこには医療に関する礼金や補償などをはじめ、医者の活動を規定する明確な法則が以下のように記されている。

[第二二一条] 医者がだれかの折れた骨を治した場合、もしくは腸の治療をした場合、患者は五シケル銀貨を支払わなければならない。

[第二一八条] 医者が青銅のナイフでだれかの外傷の手術を行い、死に至らしめた場合、もしくは青銅のナイフでだれかの眼の膿瘍を切開して、眼を損壊した場合、指を切られねばならない。

医療行為は当初、聖職者の三つの階級に委ねられていたが、そのうちのひとつの区分に属するものだけが直接患者に接することができた。

バルー　〈baru〉　診断、予後、病因を担当。
アシィプー〈ashipu〉祈祷師として悪霊を追い払う役。
アスー　〈asu〉　患者に薬を与えて治療する真の医者。

これらの聖職者たちは神殿で教育を受け、粘土板に書かれた神聖な文言から理論を学んだ。その多くは有名で金持になり、近隣の国からも顧問として招聘された。

これらのどの階級も手堅い経験主義と切り離せないとはいえ、本質的には宗教的な医術だった。事実、病気の原因の大部分は知られないまま、病気は罪ある者に神あるいは悪魔から与えられた懲罰とみなされ、病気が治った人間は、自然をしのぐ力を備えた者とみなされた。薬草、水薬、膏薬など、なんらかの形で効能のあるものすべてに、魔力があると考えられた。

現代にまで伝えられた医学の象徴であるカドゥケウス（メルクリウスの杖）は、「医者たちの主」ニンギシュディィザによってもたらされた。伝説によれば、杖に巻きついた蛇が不死の植物を食べたところ、たちまち皮がむけて若さを取り戻したという。そこで蛇は、再生とあらゆる病気の治癒の象徴となった。

さまざまな悪霊が存在すれば、それに匹敵するだけの数の病気があった。メソポタミアの医師の書き遺したものには、たくさんの病名が登場する。発熱、ペスト、てんかん、皮膚病、心臓病、性病、黄疸、リュウマチ、はしか、コレラ、赤痢、伝染性肝炎、ハンセン病などである。

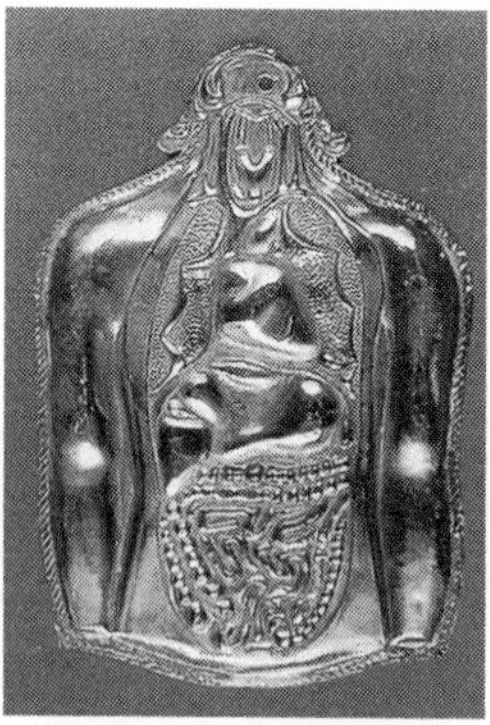

エトルリアの〈内臓模型〉。治療祈願のために神殿に捧げた奉物。当時の解剖学の知識が推定される（ローマ、ヴィラ・ジュリア・エトルリア博物館）

夏の時期に昆虫から移される病気も猛威を奮っていた。ハエは鼻孔、唇にとまり、食物や食器の上を自由に動き回り、胃腸や目の病気をひき起こした。悪魔ネルガルがハエの姿を借りて、ある種の病気が虫から移されるという認識がこの時代にあったことを表している。

メソポタミアでの病気の診断は限られた医者だけに与えられた特権だったが、彼らは非常に正確な「便覧」を用意していた。たとえば次のとおりである。「結核患者は頻繁に咳をする。その啖は濃くて時には血を含み、呼吸は笛のような音を立てる。体は冷たいが足は熱く、汗を多くかき、心臓は非常に不安定である」。

このように、診断と予後に関するシュメール人、アッシリア人、バビロニア人の考察は、それほど現実からかけ離れていなかった。たとえば、「体が黄色く、顔も黄色くなって痩せる時、その病気の名は黄疸である」などと記されている。しかし診断は病人の検査より、贖罪の儀式でいけにえとして捧げられた動物の内臓（多くの場合は肝臓）の検査に基づいていた。メソポタミアでは内臓占いが高度に発達していたのである。

内臓占い師は、占いの事項を粘土板に書き留めて、神の住まいの足元に置いた。それから助手が動物を屠《ほふ》り、占い師は肝臓を取り分け、その表面、葉《よう》、胆管、胆嚢、動脈、静脈を仔細に調べた。

この根底にある論拠といえば、肝臓は生命と魂の中心を形成するだけの血液にあふれているから、いけにえの動物を受け入れて、その魂と一体化した神の思し召しを肝臓から読みとれるという判断である。

内臓占いは広く普及し、数世紀にわたって生きながらえ、他の中東地域のみならず、地中海文明、とりわけエトルリアにも伝えられた。

メソポタミアの医者は、煎じ薬、粉薬、燻蒸剤、灌注剤、座薬、薬球、浣腸剤などの形をとって投与する約二五〇種の薬草と一二〇種のミネラル（鉱物）からなる大がかりな治療の手段を用意していた。補助的に、ぶどう酒、脂肪、油、蜂蜜、臘、牛乳も使われた。これらの薬剤は適宜に使われるわけではなく、多くの場合、星の運行によって定められた決まった時刻に与えられていたので、アッシリア人やバビロニア人はある種の時間生物学（chronobiology）の観念をすでに有していたといえよう。

すべての薬剤は極めて確かな治癒力を発揮した。最もよく知られたものは、月桂樹、アロエ、アニス、大麻、カシア、シナモン、ヒマシ油、没薬《ミルラ》、ミルト、ザクロ、オリーヴ、カラシなどだった。ベラドンナもまたよく使われ、数千年にわたって世界中に広まっていった。この植物は瞳孔を拡大する作用があり、視線をより深くする特性がヨーロッパの貴婦人たちに珍重され、そのものずばりベラドンナ（美女の意）の名前が与えられた。一八六〇年、ロンドンの有能な薬剤師ピーター・スクワイヤーズがベラドンナをベースにした神経痛に効く軟膏を調合したが、これは数千年前にアッシリアやバビロニアの医者たちが遺した処方を再現したものである。医者たちは、疥癬に対して硫黄を用い、うつ病や神経痛には大麻を使い、肺炎の場合には麻の種の湿布を必要な部位に貼った。鉱物をベースとした薬としては、明礬、銅、粘土、磁鉄などがあった。

外科治療は一般に外傷と骨折に限られていたが、一部には結石と膿瘍の手術も行われていた。ニネヴェでは、青銅のメスや手術用ののこぎり、穿孔ドリルが発見されている。

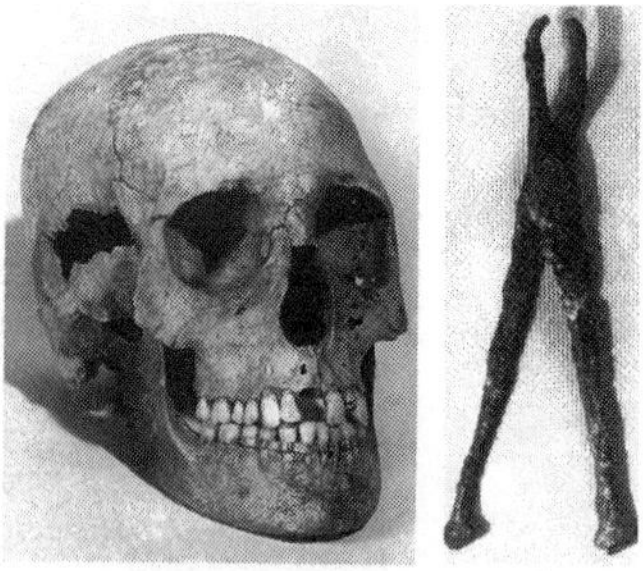
歯科用器具と義歯(ローマ文明博物館)

メソポタミアや他の古代文明では、歯科治療も盛んに行われていた。この分野を記したアッシュルバニパルの粘土板は、歯科学に関して最古の文書とみなすことができる。メソポタミアの医者たちは、虫歯はまさに虫によってひき起こされると信じていた。歯痛に対しては、マンドラゴラ、カラシ、ケシ、大麻など、数多くの薬が使われていた。ヒヨスの種はゴムで接合して歯茎の痛み止めに使われた。さらには義歯の技術もまたかなりの精度に達していた。

要するにメソポタミアの医療には限界があったとはいえ、相当に評価すべき知識と実用の段階に達していたのである。しかしニネヴェとバビロンの滅亡とともに、著しい停滞をこうむることになった。メソポタミア四千年の歴史においてゆっくりと形成され、固められた医学もまた、二つの都市とともに埋没してしまった。その後、ペルシア人と他の民族がこれを「再発見」して、自らの医学へと構築したのである。

インドの医療

古代インドの医学は、ふつう三つの時期に大別される。

第一期　紀元前一五〇〇年から前八〇〇年頃にわたる、聖典ヴェーダが書かれた時代
第二期　前八〇〇年から紀元後一〇〇〇年までのバラモン時代
第三期　イギリス人の到来する18世紀までのムスリムの時代

第一期の古代インドの文化は、知恵の聖書であるヴェーダによって規定されていた。医学に関する認識の大部分はアーユルヴェーダすなわち生命の聖典に記されている。医を司る神はダヌヴァンタリであり、他の神々を従えていたが、なかでも最も精力的なアスヴィニと呼ばれる複数の神が、病気の治療や多産に力を尽くした。地上における代理人が内科医と外科医であり、その次に治療師や呪術師が連なった。

この時代に侵入したアーリア民族は原住民の大量殺戮を行ったが、合理的な診断と治療の方法を導入することによって、この神がかり的な呪術をほとんど追放した。アーリア人の医師たちは、傷

を治したり痛みを和らげたりするために必ず「薬草袋」を携行していた。さらに、妊娠中絶薬、催淫剤、妊娠を促す薬などを多量に所持していた。外科術も進歩していたので、豊富な外科器具によって、手足の切断や眼球の摘出に至るまで、さまざまな手術が可能だった。

ヴェーダ時代の著名な病気としては、腺病、けいれん、痛風、黄疸、リューマチ、心臓病、狂犬病、性病、天然痘があげられる。

しかしインド医学の発達の頂点は第二期、すなわちバラモン時代にもたらされる。

バラモンはブラフマー神（梵天）直系の子孫とみなされていたが、この神は世界の霊を人格化したものであり、医療の法則を人に授けた。バラモンたちは、教育者、著述家、聖職者、ヴェーダの注解者、行政官、知識人であるのみならず、医学を含むあらゆる科学技術を管理するものと信じられていた。彼らのうちチャラカ、ヴァガタ、スシュルタの三人が傑出しており、この三人について語ることがとりもなおさずインド医学の歴史となろう。

チャラカはおそらく紀元前一〇〇〇年頃の人物だが、その解剖学はあくまでも人体の外部からの観察に基づいていた。死体のいかなる解剖検査も厳しく禁じていた『マヌ法典』（バラモンの行動に関する教書）に背くことはできなかったからである。チャラカによれば、人体は三〇六の骨からなる。空気に由来する病気は八〇種類、胆汁によるものが四〇種類、粘液が二〇種類、胃の病気は八種類、ハンセン病が七種類、尿閉が八種類、下痢が六種類、貧血が八種類、喘息が五種類、腸の腫れが八種類、寄生虫による障害が一二種類、鼻の疾患が三一種類、口腔の障害が六五種類に分類されると考えられていた。さらに、シャックリ、頭や脾臓の病、そして狂気についても言及している。

チャラカは、メソポタミアにおけるのと同じように、特定の人間の尿がアリやハチを引きつけるという重要な観察を行っている。これは明らかに糖尿病に関係している。のちに中世の外科医が行ったように、インドの医者は糖分を含んだ尿を味わってみて、「蜜のように甘い」ことを認め、そこからインシュリン欠乏性糖尿病に「mellitus」というラテン語の形容詞が付加されることになった。

チャラカは病気の診断に非常に長けていて、脈拍と聴診の重要性をすでに知っていた。手に入る限りの植物性、鉱物性、動物性の薬品についても知り尽くしていた。薬品の多くは明らかにエジプトから渡来したものである。ハンセン病（多分他の皮膚病も含む）だけをとっても、肺結核と同様に、治療薬は百種類に達した。彼が用いた薬草のひとつにインドジャボクがある。これに含まれる鎮静の効果は、頭痛、精神的不安、腎疝痛の治療に用いられた。一九六〇年代、この植物から高血圧症に対する有効成分が分離され、実用化された。

もう一人の偉大な医学者はヴァガタである。生存していた時代は、チャラカともう一人のスシュルタよりも少し後の人ということしかわかっていない。ヴァガタの主要な著作『アシュタンガ・サングラハ』は、解剖学、外科学、治療学（セラピー）、衛生学、眼科学、病理学、産科学に関する膨大な論究である。ハンセン病、喘息、貧血、痔、糖尿病、振せん譫妄症《せんもうしょう》をはじめ、吐剤、収斂剤《しゅうれんざい》、発汗剤、浣腸液、うがい薬、点眼薬に関する知識が明瞭に言及されている。

もう一人のスシュルタは『スシュルタ・サンヒター大医典』の著者であり、これはヴェーダ時代にサンスクリットで書かれた最も重要な医学書のひとつである。彼によれば、人体には三〇〇の骨、九〇〇の靭帯、五〇〇の筋肉があり、舌には三六、鼻に二四、眼に二四、耳に一〇の管があり、それらによって種々の感覚が伝達される。

スシュルタにとってもまた、人体は各種の分泌液で構成され、これは「基本原理」を形づくるものである。それらの体液とは ヴァータ、ピッタ、カパであり、後に西洋の書籍で空気（風）、胆汁、粘液と訳されることになる。管の組織はへそから始まって体の各部に配分され、前述の分泌液や血液を含む種々の液体をあらゆる方向に送るものだった。心臓は組織全体に熱い液体を供給する力の中心であると考え、また体内の食物を「燃焼」することで、人体を構成する基本物質が生成される。すなわち、食物が血をつくり、血は肉を、肉は脂を、脂は骨を、骨は髄を、髄は種をつくると考えた。もしも体液全体のメカニズムが壊れると、ドーシャと呼ばれる、胆汁、よだれ、粘液といった液や、「破壊的な」放屁などが優勢となる。そして人は病むのである。スシュルタはまたハンセン病が「触覚の喪失」を招くことや、壊血病では「歯茎が突然に充血して腐爛する」ことを初めて観察した。さらに、心臓病に関して「心臓周辺が痛み、圧迫されたり、突き刺さったり、引き裂かれたり、割られたりするように感じる」といった記述は、狭心症を示す愁訴として正確である。

インドの医師は、聴診のほかに、皮膚や舌の状態を観察する術も活用した。治療も現代医学の医師が無視できないレベルに達していた。スシュルタは七六〇種もの薬草の知識をもっていた。最も有効な薬として、アヘン、カシア、シナモン、トリカブト、ナス、アカシア、ザクロ、ヒマシ油、クロトン油、ショウガ、アカザ、インド麻を推奨した。同時に、たとえばアンチモン、硼砂《ほうさ》、明礬《みょうばん》、水銀、銀、炭酸ナトリウムなどのミネラルを原料とする薬品も用いていた。

医師は非常に具体的な規則に従わなければならなかった。第一に、清潔な衣服を着用し、ひげをよく剃り、爪を清潔に保つこと。普通の衣服の上に白い上着をまとい、サンダルを履き、手には杖か傘を持ち、すべての人々に優しく穏やかな眼差しを向けなければならなかった。その態度は模範的でなければならず、医者として高い地位を保つためには、軽装の女性と一緒にいることや恋愛遊戯を絶対に避ける必要があった。

医師はさらに外科学にも通じていなければならなかった。ヘルニアや兎唇の矯正手術、切断手術、痔瘻の手術、骨折の処置、抜歯、結石の除去、白内障の手術、そして特に形成外科！　などである。すでに非常に普及していた処置のひとつは、鼻の「整形」だった。鼻の欠損は、戦傷だけでなく時には決闘によっても生じた。また多くは背信行為の罰として裁判で課せられた「鼻切断の刑」の結果だった。

インドの外科医は鼻の整形手術に関して、天才的な二つの技術を開発した。ひとつは頬の組織の一片を移植するか、もしくは鼻そのものから取ったものを利用したのである。これらの技術は後世に、アウルス・コルネリウス・ケルスス、ラーゼス、アヴィセンナや、15世紀にはカターニアのブランカ父子、16世紀には南イタリアのトロペアのピエトロとパオロ・ヴィアネオ兄弟といった鼻整形の専門家たちが応用している。そして18世紀になると、ボローニャ大学外科学主任教授ガスパレ・タリアコッツィが科学的な権威のもとに彼の名で公認されることになった。

さらにもうひとつの方法は、額から取った皮膚の一片を、切り取ったばかりの鼻の基部に貼り込み、その端を上唇の切り込みに差し入れ、テラ・ヤポニカと呼ばれた阿仙薬を塗布したり、麻布などで固めるやり方だった。

産科学と婦人科学については、スシュルタによれば、経血が女性の体内で「清潔でない」期間に受精のために待機しており、男女の二つの液が混じり合った時に受胎が起こると考えられた。

スシュルタは「外的な」環境が胎児に及ぼす有害な影響の可能性についてもなおざりにしなかった。たとえば妊婦が短気で暴力的であれば、てんかん症の子供を生んだり、女性が酒好きであれば虚弱で記憶力の弱い子供が生まれる可能性があり、女が放埒な生活をしていれば息子もまた堕落して、最悪の場合はホモセクシュアルになる恐れがあるとした。

難産の際にとるべき措置についてもスシュルタは長々と記述しており、帝王切開にも言及している。しかしその指示が、「生命が危険な状態にある女」や「すでに死んでいる女」に関連するかどうかは定かではない。もしあらゆる手を尽くしても胎児が死んだ場合には、医師は自分の手を差し入れて、母親が死ぬ前に子供を引き出さなければならない。このためにさまざまな種類の鉗子《かんし》を備えていた（ただし古代におけるこうした鉗子の使用は、18世紀以後、胎児を生きたまま引き出すのに用いられたこととは異なるので、混同してはならない）。

多産の促進に有効な種々の方法の中で、多くはハスを素材としたさまざまな媚薬が使われた。呪術の世界では、男児の誕生を願うことに重きが置かれた。

以上のほか、古代インドでは医者と呼べる数多くの人たちが活躍した。彼らの多くは宮廷に迎えられ、（自動的に）最上位の階層に位置づけられた。治療は無数の染料、練り薬、粉薬、塗り薬、煎じ薬、錠剤、膏薬、膣坐薬、ローション、シロップ、浣腸液によってなされた。そして金、銀、銅、錫、鉛、亜鉛などの金属も用いた。治療のためには暗示や催眠という方法も大いに是認されていた。

予防という概念も尊重された。たとえば、天然痘の膿を皮下注射する方法がトルコで行われており、18世紀にそれをモンタギュー夫人がイギリスに導入し、後にジェンナーの有名なワクチン接種の方法を発想させることになるのだが、それはもとはといえばインドの非常に古い風習だった。

インドにおけるもうひとつのめざましい出来事は、歴史上最初の病院の設立で、これは紀元前3世紀の有名なアショカ王の公告発布よりもさらに遡ると思われる。

インド医学を語る上で最後に記すべきことは、キリスト以前三千年前から普及していた理論――ヨーガである。

これは、人間を取り巻く物質的世界から完全に解放し、「至上の魂」「天上の霊」の光芒に導き入れることを目的とした理論である。呼吸、神経のリラックスと集中の助けによって成り立つ。ヨーガの習得者は、心臓の鼓動をみずから操り、苦痛にまったく無感覚になり、なにも食べなくても非常に長く生存し続けて、ついには一種の催眠状態、あるいは仮死状態に入るように物質代謝の仕組みを変えることができるといった特別の力を獲得した。彼らはまさに、地球の引力を超越して地面から浮揚せんとするところまで達したのだった。

ヨーガの実践は後に西洋に伝わり、種々の方法で医療に活用された。19～20世紀には、心と体の間に介在する複雑な関係を探求するのに有効であると考えられ、神経医学や応用生理学の研究に取り入れられた。しかしながら、ヨーガは本来、医学理論ではなくて、世俗から離れてみずからを高めるためのひとつの修行法だったことが忘れられてしまった。

最後に、インド医学の第三期はいわゆるムスリムの時代であり、多くの歴史的事件で彩られる。一五二六年にバーブルがデリーからスルタンを追放してムガル帝国を築き、イギリス人の到来までインドを治めたことだけをあげておく。バーブル帝は、ペルシアから招聘した者も含めた多くの外科医を軍医として抱えていた。つまり、医者は主にイスラム教徒、すなわちアヴィセンナの弟子たちだったので、第三期のインド医学は基本的には後述するアラビア医学だった。

ここからインド医学はそれまで続けてきた心霊術的な医学から脱却した。シタラという天然痘を司る女神がいて、これを宥めるには豪華な神殿での血なまぐさい供犠と祈祷が要求されたが、その信仰も捨てられた。しかしアラブ人の医学に対して、インド医学の側もまた、偉大な医師たちの千年以上にわたる貴重な経験によって貢献を果たしたのだった。

中国の医学

「われわれより昔に父たちが集まった同じ場所に集まれ。
先人が行った同じ祝祭をせよ。
われわれより前に先人が奏でた同じ音楽を奏でよ。
先人が敬った人たちを敬い、先人が愛した人たちを愛せ」

何千年もの間、古代中国（シナ）の医学は、この孔子の格言『礼書』の中で〈化石〉となり、外部の影響をまったく受け入れようとはしなかった。しかしながら、そのことが医学の進歩の大きな妨げとなっていたとしても、一方で歴史的な観点からすれば、いまから数十年前まで変わらずにあった中国医学に関するまれにみる正確な記録を、われわれ研究者に提供してくれたことは、ひとつの利点を生んだことになる。

したがって、中国の伝統的医学において、生命、健康、病気がいまだ神々と悪魔の手中にあり、悪魔どもが魔力と謀略によって、神々より優位に立った時に病気が発生するという信念を見出だしたとしても、驚くに当たらない。それだけではない。悪魔どもはそれぞれ特定の病気の「専門家」であり、病気をもたらすことができても、他の病気を引き起こすことはできないのである。

紀元前6〜5世紀に生きた老子は道教の創設者であり、中国の歴史そして医術の歴史に深い影響を与えたが、その説によれば、世界の霊気（道）が空気と食物を通じて人の体に入り、動脈、管、神経の複雑な組織の中に移動する（この組織というのは近代医学がなんらかの既知の構造と対比させることができなかったものである）。

世界の根源には、肯定的な「陽」と否定的な「陰」という二つの宇宙的な力が働いている。「陽」は積極的で男性的な要素であり、熱さ、光、健康、生と関わり、「陰」は受動的で女性的な要素であり、冷たさ、闇、病気、死と関わっている。

「陽」と「陰」の作用は人体のいくつかの部分に達している。すなわち背中は陽であり、胃、胆嚢、腸、膀胱は陰である（近代のある研究者は、この二つの対立する力を、交感神経と副交感神経系の二つのシステムの活動に関係づけて考えた）。もし霊気がなんらかの形で阻害されると、二つの生命力も影響を受け、どうすることもできず、病気が現れるのである。

対立する二つの力の相互作用の一例をあげれば、男性は性行為の際の射精によって「陽」を少し失うのだが、心配はいらない。女性のオーガズムによって発散される一定量の「陰」を吸収して自動的に調節されるのである（ただし女性の年齢が三〇歳を越えてはならない。さもなければこの分量は不十分である）。

世界のあらゆる出来事はこの二つの力が均衡を取り合う結果であり、この力が五大要素（木、火、土、金、水）を支配している。人体に関する五つの要素は、老子の思想によれば、心臓、肺臓、腎臓、肝臓、脾臓に対応しており、さらに他の五つの内臓、すなわち小腸、大腸、尿管、膀胱、胃はこれらに従属している。これらの内臓相互の相生あるいは相克の関係は、木、火、土、金、水がおのおのもつ特性に影響される。たとえば腎臓は水と関係のある内臓なので、火の内臓である心臓と相対することとなる。

もし道教が体内、すなわち頭と腹と足の中に三つもある霊魂の共存を認めなかったら、ことは簡単だっただろう。

ところで〈5〉という数は、中国人にとって特別の魅力をもち、魔術的な数とさえみなされていた。事実、明・清時代には、五種類の病気、五種類の苦痛、五種類の障害が存在し、同時に五種類の薬物と五種類の刺激物があった。一方では、心臓は七つの開口部をもち、これは大熊座の七つの星に完全に対応し、人体にはなんと、男性には三六五個の骨が数えられるのに対し、女性には三六〇個しかない（三六〇度の角度に一致する）。

中国の記録によれば、薬草の秘密を発見し、医術全体を法制化したのは、紀元前19～17世紀まで生きたといわれる伝説の炎帝・神農であるという。彼はまた、「臨床実験」も発明したと思われる。すなわち、伝説によれば、ある魔術的な薬を用いて、自分の腹の皮を透明にし、種々の薬を飲んでそれらの作用を容易に観察することに成功したといわれる。

古代中国の医学知識の大部分は、かの『黄帝内経』に負っている。約五千年前に黄帝軒轅《けんえん》（前二六九八～二五九九）が書いたとされているが、事実はこの皇帝の時代、あるいはもっと古い先祖の時代の医学をもとにしているとはいえ、紀元前2世紀のだれかと、紀元8世紀の王冰《おうひょう》とによって、二つの時期に書かれたものである。

内臓器官の生理学は厳密な位階によって規定されている。すなわち心臓はすべての器官の長であり、生命の宿る場所であり、肝臓は戦闘隊長であり、霊魂の住まいである。胆嚢は高位の将校であるだけでなく、勇気の居場所であり、脾臓は執事であって、五感を司る。腎臓は精気の場所であり、胃は食料貯蔵庫を担当する将校である。さらにまた、心臓は幸福のすみかでもあり、汗をつくり出す。肝臓は怒りの居場所であり、涙をつくる。肺は不快な思いの居場所であり、各種の分泌液をつくる。腎臓は恐れの席であり、唾液をつくり出し、脾臓には思考が住んでいる。

当初、病気の診断のためには前述の『内経』に示された四つの方法すべて、すなわち、観察、聴診、問診、脈拍の触診が実行された。そして段々に初めの三つが簡素化され、脈診に重きが置かれるようになった。古代の中国人が脈拍について学んだことはすべて、実際には数千年間変わることがなく、後に西暦二八〇年に魏の王叔和《おうしゅくか》の名著『脈経』に集大成された。それは大発見だった。

脈拍は日の出に、左脈上に右手を置き、右手脈の上に左手を置いて計らなければならない（しかし頭と足の動脈の鼓動も考慮に入れる必要がある）。人差指、中指、薬指の三本の指はそれぞれ異なる三つの脈拍を感知する。すなわち、寸、関、尺である。これらの脈拍がそれぞれ内側の脈と外側の脈とに分かれていなければ事は簡単なのだろうが、実際には、医師は一二種の脈拍を感じとることになるのだ。これらの脈の種類が、内臓の健康状態を表示するのである。

中国人は脈拍を非常に重視していたので、ほかにも四つの種類の分類法（表面、深層、稀、頻繁）をもっており、細分化すると全部でなんと二三種類に区別されるほどだという。

脈拍は胎児の性を予見することも可能だった。「左手の脈が速い場合は男児が生まれるだろう」と記されている。死の切迫は七種の特別の脈拍によって知らされるし、二七種にも及ぶ他の脈拍は、ひとつの病気の終わりを示した。要するに、優れた医者であるためには、五二種類もの脈拍を知悉《ちしつ》する必要があった。

古代中国における呪術的な数である5は、治療にも関係しており、多くの具体的な適応があげられる。

精神に心を配り、
身体を養い、
薬剤を投与し、
体全体をひとつのものとして扱い、
鍼と灸を用いること。

中国では今日でも「灸」という千年来の治療法が盛んに行われており、それは体の悪い部位に鍼を打ち、その上にモグサ（*artemisia vulgaris*）と呼ばれるオオヨモギの葉の粉末の塊をのせて燃やす方法である。皮膚の上に小さな水ぶくれができれば、確実な効果を得ることができる。

古代中国の伝統的医学から直接現代に有用なもうひとつの治療法は、唐代（六一九〜九〇六）に最高度に発達したマッサージ法である。しかし中国医学について語る時には鍼を忘れることはできない。これは前述の炎帝によって考案されたと考えられる。陽と陰が流れる一二の仮想の経絡に対応する所定の点上に、金、銀、鉄、あるいは石の専用の鍼を打つのである。臨床学的論理は簡単である。病気はこれら二つの力のうちのどちらかが優勢であることに起因するのだから、鍼を打つことはその過剰な方を追いやって、均衡を取り戻すことを可能にするのである。

今日では鍼治療は西洋にも浸透し（一六八三年、オランダの外科医テン・リーネによってヨーロッパに導入された）、前述の皮膚上の点（経穴）は三六五しかなく、鍼師がそれを探し当てるためには特別の解剖図を用いる必要があり、完全な正確さをもって位置が特定されなければならないことを事前に学習する。ただし患者が女性の場合にはものごとは男性の場合とは違っていた。診療の間、治療師がなんらかのかたちで女性の体に触れることは不都合だったから、女は木、陶、または象牙でできた小型の人体模型の上に、自分の体の悪い場所に対応する部分を慎重に指し示したのだった。

古代の中国人は病気を正確に診断する方法としてこの他、内臓の状態と舌や耳の外見との間の関連づけ（明らかに独断的ではあったが）を定めていた。耳は腎臓と、唇は脾臓と、舌は心臓と関係していた。

精神医学や行動的な影響も、病気の種類を判断する際に真剣に考慮された。たとえば、放埒で邪悪な考えをもつことは肺の病気の原因となり、それを態度で表すことは心臓の疾患をひき起こすと考えられていた。

黄帝によれば、病気は二つの主要な種類に分類することができる。風、寒気、乾燥、湿気などの外的影響によるものと、喜び、悲しみ、怒り、恐れなどの内的影響によるものである。

しかし中国の伝統的医療は、鍼灸とマッサージだけに完全に依存しているのではない。その力はむしろ「医学的物質」、すなわち薬にある。四千年以上前の伝説的な炎帝・神農の名を冠した、中国最初の薬草学書『神農本草経』は三巻からなる大著であり、そこでは三六五種の薬が上中下の三段階に区分されている。西暦五〇二年に著作は修正され、増補されて七三〇種の薬を解説している。

それから千年後、李時珍という名の明政府の役人が、すべての古代中国の医学知識をひとつにまとめることを思い立ち、その膨大な作業に取りかかった。しかし資料は全部で五二巻あり、一八九二種の薬に関する内容を編集することは早急にできるものではなく、一五五二年に最初の章を書き始めて『本草綱目』を完成するまでに約二七年を要したのだった。

神秘的な数である5は薬に関しても見出だすことができ、次のカテゴリーに分類される。

1. 野草　　2. 樹木　　3. 昆虫、貝、鳥
4. ミネラル（水銀、ヒ素、磁石）　　5. 小麦

しかしながら一切の分類の上位にひとつの原則があった。すなわち、「良薬は口に苦し」ということである。

さらに、ヒトに役に立つ「薬」の中には、水、火、土、そして人間や動物の臓器さえも加えられていた。たとえば、よくも考えたものと思うが、ヒツジの甲状腺はまさに甲状腺腫に効き、肝臓は貧血症に効果があるとされていた。

しかし、全部とはいわず相当数の薬に関して、単なる思い込みだったわけではなく、『本草綱目』に示されたものの多くが後に西洋世界に導入された。キナの木の根、ダイオウ、サルサパリラに似た材料であるカンファー、エゾノヨロイグサ、マオウなどである。この最後のマオウは、発熱、発汗、咳を鎮めるために用いられ、19世紀になってようやく、化学的有効成分エフェドリンが単離された。

いくつかの薬草の中には経験的に効果が知られているだけで、含有する有効成分の知識なしに用いられていたものもあった。たとえば海藻は多分のヨウ素を含んでいるが、これが甲状腺腫やクレチン病に効き、サリチル酸を含むヤナギはリュウマチに、ルチンを含むクワの花は高血圧や血管に関する疾病に効果を発揮していた。さらにあげれば、アヘンは鎮痛剤として、硫酸ソーダは下剤として、ザクロの根は腸内寄生虫の除去に、鉄は貧血に、ヒ素は皮膚病に対して使われていた。

古代中国で非常に流布していたもうひとつの医薬として、チョウセンニンジンの根がある。今日では別の地域でも用いられているが、それはヨーロッパのマンドラゴラのように、なんとなく人間の形を想像させるウコギ科の植物である。いくつかの聖典によればこの薬は虚弱や老衰を克服し、苛立ちを鎮め、糖尿病や高血圧を調節し、これが一番ありがたいことだが、性的能力を回復させるのに最高の効果があることが保証されている。

腸の疾患、特に寄生虫による疾患は非常によくある病気で、有効な治療法もたくさんあった。たとえばサナダムシに対しては鉛、ザクロ、ビンロウジが勧められ、ゴシュユは回虫に対して圧倒的な効果があり、モグサはギョウチュウを殺すことができた。

また、多血症に対してはインドジャボクがすでに用いられ、周知のとおり、今日ではこの植物から高血圧の治療に使われる物質レセルピンが抽出される。

中国人はまた、エジプト人から明礬が眼病に効くことを学んだ。明礬は「血をきれいにする」ためにも使われた。マラリアに対する最高の武器は、ジョウサンアジサイという植物だった。そして四千年前に、肺の病にはハマムギが用いられ、ペストにはダイフウシノキの油が使われ、この療法は中国では現代まで生き続けている。

しかしペストについては、単に腫れた部分を針で刺すことも行われた。なぜなら、ペストは風と震えのもとが管の中に詰まって出られないことが原因だと信じられていたからである。

天然痘に対する免疫に成功したのは、インドと並んでまさに古代中国においてだった。それは乾いて粉状になった天然痘の外皮を鼻孔に注入する方法であり、男児には左の鼻孔に、女児には右に、細い管を使って注入する場合もあった。

最も著名な医者の名をあげるなら、漢の倉公《そうこう》、中国医学のヒポクラテスと呼ばれる後漢の張仲景《ちょうちゅうけい》、それにシャクナゲ、ジャスミン、トリカブトなどの麻酔剤をすでに用いていた偉大な外科医・後漢の華佗《かだ》、婦人科と小児科専門の扁鵲《へんじゃく》などがいる。しかも中国の医学は広大な固有の領土内に留まっていたのではなかった。朝鮮や日本のような他の文明にも深い影響を与えたのである。これらの国から学生や若い医者たちが医術を学ぶために、あたかも今日米国に行くように、中国に送られた。中国の医学は東南アジア、ペルシア、そしてアラブ世界に広まった。西暦2世紀に中国人自身が多数の〝医術大使〟をメソポタミア、シリア、エジプトに送り、彼らの知らない薬品の情報を集め、買い占めようと努めた。

7世紀からは、アラブ人やインド人の使節団がプロパガンダのために中国に渡り、サンスクリットやアラビア語で書かれた文献を中国語に翻訳したり、その逆の作業に携わったりした。さまざまな文化の相互浸透が、こうして徐々にますます強まっていったのである。

プレ コロンビアの医学

プレ コロンビアの医学は通常初期ルネサンス文化について語る時に扱われる問題だが、ここではコロンブスの大陸発見という偉業のはるか以前から、そこに存在していたのだということを強調するために、便宜上「繰上げ」て述べておきたい。

あらゆるプレ コロンビアにおけるのと同様に、最も古い時代の医者＝呪術師＝聖職者の役割は一般に同一人物が果たしていた。そういう人物は、病人のそばに横たわり、患部を擦ったり、初めは巧妙にかくれていた矢の先や小石など、病気の原因となるものを口で吸い出したりするといった一連の儀式を行った。シャーマンたちは、貝殻、ワシの羽、タバコなど、治療に不可欠とみなされていたあらゆる器具を病人の枕元に運んだ。一五一九年にヘルナン・コルテスの軍隊がメキシコ湾岸に上陸した時、彼らはカリブ海の島々の「未開人種」と違わない人たちと出会うものと信じていた。ある意味では「古い大陸」の国々を凌ぐほどの進歩した文明と接触するとは思ってもいなかった。現在のメキシコ市の中心部に当たるアステカ帝国の首都テノチティトランは、その華麗さにおいて、ヨーロッパの最も繁栄した国々の首府と立派に肩を並べることができただろう。

衛生設備はまさに先進的であった。すなわち液状廃棄物処理を支障なく行うことのできる驚くべき下水施設が存在し、すべての道路に後にローマの皇帝ウェスパシアヌスを有名にしたあの便利な「小記念碑」（男子用公衆便所）が立っていた。固形廃棄物は市外に運搬されて焼却され、それぞれの街区がその地区の清掃に責任をもっていた。

ユカタン半島とメキシコ南部では、もうひとつの文明マヤが一時期最高の繁栄を誇っていたが、征服者（コンキスタドール）たちは現在のグアテマラでこれと出会った。当時この文明においては、おそらくペストが原因で大都市の人口が減る衰退の道を辿り始めていたのだが、文化ととりわけ医学知識に関してはいまだに充分尊重すべきものをもっていた。

さらに南のアンデス地域では、その頃インカ文明が拡張の一途にあった。一方、北側は先住民の居住地区だった。


アステカ人の間で医療関係の頂点にいたのは、病気の診断と治療の能力をもつabmen（理解する者の意）という聖職者だった。治療法を決定するには、しばしば水を満たした壺の中に幾粒かのトウモロコシを落として結論を出した。

しかしある時期から、いわゆる治療師とははっきり区別される正真正銘の医師が現れるのだが、やはり時には神聖な舞踏や悪魔払いの儀式などを行い続けた。

アステカ人にとっての最高神はテスカトリポカという太陽神であり、その下に、無数の守り神と疫病神が連なっていた。しかしアステカの医者は、病気の原因は「発病の」神々の仕業だけではなく、衛生の悪さ、暑過ぎや寒過ぎ、食べ過ぎなどにもあることを認めていた。コンキスタドールの到来の前から実に多くの病気が知られていた。緑内障、まぶたの下垂、腺病、腸内寄生虫、赤痢、リーシュマニア症、シラミ症、痛風、てんかん、壊血病、象皮病、黄熱病などである。

産科学は非常に進んでいた。妊娠した女性は自動的に母神テテオイナムと出産の神アヴォペクトリの保護下に置かれた。たまたま日蝕があった時には決して太陽の方を見ないように気をつけなければならなかった。さもないと兎唇の子が生まれると信じられていたからだ。最初の陣痛に襲われたらすぐに、蒸し風呂に入るのが決まりで、その後もし出産がむずかしかったり、遅れたりした場合は、子宮の収縮を促す作用のあるチフルパトリという飲み薬が与えられた。

外科学においてもアステカ人は相当に進んでいた。たとえば骨折には松の接ぎ木や副木を用いて軽減したり固定したりすることを知っていた。さらに、扁桃腺の膿瘍を切開すること、傷の感染予防のために黒曜石の粉末をふりかけること、瀉血を行うことなどができた。

外科用の器具としては、石や金属のナイフ、竜舌蘭であるアガベの棘、ヤマアラシの針などが使用された。しかしアステカの外科医が特に優れていたのは開頭手術という神秘的な技術であり、アメリカの他の地区、ヨーロッパ、アジア、アフリカにも普及した。これらの頭蓋骨の遺品を前にした最初の考古学者たちは、これらがそれぞれの属する社会の上層の人たちであろうという単純な判断を下したが、おびただしい出土数を考えるとそのような仮説は正当ではない。その後継続して行われた調査からも、信頼すべき統一見解に到達することができなかった。

19世紀に、フランスの著名な脳外科医で人類学者ポール・ブローカの独創的な研究によって、一筋の光が現れた。すなわち、遺骨の頭蓋は明らかな組織の再生の兆候を残しているので、手術は遺体に行われたのではなく、まだ生存している間になされたということが判明したのである。現在、開頭手術はなんらかの骨の砕片に押さえつけられた脳を解放する目的で行われたにちがいないという説がきわめて有力である。そして脳の減圧は、麻痺、脳腫瘍、けいれん、といった付随的な障害を自律的に解決することがわかったので、医者たちはおそらく、同じように穴をあける手法が他の疾患の治療にも有効であることを確信したと思われる。穴をあける手術はトゥミという特別の器具で行われ、多様な技術を必要としたから、これが外科医の熟練と適応力の証しとなった。

アステカの医者は診断に関して極めて有能であった。そして治療に関しては、なんと三千種類にのぼる薬草を備えていた。たとえばサルサパリラは腎臓や膀胱の疾患の際の利尿剤として、あるいはさまざまな発疹に対するうがい薬として広く使われていた。周知のとおり、スペイン人の到来の後、サルサパリラはヨーロッパに急速に浸透し、特に、多分アメリカ・インディアンがもたらしたあの病気、梅毒の治療（ただし見せかけの）に広く使われることになった。

もうひとつの薬草はこの国の北部に分布するペヨートルというサボテンである。「それは歯茎の鎮痛に効果があり……」という記録があるが、その皮を噛んだり汁を吸ったりする者は笑いが止まらなくなり、高揚した「悪魔的な」幻覚に襲われ、ついには未来を予言する能力を示すに至るといわれた。今日では、アステカの医者と聖職者に広く用いられていたこの植物は約三〇種類のアルカロイドを含み、そのうちのメスカリンが幻覚症状を引き起こす元であることが知られている。

また、カモートルというのは小さな植物の球根で、痛みを麻痺させ、周辺の環境の変化に対して無感覚にさせる働きがあった（サポニンの作用による）。それでしばしば〈人身御供〉となる人間に投与されたのである。

現代に至るまで西洋医学で広く用いられるようになるもうひとつの薬草は、ヤラッパであり、これは下剤として使われた。けいれんに対しては香の蒸気とコパルの油が有効であることが知られていた。

コロンブスたちが新世界に上陸した時、ひとつの奇妙な光景を目の当たりにした。土着民が「煙を飲む」光景である。タバコは彼らにとって単なる快楽であるだけではなく、この上もない安静状態を得るための方法、すなわち鎮静剤であった。のみならず、彼らの信ずるところによれば、その粉末は偏頭痛、めまい、鼻の諸病に非常によく効く薬なのであった。この草はコホバといい、イエズス会士たちがその栽培とヨーロッパへの輸送の特権を得ることになった。搬出はメキシコのタバスコの港で行われたので、その葉はまさにこの地名で呼ばれ、後に「タバコ」となった。

一五六〇年、フランスの駐ポルトガル大使ジャン・ニコは、フランソワ2世と妃カトリーヌ・ド・メディシスにタバコの種を贈り、女王が苦しんでいた頭痛に特によく効くと推奨した。一八二八年になって、ポセルトとライマンがタバコのアルカロイドの分離に成功し、ニコ大使を記念して「ニコティン」と命名した。やがてヨーロッパ人はタバコの薬効に魅せられ、浣腸にも投与するようになった。

もうひとつ広く流布していたのはカカウァトルという粉薬であり、これはカカオの実を乾燥させ、すりつぶしてつくるもので、牛乳、バニラ、蜂蜜と混ぜると、まさにアステカ流の強壮ドリンクとなった。新世界の発見以後、これらの薬草の多くがヨーロッパにもたらされ、それまで依然として古典医学およびアラビア医学にとどまっていた西洋の薬学全体を、文字どおり変革させることになったのである。

植物性の薬剤と並んで、アステカ人は動物性のもの、たとえば獣の角や骨の灰、血液、胆汁、脳や他の器官のエキスなども軽視しなかった。さらに、コンキスタドールたちがその存在すら知らなかった材料も使いこなしていた。それはゴムであり、肋膜炎の場合には胸部に、リュウマチに対しては関節に、薄板のように貼って発泡剤として用いたのであった。リュウマチにはマッサージ、蒸気浴、サウナも活用されていた。

マヤにおいてもまた、善と悪とによって左右される医学理論が存在していた。すなわち、悪が善よりも優位にある時に病気が発生した。そこで医者は治療を始める前に、患者にもし罪を犯しているなら告白するように促した。

マヤ人の間で最も流行した病気は、気管支喘息、肺炎、リュウマチ、丹毒、回虫症、マラリア、黄熱病、赤痢、てんかん、虫歯であった。

マヤ人は解剖学と生理学をよく知っており、とりわけ男女の生殖器についての知識があった。心臓を生命の中心とみなし、静脈の中を「生気」が自由に回流し、脈拍によってその存在を示すと考えていた。

インカの場合は、医者は病人にまず絶食を指示し、催吐剤か下剤を与えてからマッサージを行った。それから必要な薬を投与したが、これはクスコの「貴族学校」での長い過酷な徒弟修行で学んだものであった。特にむずかしいケースでは、他の地域でも広く行われていることだが、何枚かのコカの葉を地面に撒き、その配置で病気を判断する方法を採用した。しかし、現在でも起こる「誤診」に対する罰は極めて厳しく、医者は非常な注意深さが求められた。もし患者の死が明らかに医者の責任である場合には、この医者は鞭打たれ、石を投げられ、患者の死体に生きたまま縛りつけられて猛禽の餌食にさせられたのであった。

しかし医者たちは概してよく研鑽を積んでおり、ひとつの特権集団を形成していた。そして国家から報酬を受ける薬草の採集者たちや、薬品の見本を携えて旅をするコラ・ファユという名の巡回薬剤師の一団が組織されていた。

最も需要の多かった薬品はひとつが下剤であり、ふつうウィル・コウタリの実をベースにした飲み薬や、ウィラ・チーナからとる浣腸剤があった。さらに多くの種類の妊娠中絶薬があり、その中ではタカトウダイの根が代表的なものであった。下痢に対しては粘土（アルミニウム、ケイ素、マグネシウムを含む）やラタンティチの皮の粉末（タンニンに富む）が用いられ、まだ小さいシャコのひげは意外な利尿作用を示した。

さらに、コショウの木の樹脂は腸内寄生虫に対して最適であり、ジャスミンの樹脂は最良の癒創剤であった。またパパイヤの樹液は頑固な湿疹に対して極めて効果的であり、疥癬のある者は指の間に少量の豚の脂を塗ればよいとされていた。ペルーいぼ症とリーシュマニア症という二つの恐るべき病に対する有効な薬としては、インカ人が「死の薬」と呼んでいたヒ素硝酸塩が使われていた。

しかしインカの医学のみならず文化として最も重要な役割を果たし、後には西洋の薬学でも重きをもつことになるひとつの薬草があった。アンデスの暑い峡谷で生育するクカ、またはコカである。その危険性はすでに知られていて、その栽培は厳重に武装した見張りによって監視され、乾いた葉は一日一回だけ、アンデスの厳しい空気のもとで労働する人たちに送り届けられた。効き目は明らかだった。コカの葉をゆっくり噛むと、呼吸と循環が刺激され、過酷な労働に対する抵抗力が増し、とりわけ胃粘膜の麻痺によって飢餓感が減少した。コカの自由な使用は聖職者にのみ許されていた。彼らはコカの使用によって、さまざまな神の波長に同調したり、悪魔を追い払ったりすることができたのである。

もうひとつの非常に効力のある薬は、樹皮を煮沸して得られるペルーバルサムであった。さらに、トルーバルサムは喘息とペストによく効き、後に西洋医学に取り入れられて何世紀もの間使われた。

インカ人によく知られていた病気は、肺炎、気管支炎、風邪、アメリカリーシュマニア症、アンデスの癌、潰瘍性のリーシュマニア症、顔面の壊疽《えそ》などであった。非常に恐れられていたのは蛾が媒介してできるいぼであり、土着民たちは木の根の煎じ薬で治療していた。また、鼻の骨の腫れ、まぶたの炎症、その地方の山岳的条件に由来する高山病などがあった。

インカの外科医たちは、骨折の治療、頭蓋に穴を開けたり変形させたりする手術、包皮切開術、あるいは不貞の罰として課せられる鼻のそぎ落としなどにとりわけ優れていた。瀉血はアガベの棘で静脈の一部を刺して行われた。小さなゴム管を使った浣腸も行われていた。

北アメリカの土着民にとっても、医師の地位は高く評価されており、彼らが死ぬと、その部族の高位の人に限られた葬儀が行われる特権を有し、遺体はトーテムの頂上に掲げられた。北米先住民の医術において盛んに行われたのは、手のひらや、病気を「吸い込む」という一種の黒い石の小さな杯を患部に置く治療法だった。もし非常に重い病人が不意に治った場合には、その人にも超自然の治癒力が認められ、自身も医療に携わる権利が与えられた。

北米の医術は、プリミティヴであるとはいえ、ある局面において、より進んだ旧大陸の医療に影響をもたらさないわけではなかった。たとえば16世紀のパラケルススは、ひとつの説を構築するにあたって、まさにアメリカ先住民が古くから信じていたことにヒントを得ている。ある植物の効能はその外観に深く結びついているというのである。いくつかの例をあげるなら、うじむし状の草は腸内のうじむしに対する効力をもち、白っぽい汁を含む草は授乳を促進し、黄色の花をもつ植物は黄疸に最適である。禿げに対しては毛深い外観をもったクレマティスの草が用いられ、けいれんの治療にはよれ曲がった木の枝がよい――といった具合である。

北米先住民の病気治療に関する知識はまことに豊かなものだった。利尿や発汗のためにはジュニパーとサッサフラスが知られ、下剤としてはエンドチェリアの根が最高とされ、下痢に対しては野生のプラムの煎じ薬、あるいは松やその他の樹皮など、すべてタンニンを豊富に含むものが用いられた。近年の古病理学によって明らかにされたのは、北米先住民の間では感染症や寄生虫のほか、脊椎の結核（殊に今日ポット病として知られているもの）と、骨の腫瘍が存在したことである。梅毒の問題については、「16世紀の医学」の章で詳述する。

最後に、西洋医学に後に導入されることになる北米先住民特有の物質のひとつはクラーレであり、これは戦闘や狩猟の際に矢の先に塗る毒であった。その作用は、感覚器官を損なわずに筋肉組織を麻痺させるものである。

エジプトの医学

19世紀の終わり頃、ドイツの研究者ゲオルグ・エーベルスと、英国人エドウィン・スミスは、幸運にも二本のエジプトのパピルスを手に入れたのだが、専門家の分析の結果、これが古代エジプトの医学を記録するための非常に有力な資料であることがわかった。

長さ二〇メートル、幅二〇センチのこの「エーベルス・パピルス」は、一一〇章(内二章欠落)八七七項目から成り、第18王朝、すなわち紀元前15世紀頃に書かれたものであり、主として薬学、婦人科学、衛生学に関するものである。

一方、「スミス・パピルス」はほとんど全体が外科学に当てられ、長さは四メートル強、幅三三センチで、やはり同じ時代に溯ると思われる。

この二つのパピルスの内容は、それより約六〇年前にフランス人ジャン・フランソア・シャンポリオンによってなされた古代エジプト語の解読のおかげで明らかにされた。さらに、X線が発見されたことと、フランスの医学者でもあり考古学者でもあったアルマン・リュフェが確立した「古病理学」によって数万体に及ぶミイラの体系的な分析の結果、血液型を分類するにまで至った時点で、古代エジプト医学に関する知識は一段と深められた。

古代世界の他の文明と異なり、エジプトにおける医学は、宗教から分離していないとはいえ、専ら実践的、経験的な修練に基づくものであり、決して神懸かりな妖術ではなかった。医師は確然とした階層として組織されていた。頂点にはファラオの専属医師がおり、その下に宮廷の医師団が置かれ、そのうちの一人が「監督」として上に立った。さらに「医師の検査官」たち、中クラスの医師団と続き、最後に大勢の下級医師がいた。

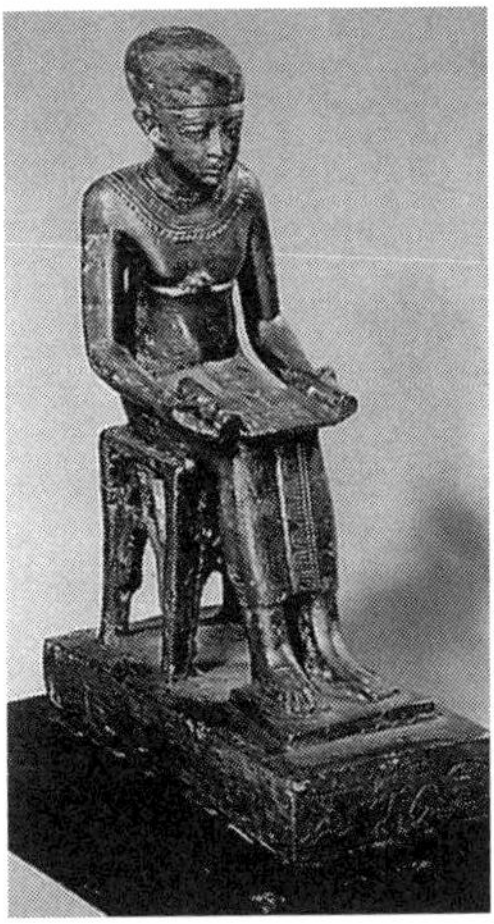

イムホテプ像。前 2000年頃の偉大な医者・建築家で、後にエジプトの医神として崇められる（エジプト博物館）

エジプトの医師は高度に専門化され、外国から多くの貴族が受診に訪れたり、ファラオの許可を得た場合やあるいはその命令によっては、近隣の有力者に往診に赴いたりした（ローマのティベリウス帝、ネロ帝、トラヤヌス帝の御典医もエジプトの医師であった）。別表（次ページ参照）はエジプトの医療に最も頻繁に現れる専門分野を示したものである。

医者の志望者は神殿の近くにある「生命の家」

で職業の秘密を学んだ（サイスとヘリオポリスのものが最も有名）。しかしこれらの「家」は、正真正銘の医学校とはいいがたく、青年たちが老人の経験談を聞いたり、医学の女神セクメトに仕える神官によって大切に保管されている古文書を読んだり複写したりする図書館の一種であったと考えられる。

医学を司る男神の方はイムホテプといい、これは生身の人間の姿をした医者であり、また建築家でもあって、有名なサッカラのピラミッドはおそらく彼の作品である。

エジプトの医者

一般部門の医者
眼科医
消化器の医者
肛門の薬剤投与の専門医
原因不明の病気の専門医
歯科医
医学検査官
職業病の専門医
焼灼法の専門医

エジプトの医者は国家の支給を受け、したがって医療は完全に無料であった。診察に当たっては、患者の外見、意識の状態、聴力、体の匂い、さらには震えや異常な分泌、むくみがないかなどを克明に調べて記録した。それに続いて体温と脈拍を測り、打診を行った。尿、排便、痰の状態を観察することも忘れなかった。そして診察の最後に、次の三つの可能性のどれかの診断を書面で告知した。

1.「(私が) 治すことができる病気である」　有利な診断
2.「(私が) 努力しなければならない病気である」　不確定な診断
3.「(私が) 治すことができない病気である」　不吉な診断

同時代の世界で、エジプト人の名を高からしめた特徴のひとつは、一般の個人が衛生にたいそう意識を払ったことである。各住宅が浴室を備えていたのみならず、化粧用のへら、香水瓶、化粧落としやマッサージ用の軟膏といった美容や清潔を保つための物品が多量に発見されている。下層民ですら衛生には非常に心を配り、ほとんどマニアといってもよいほどだった。しばしば宗教的な戒律のかたちをとっていたが、極めて厳密なノルマが定められていて、朝には体を洗うこと、口と歯をよく磨くこと、食事の前に手を洗うこと、髪と爪を整えること、しばしば衣服を変えること……などである。

同様に厳しかったのは健康維持の食事に関する規律であり、豚肉と動物の頭部を食べるのは禁止され、また、朝食は軽くとって午前の仕事につき、軽い昼食と短時間の昼寝の後に午後の仕事をし、日暮れ時に充分な夕食をとる、といった日々の養生法が定められていた。最良の習慣は、「星の瞬き始めから暁まで」眠ることだった。

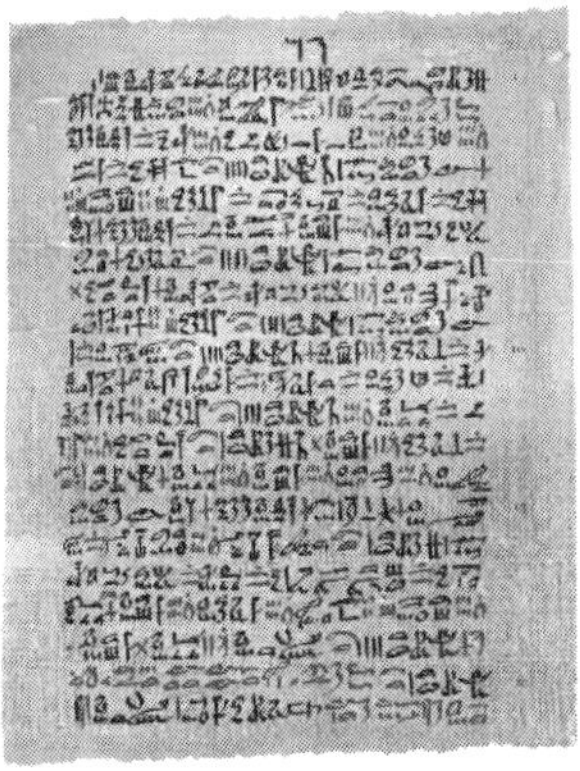

エーベルス・パピルス
世界最古の医学書

古代エジプト人が心臓と血管の働きについて、いかに正確な考えをもっていたかは驚くべきものである。「エーベルス・パピルス」に記された「心臓はすべての器官の血管に語る」という言葉は、心臓は体全体に血液を送り込むということを意味している。ヒポクラテスよりも千年早く、血液の循環のシステムを発見したハーヴェイよりも三千年も先行することを思えば、これは際立った洞察といわねばならない。

胃、肝臓、膀胱、子宮など、他の器官に関する認識もまた遅れてはいなかった。「エーベルス・パピルス」には人間の言語として初めて「脳」という言葉が現れ、その形状、脳回、髄膜について精細な描写がなされている。かりにこの時代の医師のほとんどが人間の意識と知能の所在の場を脳ではなく心臓あるいは腸に置いていたとすれば、このパピルスには頭部の打撲によって生じる麻痺の症状が外傷の場所に応じて異なって現れることが説明されているから、脳と体の他の部分との関係がすでに洞察されていたことになろう。

病気を惹き起こす原因はまだ知られなかったから、それは不可思議な外部の要因が体にある開口部から体内に侵入して「体液」を損傷する結果とみなされていた。だから医師の役割はそういう「汚染した」体液を正常な排出器官を通して外に導き出すことであった。

エジプトでよく現れた病気として知られているのは、気管支喘息、丹毒、熱帯性肝炎、淋疾、壊血病、てんかん、脊髄性小児麻痺（ポリオ）、そして寄生虫による多様な疾患であった。この国はしばしばハンセン病と天然痘に襲われ、ファラオのラムセス5世さえも免れなかったことはミイラの顔面に残された痕跡によって明らかである。

事実、モーセの十戒に対する「天罰」は、すべて自然現象に結びついていた。たとえば、第一の罰では川の水が血に変わるのだが、現実にある種の有機体の突然の急速な増殖が原因で、水が濃い赤色になり、これらの微生物の毒素で死んだおびただしい魚が水面に浮いて川岸に溜まり、ひどい悪臭を放つということがある。

第六の罰は今日シェヒンという名をもつ病気で、二つの形をとって現れる。ひとつは「エジプトのシェヒン」と呼ばれ、おそらく天然痘に対比させられるものである。他は「痛い膿疱をもつシェヒン」であり、これはフルンケル症（せつ腫症）またはハンセン病に当たると思われ、旧約聖書に出てくるヨブが罹った病であった。

今日盛んに見られる冠状動脈その他の末梢の動脈の疾患も存在していた。ラムセス2世、ラムセス3世、アメンヘテプ3世のミイラには明らかに動脈疾患の症状が現れている。そして多くのミイラのX線検査によって、動脈の石灰沈着が確認されている。

他の古代文明においては薬剤師が医療従事者の階層の高位を占めていたのに対して、エジプトではこの業務は聖職者と医師が兼ねていた。しかし時代が下がるにつれて、専門的な薬剤師が存在するようになり、特別の仕事場で調剤に当っていた。

エジプトで塗り薬や軟膏をつくる際の添加剤は、今日用いられているものと大差なかった。すべて油脂、水、牛乳、ワインかビールをベースにして、より好まれるように少量の蜜が加えられた。薬品の原料は、植物、動物、鉱物（鉄、鉛、アンチモン）など、さまざまだった。いくつかについては、原料や適応する疾患を特定することができないものもあるが、他については効能がわかっているばかりか、近代科学でもそれが証明されている。

「エーベルス・パピルス」には九〇〇種類ほどの薬剤の処方が示されているが、それらの多くは、トレペンチン、センナ、ヒマシ油、タイム（ジャコウソウ）、クサノオウ、ヘレボルス、ギョリュウなどのように、近代の薬学にも認められているものである。

ディオスコリデス、ガレノス、プリニウスなどの有名な「薬草図鑑」や、シリア、ヘブライ、ペルシアなどの記録に見られる薬草の大部分は、まさにエジプト薬学に由来するものである。そして一方ここでは、クレタのサフラン、中国のシナモン、アラビアやアビシニア（エチオピア）の香料や香辛料など、他の国々の植物も盛んに活用された。

疑いもなくエジプトでよく知られていたひとつの植物はマンドラゴラであり、これは人間の姿に非常に似ているので現代に至るまで多くの伝説と迷信を生むことになった。その催眠と鎮痛の効果は、主としてそれに含まれるアトロピンとスコポラミンに関わることが今日ではわかっている。また、麻酔剤としてはヒヨスが広く使われたが、この植物は猛毒を含んでいるので、もちろんごく少量が投与された。数千年にわたり、麻酔薬、あるいは聖職者が神託を告げる際の幻覚薬として用いるなど、薬の歴史の主役を果たしたと思われる。スコポラミンは神経中枢の鎮痛剤として強力に作用するので、中世の外科医たちは計画的にこれを採用した。

エジプトの大地に繁殖する数多くの植物の中にはチョウセンアサガオがある。アントニウスのパルティア遠征の時、ローマの兵士たちはこれを知らなかったので食べてしまい、大勢が発狂して死亡した。

しかしエジプト人にとっての最重要の治療薬はビールであった。さまざまな医薬を混ぜて飲むことができるとともに、それ自体が腸の疾患、炎症、脚の潰瘍などの治療に用いられた。殺菌の効果はおそらく、ビールに含まれる抗生物質としての働きをもつ酵母菌とビタミンB複合体によるものであった。

また、この時代の処方に現れる「黴のはえたパン」というのは、明らかに黴のもつ抗生物質の作用が効果的だったのである。

下剤として用いられたものの中にはヒマシ油、コロシントウリ、センナなどがある。しかしエジプト人は浣腸も実施していた。おそらくこの処置は、トキがナイル河の水中に立って長いくちばしを自分の直腸に差し入れて洗浄することにヒントを得たのではないかと思われる。浣腸は牡牛の胆汁、各種の油、その他の薬剤を用い、ヘラ状のものを使って行われた。

また、エジプトの医師は充血した部分をヒルに吸わせる治療をしていたことは事実であるが、瀉血の技術を知っていたかどうかは疑わしい。


産科学と避妊に関する知識もまた相当なものであった。とはいえ出産を制限する考えはなかった。胎児の性を予測する試みもなされていた。今日でも生まれてくる子供の性を当てるのに有効だとする非科学的な判断基準を多くの人が信じていることを思えば、数千年前の古代エジプトにおいてはそういう方法がたくさんあり、しかもより複雑だったことは想像できるだろう。しかし時には疑いもない真実も隠されていたのである。

非常に普及していた胎児の性の予測法、そして同時に妊娠状態の判定の方法は、たとえば次のようなことである。

「二つの布袋に大麦と小麦を入れ、女は毎日自分の尿でそれを濡らすこと。同様に砂袋にナツメヤシを入れなさい。もし大麦と小麦の両方が発芽したら、女は出産するだろう。もし大麦が先に発芽したら女児、小麦が先に発芽したら男児が生まれるだろう。どちらも発芽しなかったら出産しないだろう」

驚くには当たらない。一九三三年、ヴュルツブルク大学薬学研究所のマンガーは、男児を出産する予定の妊婦の尿は小麦の成育を助長し、女児を出産する女の尿は大麦の成長を促進することを証明したのである。

妊娠の判定のもうひとつの方法は、眼、皮膚、乳房の観察や、膣にたとえばニンニクなどの物質を挿入し、その後の口臭を検査することであった。陣痛が始まると女は分娩を容易にするために種々の方法で準備をした。むしろの上とか、離して置いた四枚のレンガの上にうずくまるなどであり、多くのレリーフにこういう姿勢が表されており、胎児の小さな頭部が外陰部にやっと現れた胎位を見ることができる。

しかしデンデラ出土の石灰岩の彫刻（カイロ博物館蔵）に見られるように、種々の「分娩の椅子」

が存在した。女はナオスという低い椅子に座り、ひざを高く上げて両手を拡げ、二人の助産婦がアシストしている。事実、女は出産の際にしばしば他の女性たちの介助を受けたが、そのうちの二人だけが直接の助産婦の役を果たした。一人が妊婦の背後で支え、もう一人は前面に座って両手で出産を助けた（助産婦を意味するラテン語 obstetrix は ob sto〈前にある〉に由来する）。

避妊も盛んに行われており、その方法はいささか珍妙で魔術的なものであったが、局所に物質を注入する場合もあった。よく行われていたのはトカゲの糞を膣の奥に入れる方法で、糞は〈ペッサリー〉の役を果すとともに、

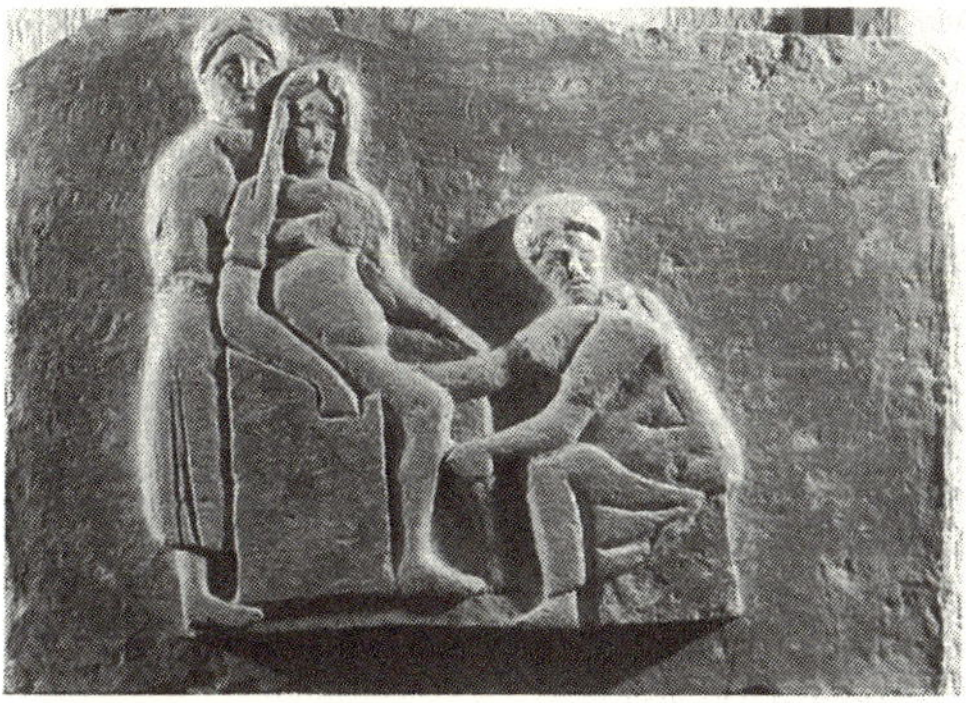

ヘレニズム　分娩の椅子（レリーフ、ローマ文明博物館）

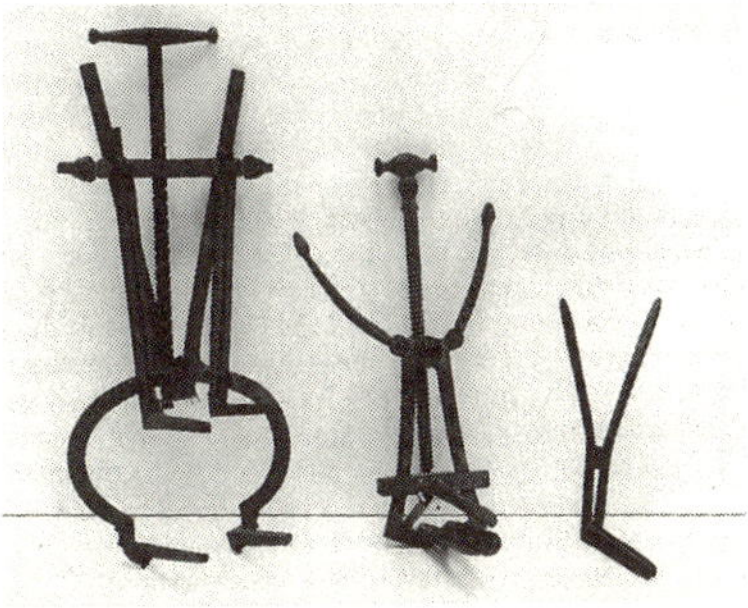

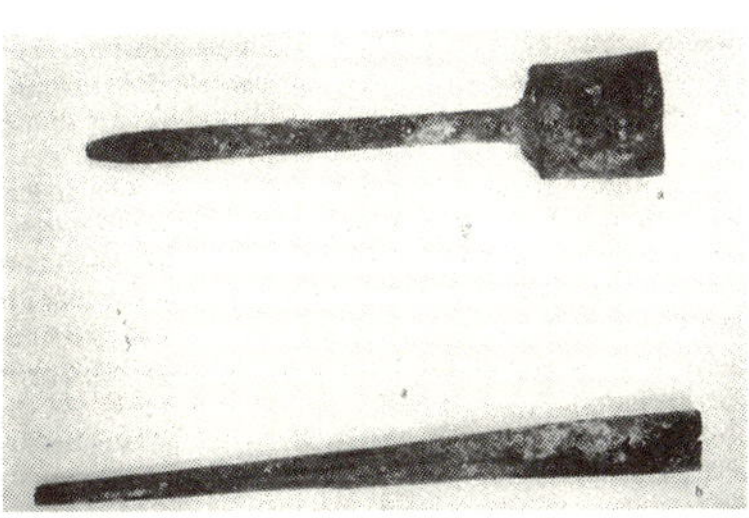

医療器具の膣拡張器（ローマ文明博物館）

その酸性が明らかに精子を殺す働きをした。もうひとつは、アカシアの樹液を含ませたタンポンを膣に挿入する方法である。現在はアカシアのゴムは熱で発酵すると乳酸を生じ、これもまた強力な殺精子力をもつことが知られている。

すでに述べたように、「スミス・パピルス」は古代エジプトにおける外科学についての完全な情報を提供してくれる。それは特に、骨折の治療、結石の摘出、眼の手術、外腫瘍の除去、包皮切開に関するものである。遺跡から実際に発見されたり壁画などに描かれたピン、はさみ、ナイフなどの外科用の器具は数多い。

さらにエジプト人は一種の麻酔を施すいろいろな方法を知っていたのも事実である。たとえばメンフィスの近くで採れた特殊な「石」は、粉末にして局所に用いれば痛みを消すことができた。その石とはおそらく普通のタールの砕片で、炎に当てると発散する蒸気が患者の苦痛を和らげたのである。ほかに麻酔剤としては、コリアンダー、イナゴマメの粉末、そして多分アヘンも利用された。

このようにエジプト医学は、全体として、合理的でもあり経験的でもあった。そしてローマ帝政期以降、著しく衰退したとはいえ、エジプトの医師たちは、多少は魔術的なものでありながら、それまで知られていた世界における最も有能なものと考えられていた。ギリシアの医学自体が、ギリシアがまだ原始的な遊牧民の国であった頃に、絶頂を極めていたエジプトの医学から出発したのである。

初期ギリシアの医学

アスクレピオスが神話上の人物だったと考えるのは誤りだろう。事実はトロイア戦争の時（前13世紀）に生きたテッサリアの王子だった。彼にもポダレイリオスとマカオンという息子とヒュギエイア（衛生の語源：訳注）とパナケイア（万能薬の語源：訳注）という娘がいた。

アスクレピオスが死んだ時、息子たちは彼のために記念の祭壇を建て、そこに仕える聖職者となった。さらにその子孫が跡を継ぐことによって、この信仰はテッサリアを越えてペロポネソス全体に伝播することになった。

こうしてアスクレピオスの子孫からひとつの特権集団が生まれ、とりわけ医療の実践と教育が彼らに委ねられることになった。ヒポクラテスはアスクレピオスの一八代目の直系に当たると考えられる。

彼に捧げて各地に造られた神殿は史上最初の個人病院の例とみなすことができる。患者は本格的な治療を受ける前に、身体の衛生と特別な節食だけを行う一定の準備期間を与えられた。こうして「浄められ」た後、聖域への入所が認められ、そこでさらに厳しい衛生と節食の規則に従わなければならなかった。この時点で神殿の柱廊の下の小部屋で起食することが許され、この聖域で「夢のお告げ」、すなわち夢の中で神託を授かった。

ヤギの皮の上に伏した病人は、睡眠中（おそらく麻薬入りの飲料による催眠効果で）、彼に治療の助言を与えたり魔術的な治療を施したりする神を見たと思い込む。事実は、医師を兼ねる聖職者が大仰な化粧をして神に扮し、夜中に病室で眠る病人たちの間を回って治療行為そのものを行い、ときには簡単な外科手術を施したのである。

これらの神殿は、ほとんど森や清らかな泉のそばなどの快適な場所にあったのだが、やがてマッサージや入浴ができる体育場や保養施設を備えるなどして、ますます設備を整えていった。多くのこうした場所で患者たちは演劇の上演を楽しむこともできた。つまりこの時代のギリシアの医療は、医学的、体育的、心理的の三つの基本的な治療方法の組み合わせの上に成り立っていたのである。

こうした場所で継続的な治療を施す場合、聖職者たちは病状と治療の最初の具体的な所見を説明することから始めたが、すべては秘密裡に行われ、薬の処方は人間ではなく、神の指示によるように見せかけることが求められた。とはいえ、時の経過とともに治療は徐々に魔術的なものから合理的なものに変わり、「世俗の」経験的な医師が医療活動に大幅に参入し、彼らが神殿に付属する学校を形成するようになって行った。

しかしここでもう少し時代を溯ってみる必要がある。

クレタやエーゲ文明の経験を集約していた初期のギリシア医学の状況は、ホメロスが書き残した事跡を丹念に調べれば浮かび上がってくる。『イリアス』の中では、頭、首、胸、背骨などの一四七の負傷例を語っており、そのうちの一〇六は槍により（死亡率八〇％）、一七は剣（一〇〇％）、一二は矢（四二％）、一二は投石器（六六％）によるものとなっている。

さらに詩人は大腿骨の骨折の例をあげ、いくつかの疾患の診断について語り、手術や止血、包帯を巻くこと、麻酔、突き刺さった矢や投げ槍の抜き方などを報告しており、一五〇以上もの解剖学的用語を用いて病理学的な興味深い仮説を提出している。

ホメロスはまた、トロイア戦争に関して、その時はまだ「神」の位に達していなかったアスクレピオス自身やその息子ポダレイリオスとマカオンがギリシア軍の戦列に加わって、医師あるいは外科医として働いたことを語っている。

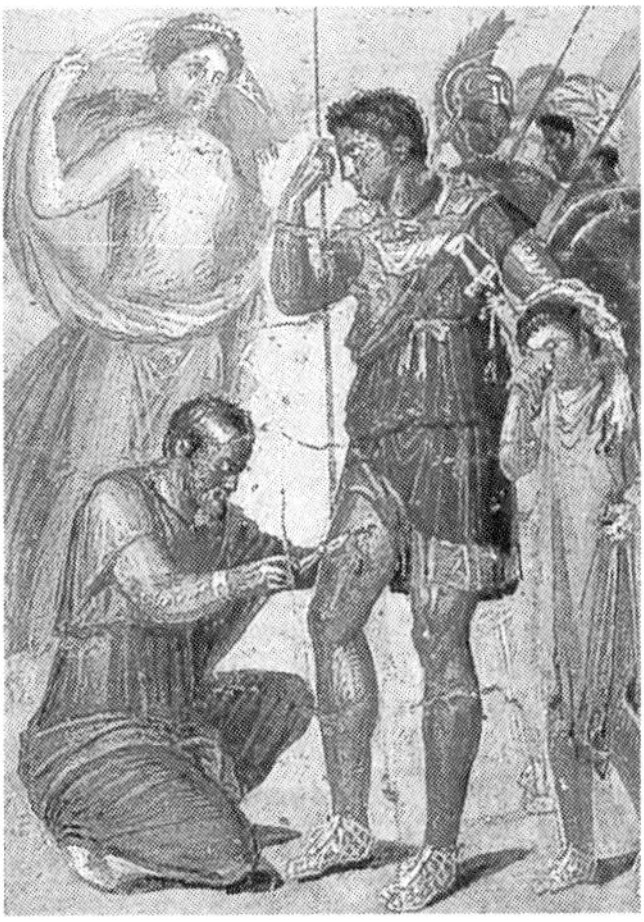

アエネアスの脚から矢を抜き取る医者（ポンペイのフレスコ壁画部分、ナポリ、考古学博物館）

『イリアス』の後半部や『オデュッセウス』の中では魔法や呪術的な治療に関する言及は稀であるが、薬草の名はたくさん出てくる。ただしすべてが現代のなにに当たるかは判定しがたい。要するにホメロス神話における医療は、時にはアポロンをはじめとするさまざまな神が現れて伝染病を広めたり奇跡的な治癒をもたらしたりすることはあっても、魔術や神託による部分は小さいといえる。

この時代の解剖学の知識はまだかなり初歩的なものだった。しかし、ある負傷者の胸に刺さった異物を鼓動させるほど激しい心臓の収縮について述べたり、胸部や腹部の配置に言及したりしている例に見られるように、骨、筋肉、血管に関する観察はなかなか鋭いものがある。

『オデュッセウス』の中で、「医師は他の多くの人より価値があり、刺さった投げ槍を引き抜き、香料をふりかけることにおいては匹敵するものがない」といっていることからもわかるとおり、ホメロスの時代の医師が高い評価を受けていたことは確かである。

アスクレピオス信仰はギリシア全域に急速に広まり、わずかの間に彼に捧げられた神殿が二〇〇以上も建てられた。

トロイア陥落後、ひとつの注目すべき現象が発生する。ギリシアおよび世界全体において、医療の宗教的・呪術的理念を覆し、自然現象および人間の生理そのものの合理的解釈に向けられた新しい考え方が開かれてきた。「自然哲学」と称するこの事象は、人間がみずから考え、解釈し、判断する権利に対する意識をもち、「森羅万象の尺度」となった時から始まったものである。

人間はもはや、伝統と宗教によって課せられた教義的知識を受動的に取り入れることに甘んぜず、物事や自然現象の原因を問うことを始めた。語源的に「知ることを愛する者」を意味する哲学者が誕生し、それは同時に数学者、生物学者、物理学者、音楽家、天文学者、そして医者でもあった。

紀元前7～6世紀の哲学者たち（前ソクラテス派）の第一の問題は、宇宙と人間を形成する物質の本質を説明することだった。万物が単一の原理アルケーに関わるという考えが、ミレトスのいわゆるイオニア学派で形づくられた。さまざまに感知できる形に変化することが可能な唯一の実在であり、あらゆるものがそこから派生する第一原理であるとする考え方である。そのことから、物質そのものはすでに本質的な生命性を備えているという考えが導き出される。

この学派の代表者は、タレス、アナクシマンドロス、アナクシメネスたちである。タレスにとっては、万物を創造し発展させる第一の自然原理は水に代表され、アナクシマンドロスによればそれはアペイロンという無限の実体であり、アナクシメネスはそれは蒸気、風、雲などを意味する「空気」であると考えた。この要素の密度の状態によって他の様態、すなわち「水」や「土」が生まれるとし、後にヘラクレイトスがこれに「火」を加えることになる。

紀元前6世紀の半ばになると、伝説に包まれた偉大なる一人の人物、サモスのピタゴラスが登場する。予言者、神秘家であるのみならず、数学と天文学の開発者でもある。彼は物質を構成する真の実体は数であると考える。数は量が分離したものであり、小さい量の集合が大きくてより複雑な量をつくり、それがすなわち物質であるというのである。

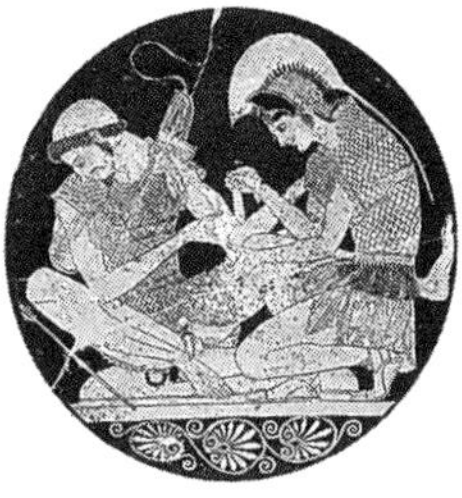

パトロクロスの傷の手当てをするアキレウス（ソシアスの盃、前6世紀末、ベルリン国立博物館）

しかし数はまた、まさに音楽のように、秩序、調和、リズムでもある。そしてその調和は物質、つまり人間をも含む被創造物の構造を支配するのである。しかしピタゴラスにとっては調和はなんらかの静的なものではなく、不定の均衡の中に絶え間なく存在し、物の中に本来内在するさまざまの力の対立から生じる。これがエナンチオージーと呼ばれる内的対立の法則である。

宇宙から人間への移行は簡単だろう。つまり人間はマクロコスモスの中に沈潜したミクロコスモスとして把握される。そこから生物学の思考が生まれることになる。宇宙を支配する調和は人間をも支配し、健康を与え、反対にこの調和の混乱が病気を起こさせる。

だからピタゴラス派の人たちが音楽を治療に活用したのは偶然ではない。なぜなら音楽は調和の完全な表現であり、楽器の音は体内の不調和のもととなる器官においてこうした調和を取り戻すことができるからである。

しかしピタゴラス派の人たちの医学への影響はそれだけではない。彼らによれば、生命は「土」「空気」「火」「水」の四要素で構成され、それらはそれぞれ「乾」「寒」「熱」「湿」の四つの質に対応する。これらの四つの要素と四つの質が別表のような人体内の四つの体液を形成するのである。

そしてこれら四つの体液の組み合わせが個人の「気質」と健康状態を決定づけることになる。これは紀元前五〇〇年からなんと、一八五八年のフィルヒョウの革命までほとんど議論の余地なく受け継がれる理論なのである。

生命の四要素

血液質	熱、湿	空気
粘液質	寒、湿	水
黄胆汁質	熱、乾	火
黒胆汁質	寒、乾	土

さらにクロトンにおいては、ピタゴラス派に近い医学の一派が隆盛を極めて

いたが、前6世紀以降、生命、人体、およびその働きを支配する法則を解明しようとする最初の具体的な試み、いわば生物学的実験がここで始まる。人間は神の意志の単なる仲介役であることを止め、周りを取り巻く自然と生物の法則の意識的な研究者となったのである。

そのクロトン派の最も重要な人物は、ピタゴラスより少し若いアルクマイオンである。紀元前五六〇年頃に同地で生まれ、健康は完全な調和の総合であり、病気は各部分の不調和の表出であるというアイソノミー（同権）の理念を第一の科学的原則として学んだ。したがって、病気の治癒とは破壊された均衡の修正、すなわち調和の再構築を意味する。それは対立するものの組み合わせ（寒―熱、苦―甘、湿―乾……など）から発して、要素や体液に到達する根本的な発展の開始にほかならなかった。

アルクマイオンは疑いなく動物および人間の解剖を行った一人である。それによって諸々の感覚の中枢、知的生命の中心は心臓ではなく脳であること、視神経が視覚の刺激を伝達することなどを発見した。

さらに彼は、死体から動脈と静脈を判別し、脳の病変部に種々の機能障害の原因を認め、脳からの血液の流出による睡眠の現象を説明した。そして人間の生理や高等な心理作用に関して脳の優位性を初めて強調したのがアルクマイオンであり、「脳は聴覚、視覚、嗅覚を司り、そこから記憶と判断が生まれ、これらの感覚が調整されてさらに知恵が形成される」ことを主張した。

しかしおそらく彼の最大の功績は、近代医学の基本的理念のひとつ、すなわち予防の概念を二千年以上も前に確立したことである。個人の体質、栄養不足、不規則不適切な食事、気候風土などの外的環境といった健康の基礎となる調和の欠如が病気の要因となり得ることを提言したのである。

しかしアルクマイオンだけがこの時代の代表者というわけではない。アクラガス（現アグリジェント）のエンペドクレス（クロトン派というよりもシチリア学派に属していたと思われる）もまた天才的な人物であった。

物質の構造の錬金術的概念を先取りして、あらゆる個体は、活性的であるとないにかかわらず、充分に安定した均衡の中にある素粒子によって構成され、それらは同類の力のみならず、対立するさまざまの力によっても組成されており、彼の言葉によれば、「それゆえ愛と憎しみは事物、それゆえ生命の根源である」と考えた。

しかしエンペドクレスは単なる理論家ではなかった。彼は呼吸は肺によってだけではなく、皮膚の汗孔を通じても行われると考え、心臓は血液の流出と流入をもたらす血管系統の中心であると説き、内耳の複雑な構造を発見し、胎児の発育に関する重要な観察を行い、ダーウィンの進化論の一部を先取りする説を述べた。

さらにエンペドクレスは強い伝染病を沈静させた偉大な衛生学者ともみなされよう。セリヌンテ（シチリア南部）の都市を、セリーノ河周辺の湿地を埋め立てることによって伝染病（おそらくマラリア）から救ったと考えられる。

医学研究の学派と並んで、医師の職業組合も形成された。その頃、医療に携わる聖職者の仕事は各地の大きな聖所において産業的な規模でなされており、病人の受入れや診療報酬に関してまったく職業倫理に欠けていたのだが、医師たちはつねに彼らと一線を画すことを望んだ。そういう世俗の医師たちはおそらく、神殿が建設される以前から医療に従事していたと思われる。彼らは町から町へと移動して病人の診察や、時には手術などを行っていたのである。

クニドス、コス、ロードス、キュレーネ、クロトンなどの有名な学派から、聖職者による医業と離れて、それらの都市の宮廷医や従軍医として活動する専門医が次々と生まれた。その頂点には富裕な豪族の出身者と、都市の公給を支払われる者がいた。高い名声のために〈外国〉から招かれる者もあった。

同じ頃ギリシアでは、「準医療従事者」とでもいうべきスタッフが形成された。なかでも際立った存在は薬草の採集の熟練者で、集めた材料を日干しし、粉末にし、それらを混ぜて水薬を調剤したりして、あらゆる意味で医師の助手とみなされた。ヒポクラテス時代の直後にこの助手たちが薬草の系統的・合理的な研究に着手し、それらが内蔵する成分の最初の文献資料を遺すことになる。

いまやギリシア医学の黄金時代は近い。人間はついに過去千年の諸文明の経験の蓄積とその限界を乗り越え、人間という自然とその法則が包まれていたあまたの神秘に、より具体的で合理的な方法をもって対面する態勢が整った。ようやく科学的医学が誕生しようとしていたのである。

2章　古典時代

ギリシアの医学

ロードスから一〇〇キロほど離れたコス島は医学の一派でも有名な所だった。ヒポクラテスよりも数世紀前にすでに、アスクレピオスに捧げたギリシアの二百以上の神殿のひとつが建てられていた。

ヒポクラテスは第八〇回のオリンピック競技の年、すなわち紀元前四六〇年頃ここで生まれた。やはり医者であった父のヘラクレスから医術を学んで「巡回医師」となったが、医療を施すというよりもむしろ学習を目的として町から町を渡り歩いた。こうしてテッサリア、トラキア、プロポンティスを訪ね、おそらくはエジプト、リビア、スキタイにまで足をのばしている。

前四三〇年にはペロポネソス戦争でスパルタ軍に包囲されていたアテネにいたが、その夏町はペストに襲われていた。後述するガレノスによれば、アテネはその頃まだ三〇歳そこそこのヒポクラテスによって救われたという。

帰国した彼はそういう研修旅行の経験を大いに生かして医学の実践と教育に専念した。また、主

『ヒポクラテス全集』

分類	内容
倫理的内容の書	誓い。法律。医師の技術について。
臨床医学・病理学の書	規律。夢。てんかん。病気について（一四書）。疾患。危機。危険な期日。警句、予感と予告。古い医学。空気、水、土。風。ポピュラーな病気。内部疾患。
外科の書	頭部の傷。外科手術。骨折。関節。潰瘍。瘻孔。痔について。
産科学・婦人科学・小児科学の書	七ヵ月出産。八ヵ月出産。過受胎。胎児の切断。歯生。膣の疾患。婦人病。不妊症について。
解剖学・生理学の書	
治療学・栄養学の書	薬。下剤。節食。栄養。流動食。強い病気における食餌療法について。

として伝染病に関する著作や、『空気・水・土について』と呼ばれる著書などで理論化を行った。文献によって異なるが、八五歳ないしは一〇九歳まで生きたとされるから、彼自身きわめて健康だったはずである。伝説によれば、彼の墓の上に巣があったハチが小児の鵞口瘡に非常に有効な蜜をつくっていたといわれるから、彼の業績は死後も続いたわけである。

　ヒポクラテスの理論は、いわゆる『ヒポクラテス全集』に述べられているが、これは実際には彼の著作のみならず、その前後一五〇年ほどの間の数多くの学者の説も含まれている。

　ヒポクラテスによれば、医師の品格は極めて高いものであるが、しかし人間の典型とかけ離れたものではない。人間と同様に決して無謬《むびょう》のものではない。そこでこうした誤りを犯す可能性を最小限に止めるためには、誠実さと勤勉さをもって絶え間ない研究と知識の修正に努めなければならない。とりわけ医者は科学を愛し、知るという意味において、〈哲学者〉である。こうして事実についての合理的な知識が、これ以前の医者の盲目的な経験主義にとって変わることになったのである。

医者がつねに念頭におくべき職業倫理は有名な『ヒポクラテスの誓い』に示されているが、これは現在でも有効な正真正銘の行動基準である。

ヒポクラテスの理念においては、医師は経験主義を超え、現象の単なる観察にとどまることなく、三つの主要な要素から成る合理的なプロセスの中でとらえられねばならない。すなわち、第一に分析によって症状を調べて健康あるいは病気の状態を測ること。第二に、種々の症状を理論的な一貫性のもとに総合すること。第三は、一般的な法則から推論によって特殊性を引き出すこと。

要するにヒポクラテスのいう医者とは合理主義者でなければならず、なにはともあれ病気の発生に超自然的な要因が作用するという信仰とは反対にいるべきである。ヒポクラテス自身、てんかん（イタリア語で聖なる病）は聖なるものとはまったく関係がなく、他の病気と変わらないことを率直に述べている。

古代ギリシアでは、公道に面して広い扉をもった救急病院があり、台の上に各種の薬壺や緊急の手術や採血のための器具などが並べて展示されていた。しかしこうした救急病院には患者だけではなく、あたかも今日のバール（イタリアのカフェバー）のように、物好きや暇人たちがくだらないおしゃべりをするために集まってきた。

今日病院で使われている「カルテ」はヒポクラテスとともに生まれたもので、現代の発明ではない。患者の「病歴」の記録は、前述したアスクレピオスに捧げた各地の神殿で発見された大理石の碑文から見出だされるとはいえ、実際にはヒポクラテスとともに始まった。とにかくヒポクラテス派の医師たちによる病歴の記録は、観察の細かさと病状の描写の綿密さにおいて群を抜いている。

病人のベッドの傍らにおいては、ヒポクラテスは臨床的な観察から最大の効果を引き出すべく、医者として自らの感覚的・知的な能力のすべてを発揮した。その観察は入念で長期にわたり、問診は微に入り細を穿《うが》つものだっただろう。たとえば汗の滴の大きさといった一見無意味と思われる兆候も見逃してはならなかった。そして医者はそれぞれの症状が現れた時が、朝か午後か夕方かを把握し、症状の時間的推移を正確にメモしておかねばならない。

ヒポクラテスは病気の診断の基本となる聴診と打診に関する最初の法則を成文化した。しかし彼は予後、すなわち症状の変化の予測も行った。一方、解剖学に関する彼の知識はそれほど正確ではなかった。死体解剖は宗教で禁じられていたから、おそらく彼は実際に行ったことはなく、この時代にこのことに関して知られていたことは動物の解剖の観察を人体に応用したものにほかならなかった。

より興味深くてある意味で珍奇なのはヒポクラテスの生理学、すなわち人体の働きに関する知識である。彼の考えでは、生命の基本的な要素はプネウマと呼ばれる体内を貫通する熱（精気）である。熱は左の心臓に源をもち、そこから全身に広がり、種々の体液を分泌する器官の中でそれらを正しい方法で混ぜ合わせる役割を務める。

体液と気質の関係

体液	発生部位	物性	気質	対応する要素
血液	心臓	温・湿	多血質	空気
粘液	脳	冷・湿	粘液質	水
黄胆汁	肝臓	温・乾	胆汁質	火
黒胆汁	脾臓	冷・乾	憂鬱質	土

そこで病気というものの認識は健康に対するこうした「体液観」に基づくことになる。人間は四つの体液（血液、粘液、黄胆汁、黒胆汁）が正当な組み合わせ、力、量の関係にある時に完全に健康である。これらの要素のひとつの量でも不足したり過剰だったりする時、あるいはそれだけが離れて他の要素と結合しない場合に病気となるのである。

ともかく、体液のひとつの過剰によって起こる均衡の破綻は、均衡を再調整し、それによって体の健康をコントロールすることにつねに関わる「自然」の力の影響を受けることになる。

では「自然」はどのように作用するかといえば、優位な体液の〈消化〉を行う。言葉を変えれば、過剰だったり腐敗した体液を〈燃焼〉し、尿、汗、膿、糞便などによって排出させるのである。しかしあいにく時にはこの「自然」の治癒力が弱いことがあり、その時には死が襲うことになる。

体液間の不均衡は、いわば「異常気象」、すなわち節食、有毒ガス、天候、季節、水、風などのような外部的だが重要な要因によって生じることがある。それゆえ、環境や労働などの条件に結びつけられる現代の疫学を千年以上も先取りする医療地理学的な概念がいちはやく定着するのである。

こうした多くの優れた直感や観察能力にもかかわらず、この理論構造には現代科学の立場から要請される基本的な要素が欠けている。すなわち実験的証明をもって確実な判断を下す可能性が欠けているのである。つまりヒポクラテスは「自然に関する哲学者」であるに過ぎず、彼には実験的証明の可能性はない。しかし一方において、ヒポクラテス派の医師が備えていた唯一の〈装置〉は ratio〈計算〉であったことは事実であり、したがって、各種の器具などはまったくないのだから、証明に必要な一切の要素を利用することなしに自分の臨床的推理を構築しなければならなかったのである。

ヒポクラテスによれば病気はさまざまな体液の不均衡によって生じるのだから、治療はすべて、これらのもつ力が過剰なところから除去し、不足するところに加えることによって力の均衡を安定させることに向けられるのは明らかである。だから下剤、浄化剤、緩下剤、誘導剤などの助けを得て腐敗した体液を排除したり、不足するものを補修したりする必要がある場合の施術は単純である。しかしここでは、特効性のある薬品を外部から投与して効果を導き出すという近代的な概念からはまだほど遠い。ギリシアの医師は、より単純に、「自然」のもつ治癒能力を、なんらかの方法で十全に発揮させることを望んでいるのである。病気からわれわれを守るのはわれわれの体内組織の自然治癒力なのであるから、「自然」のこの力を助けることが医者の課題なのである。医者は「自然」の模倣者であり従者であるにほかならない。彼にとっての第一の掟は患者に害を与えることないように「自然」を助けることである。

それまでギリシア医学の各派は薬剤をあまり使用しない傾向にあったのだが、ヒポクラテスは数多くの薬品を知り、使用していたことも事実である。その多くは、明礬の塗り薬、白い油、エチオピアのクミン、エジプトの土、イズミールの飲料、シリアのヤギのチーズなどのように、エジプトやバビロニアからの輸入品であった。それまでのギリシア医学では栄養学により重きが置かれており、それは単に食物の質と量の問題だけではなく、水治療、入浴、マッサージ、体操などを活用して、衛生や生活全般の規律に関わるものであった。その他の〈ケア〉としては、レスリング、薪の鋸引き、乗馬や馬車乗り、息をこらすこと、朗詠や歌唱などがあった。

ヒポクラテスとその一派が用いた薬剤は、以下の七つのカテゴリーに分類することができる。

1. 牛乳、キャベツやメロンの煎じ薬などの軽い下剤
2. アマの種またはヒプソスなどの峻下剤《しゅんげざい》
3. セロリ、パセリ、アスパラガスなどの利尿剤
4. コリアンダー、マンドラゴラ（マンドレーク）、ベラドンナ、ヒヨスなどの麻酔薬
5. ザクロの根、オークの樹皮などの収斂剤
6. テッポウウリ、アルムの根、タカトウダイなどの腐食剤
7. アマ、ゼニアオイ、モウズイカ、アスフォデルなどの植物粘液

要するにヒポクラテスのセラピーにおいては、以下の四つの基本理念が成立する。

1.「自然」の治癒作用を促進するために、病人の活力を保つこと
2.適当な薬品を使って、有害な体液の排出を助けること
3.そのような排出に適した経路を安定させること
4.排泄を促す薬品を使って、「消化」された体液の排除を確保すること

ヒポクラテスが用いた薬草のひとつにマンドラゴラがある。これはよく見ると頭や腕や脚をもった人間の形に似ている。一見して男か女かという性を当てはめることも可能だった。まさにこの人像的外観から、鎮痛剤、麻酔剤、催淫剤といった魔術的な属性をもつと考えられたのである。一方において、それは必然的に人間そっくりの性質をも有するはずであった。たとえばそれを地面から引き抜こうとすれば痛みを感じるはずなのであった。だから無理に引っ張り出した者には復讐として狂気や時には死をもたらした。

しかし人間はそうした危険に晒されることに甘んじてはいなかった。障害を避け、安全にマンドラゴラを引き抜くために、たとえばその根元の周りの地面にナイフで三つの深い輪を刻むとか、引き抜きながら東を向いて短い呪文を唱えるなど、さまざまの工夫を取り入れた。もうひとつの確実な方法としては、一匹の犬（黒でなくてならない）を空腹にさせておいてこの植物の根元にしばり、飼い主が餌を差し出すと飛びつこうとするので木が抜ける。飼い主はその間、マンドラゴラのうめき声を消すために笛を吹いているというのだ。……この植物を一本所有しているということだけで、

使用しなくても健康と幸運が保証されたのだから、莫大な需要があった。

マンドラゴラの魔術的特質に関する神話がいまでは根拠をもたないというのは正しくないのである。その薬学的な実効性について現在では、スコポラミン、アトロピン、ジョサマイシンなどの有効成分を含有することが知られているのである。

ヒポクラテスの医療ではニンニクも広く使われており、これは最高の利尿剤で、さらに膿瘍から膿を除去する力のある物質と考えられていた。しかしこれが最大に効力を発揮するのは、女性の生殖器の疾患に対してであり、とりわけ月経を誘発し、子宮の収縮をもたらす働きが知られていた。なお、妊娠を促すためにはバーベナの葉の煎じ薬が用いられた。

ヒポクラテス派の医師が最も珍重していた薬のひとつは黒いヘレボルスであり、これは最高の下剤であった。蒸したその根は肋膜炎や頭部から流下する病的充血に対して効き目があり、狂気、多血質、出血に対する特効薬とみなされていた。一方、白いヘレボルスは腹痛の際の「催吐剤」として、あるいは痔の場合の排泄促進のために用いられ、また、胎盤の排出をも促した。

さらにヒポクラテスは、皮膚の潰瘍に対する塗り薬として、また、筋肉のテタニー性攣縮（強縮性収縮）に対して、また、子宮後屈症の際のペッサリーとして、さらには出産後の痛みを軽減するための燻蒸用として、月桂樹の実の油を勧めていた。

今日多くの人が利尿剤としてハマムギを用いているが、すでに二五〇〇年前にヒポクラテスが同じ目的でその根を煎じ薬として処方していたことは驚くべきことだ。彼はその処方を高熱、胃腸炎、肝臓および腎臓の疝痛、痛風、リュウマチにまで広げていた。

その他ヒポクラテス時代の薬品のリストには動物や鉱物からとったものが含まれる。動物を材料としたものの中にはいささか珍妙でとても飲めそうにないものもあった。たとえば、毛虫、牡牛の尿、胎盤のほか、小犬のワイン煮など……。鉱物を素材としたものとしては、ほとんどがエジプトやオリエントからもたらされたのだが、皮膚病に使われるヒ素、鉛、銅をベースとしたものや、粘膜、特に女性器の疾患に対しては硫黄華、銅、明礬などによる潅注や湿布が採用された。ほかによく用いられた鉱物として、鉄、塩化ナトリウム、ナイル河の炭酸ナトリウム、亜鉛塩などがある。

薬品の形状や投与の形式もまたさまざまで、非常に発達していた。すなわち、塗り薬、粉薬、錠剤、軟膏、絆創膏のほか、座薬さえあった。吸入、うがい、燻蒸、潅注のための薬も存在していた。


古代ギリシアの外科学の状況に関する記録として残されたものは、やはり『ヒポクラテス全集』である。それは五章から成っているが、おそらく他の部分よりも統一のとれた内容となっている。それは「骨折」「関節」「整復の器具」「医師の仕事場」「頭部の傷」という明確なテーマについて述べられている。

これらのタイトルから明らかなように、ヒポクラテスの外科学は、ある意味で「整形外科」が優先していた。そこではほとんど必ず、なんらかの器具のほかに手の作業を必要とし（「外科学」を表すchirurgia〈伊〉の語源となるcheirはギリシア語で「手」を意味する）、骨折や脱臼を治したり、手足を切断したり、傷を焼却したり、包帯を巻いたりすることに向けられていた。事実、正しい意味での外科学は、ヒポクラテスの後、解剖学の知識の進歩によって発達することになるのである。

外科医療のための最前提はいうまでもなく人体の構造とそれぞれのケースに関する知識であるが、内臓についての認識が稀薄なのだから、要求された知識は手足と頭蓋に関連するものであった。いずれにせよ治療は単に骨折や脱臼を治すことではなく、その部分に正常な機能を回復させることだった。

ヒポクラテスはとりわけ頭蓋骨と顔面の骨折の治療に長けていた。

上あごの骨折の場合には金の針金の使用を勧めていた。外科用の器具もまた非常に豊富であり、ドリル、とがったものや曲がった形の各種のメス、鉛や銅のゾンデ、吸い玉、ペンチなどなどが使われていた。産科で使われる器具は膣用の鏡、ゾンデ、ペッサリーに限られていた。しかしここで注意すべきは、妊婦を検査するのは医師ではなく助産婦だったことである。しかも女性生殖器の解剖学的・生理学的な知識はかなり限られたものだった。

とりわけ、月経不順については一種の〈栄養学的〉処置が行われ、乳房の下の瀉血や、収斂性の薬球の導入なども実施された。子宮脱や癌、不妊に対しては薬用ペッサリーが使われた。

エトルリアの医療

エトルリア人といえば、多くの人が「神秘的」というように誤解しているから、その医学についても、かなり効果の疑わしい魔術と宗教の合成物でしかないと考えるならそれは不当であろう。それどころか、エトルリア人は病気治療のために植物や水を活用し、傷を治し、義歯をつくり、環境を調節したりする偉大な能力を有することで古代世界で非常によく知られていたのである。

このことに関する古典著述家の無数の言及以外に、考古学的資料、とりわけ装飾的あるいは葬礼的な絵画描写がこの上ない情報を与えてくれる。それらは薬草の性質や、それを用いた薬の製法について、エトルリア人が特別に深い知識を備えていたことを証明している。たとえば、黄疸に対してはヒルガオ、下剤としてヒマシ油、胃腸障害のための収斂剤としてギンバイカ、腸内寄生虫に対するオシダ、ニンニク、タマネギ、特に回虫に対するヨモギ属の海草、コリアンダー、クミン、鎮静剤としてカモミールなどが使われていた。

おそらくエトルリア人は、いろいろな疾患に対して鉄の削り屑や鉄の酸化物の用途を知っていたと思われる。またマラリアに対しては、おそらく病気から身を守るためには快適な日常と健康な食生活を送る必要があることを象徴させる意味で、キャベツとワインを与えた。マラリアに対する他の処置としては、空気を清めるために野原で盛大に焚き火をするとか、各種の植物の煎じ薬を飲むとか、ジュニパーやローズマリーを燻蒸して香りを吸入するとか、麻の衣類や特別のマフを着るなどの方法が行われていた。煎じ薬の他に、湿布や製法は秘密とされる塗り薬も処方された。

エトルリア人は温泉についても熟知しており、さまざまの病気の治療に広く活用していた。伝説によれば、ヘラクレスは怪力を示すために鉄の竿を地面に突き刺し、それを引き抜くと地中から豊かな泉が吹き出したとされるが、それがエトルリアの領域内で現在数多く見られる温泉の最初の発見であった。エトルリア人は温泉を魔力の源とみなしたが、とりわけ病気治療の効果を認めたのである。キアンチャーノ、モンテカティーニ、サン・ジュリアーノなどの温泉地は、すでに三千年前から健康を求める人々が通った所なのである。そして今日と同じように、それぞれの温泉が特別の効能をもっていた。

しかしおそらくエトルリア人は他のいかなる古代民族よりも歯科学に優れていたことで際立っていた。そのことは墳墓から発掘された多くの義歯が証明しており、そこにはまさに並外れた技術の熟練ぶりがうかがえる。その補綴の技巧の正確さ、機能性、強度の点において、今日の歯科医を感嘆させ、いわゆる医学の域を越えて、技術的、機能的、美的な秩序とはなにかといった一般的な問題について考えさせる内容を含んでいるといえる。

かつまたエトルリア人は、鉄、青銅、銅、金などの金属の加工に極めて優れており、特に精巧な粒状細工に秀でていた。彼らはこの特技を義歯の制作にも応用したのだが、それはしばしばまさに

「美術作品」と呼ぶにふさわしい。彼らは坩堝《るつぼ》、ダイス、ピンセット、はんだごて、小さなカナトコ、ドリルなどを駆使して金属を加工する技術に優れていたばかりでなく、咀嚼器官の解剖学や病理学、歯科学の基本的法則、各種の義歯に関する処方や禁忌なども知悉していた。これらのことすべてが問題のある部位に完全に対応し、咀嚼の機能を完璧に回復させたはずである。

これらの補綴は欠けた歯を補う場合と、ぐらつく歯を固定する場合（ブリッジ）があった。義歯は大抵の場合、人間の歯（患者本人のものもあれば他の生存中の患者のものもある）が使われているが、牛や子牛の歯も利用されている。エトルリア人が死者に対して抱いていた深い敬意を考慮すれば、遺体の歯を使ったことはありえない。この道の専門家は時には天才的な器用ぶりを示していて、ここでもまた、彼らがプロとしていかに歯科学と口腔美容の基本的法則をよく知っていたかを証明している。タルクイニア国立博物館に三本の門歯を取り替えるために用いた一本の牛の歯が保存されているが、ここには垂直の溝が彫られ、三本の歯と間隙がそっくりに見せかけてあるのに驚かされる。

エトルリアにおける外科手術についていえば、それが存在したという確証は多くはないが、当初から聖職者あるいは職業人によって行われた技術の存在がさまざまなことから推測される。彼らの役割は、傷を縫合し、出血を止め、骨折部分を固定し、脱臼を復旧することだった。遺跡や墳墓から発見された明らかに外科用の器具、あるいはそれと思しきもの（メス、ピンセット、ゾンデ、焼灼器）の例は少なく、しかもそれらは後にローマ人が使用したものと大差ない。それらの一部はギリシアから輸入された可能性もある。

これに反して、「エトルリア流儀」の補完部分の役を果たす腸卜占いに関する情報は極めて豊富である。これは多くの点でアッシリア＝バビロニアのそれと似通っているが、エトルリアの場合には動物の選択と、内臓の摘出の器用さという点で傑出していた。「腸卜占い師」という語は、おそらくアッシリア語の「肝臓」に由来する。

腸卜占いの実際の場面を表した浮彫、壺絵、青銅鏡などが少なからず発見されているが、エトルリアの腸卜占いのほとんど象徴のようになった最も有名な出土品は、一八七七年にエミリア・ロマーニャ州ピアチェンツァの数十キロはずれのゴッソレーニョの畑で一人の農夫が偶然に発見した「ピアチェンツァの肝臓」である。これは一二六×七六×六〇ミリの大きさのヒツジの肝臓の模型であり、平らな表面には三つの突起があり、四〇種の言葉が彫られており、ひとつの凸状の部分には「日」と「月」という二語だけがはっきりと記されている。これは前2世紀の腸卜占い師が必要に応じて参考にするために携行していた「マニュアル」のようなものと考えられている。さらには弟子たちのための教材として使われたかもしれない。犠牲にされた動物の肝臓と青銅の模型を比較しながら、占い師はもしそ

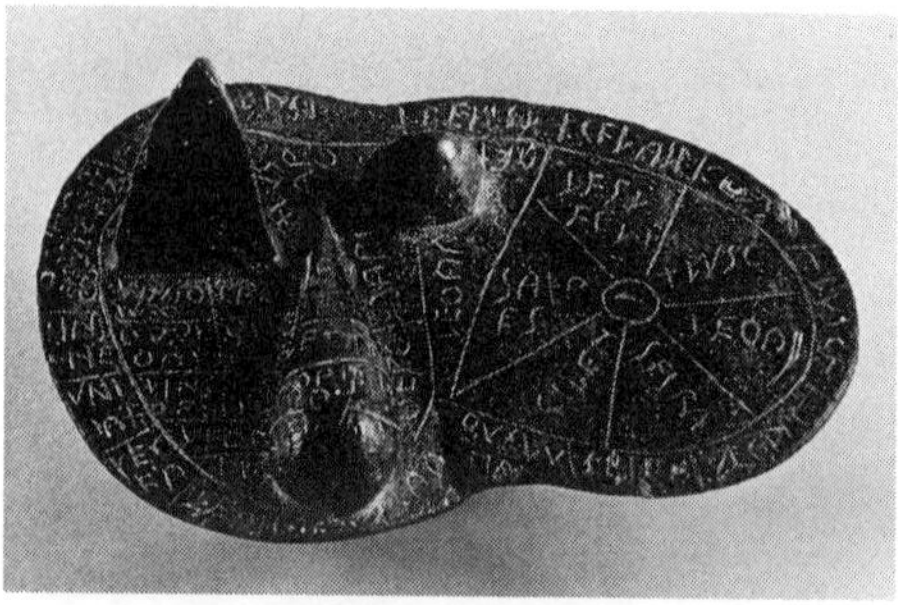

ピアチェンツァの肝臓
（青銅、ピアチェンツァ考古学博物館）

の臓器の特定の箇所に異常な兆候があればその部位に関連する神に対応させ、未来に対する予見を導き出したのである。

犠牲にされた種々の動物の種々の内臓を観察することも進んでおり、医師たちは充分な解剖学的知識を有していたと推測されるので、彼らは他の文化圏の「同僚」たちと同じく、そういう動物の観察で得た知識をそのまま人間の体にも転用していたのである。

ローマの医学

紀元前3世紀、いわば驚くべき出来事があった。ローマがギリシアを征服したのである。しかし逆にローマはギリシアに「征服」されたことでもある。

ローマがそれまで軍事的な権勢をふるう間、ギリシアは、アリストテレス、ソクラテス、プラトン、アイスキュロス、ソフォクレス、ピタゴラス、ヘロドトス、ペリクレス、フィディアスといった錚錚たる芸術家、哲学者、科学者のほか、アスクレピオス、ヘロフィロス、ヒポクラテスたちを輩出していた。ローマはギリシア征服後その文化の影響を受け始め、まもなく完全に従属することになる。

それ以前のローマでは経験的な家庭医療が圧倒的に強く、しかもそういう医術に従事するのは実際にはエトルリア人か被征服地出身の奴隷や解放奴隷であった。

ギリシア征服以前のローマ医学の代表的人物はカトー（大）（前二三四～一四九）であるが、今日風にいうなら彼にとってそういう科学はホビーであった。彼の薬の処方の大部分はキャベツとワインをベースとしており、アブラナ属のキャベツはほとんどすべての病気に効く万能薬と考えられ、ワインは他の薬品に混ぜる添加剤あるいは賦形剤として使われた。ワインを使うものとしては、ジュニパーに香を加えた座骨神経痛に効く薬や、ギンバイカに混ぜて鎮静剤や鎮痛剤として用いられたものなどがあった。カトーはそのほか腸内寄生虫の退治や消化不良のためにザクロを、潰瘍に対してはハッカ、ヘンルーダ、コリアンダーを用いた。さらには黒シュロソウ、月桂樹、塩分を含むサンゴ草、クルミに非常な信頼を寄せ、ヘレボルス、ヒルガオに対しては危険性があることを警戒していた。

しかしローマにはこうした経験的な医術と並んで、ギリシア人の医者の到来によって大いに刺激を受けた「神殿医学」が存在した。それよりもっと古く、おそらくエトルリアの影響を受けたと思われる土着の聖職者による医術が行われており、たとえばローマ人がマラリアを擬人化したフェブリス女神が崇拝され、パラティヌス、エスクイリヌス、クイリナリスの丘などにその神殿が建てられていた。

マラリアに結びつくもう一人の女神はメフィティスであり、やはりエスクイリヌスの丘に立派な神殿があった。メフィティスは発熱の危険を遠ざけることと、奴隷や処刑者の死骸を投げ込んだ井戸から発散する有毒ガスから空気を守るという二重の機能を発揮した。

ローマにおけるギリシア医学の最初の直接の影響は、プリニウスによれば、紀元前二一九年にアルカガという名の医者がペロポネソスからやってきた時に始まる。彼はアキリア通りの四辻に店を開き、外科医の看板を掲げた。しかし実際には優秀ではなかったようで、ローマ人たちは「殺し屋」というあだなをつけ、ほどなくひどいやり方で彼を町から追い出してしまった。

事実、彼はその頃ローマの「野蛮人」を相手に一儲けしてやろうと各地から集まり始めたあまりたちのよくない多くの医者の一人だった。彼らは自分の治療の効き目について声高に宣伝して民衆をたぶらかすことに長けていたので、初めのうちは歓迎された。しかしすぐに彼らの宣伝がでたらめなことが露見して人々の怒りを買い、同業者の信頼を失うことになった。

しかしこうしたいかさま医者たちの一群のあとに、「医院」に来る人を本当に助ける能力のある正直な医者もローマに住み着くようになった。優秀な医師たちは共和政の末期には大部分が外国人であったが、体育場や公衆浴場、軍隊の中に入り、闘技士や奴隷（彼ら自身奴隷から解放奴隷になった場合もある）の医者になるなどして徐々に患者の信頼を獲得し、貴族や執政官の家にまで受け入れられるようになると、紀元前四六年にはカエサルが彼らにローマ市民権を与え、こうしてギリシアの医者たちがさらにローマに引きつけられるようになった。やがて薄暗い「医院」を捨てて、彼らの権威によりふさわしい環境で業務に当たることになった。

さらに、医者を騙《かた》る理髪師、瀉血専門医、香具師《やし》などが社会の末端で無知な民衆を相手に医療行為を続け、時には強引に患者を奪い合ったりしている一方、優れた医者たちは高名な将軍とか文士などと親密になってますます名声を高め、莫大な富を築くこともあった。

この時代の最も優れた医者の一人は、紀元前九一年に小アジアからローマに渡来したアスクレピアデスである。彼はその肥満ぶりが目立ったばかりでなく、学識の豊かさにおいてすぐに有名になり、キケロ、クラッスス、マルクス・アントニウスなどが彼に診療を受けたほどだった。

体液説を基本とするヒポクラテスとは根本的に異なり、アスクレピアデスは、人体は非常に細い管（孔）で隔てられた微小な分子で構成され、その管を通してさらに小さい分子が通過し、分子と孔の均衡が壊れた時、特に孔そのものが詰まった場合に病気が起こると考えていた。そしてヒポクラテスとは逆に、医者は「自然」の主人であるべきで家来であってはならず、だからそれに負けるのではなく、支配するように振る舞うべきだと考えていたのである。

アスクレピアデスは強烈な催吐剤や下剤、頻繁な瀉血などを断固として拒否し、節食、マッサージ、入浴、ワイン、漸進的な治癒に、治療の基本を求めた。彼はジフテリア治療に気管切開術を発明し、急性と慢性の病気を区別し、老人病に関心をもち、精神病に対するより人間的な対処を志向した。

ローマで活躍したもう一人の偉大な医者はアントニウス・ムーサであり、彼はウェルギリウス、ホラティウス、マエケナス、マルクス・アグリッパといった著名人を診療し、アウグストゥスの侍医となった。

帝政時代の医学は主にギリシア人にとりしきられていたとはいうものの、この時代の最も重要な医学書はラテン語で書かれた。著者はローマの貴族アウルス・コルネリウス・ケルススであり、彼は伝統を忠実に守って決して自分が医者になろうとはせず、せいぜい医学の愛好者という立場に止まった。ケルススは、農業から兵法、修辞学、哲学、法学、医学に至るまで、この時代の知識のすべてを百科辞典『技術について』としてまとめた。他の巻はすべて失われたのだが、医学に関する部分『医学について』だけが幸運にも救われた。すなわち、一四〇〇年後にミラノのサンタンブロージョ聖堂において、教皇ニッコロ5世がまだ副助祭に過ぎなかった時に発見されたのである。ケルススの書は印刷術を用いて出版された最初の本であり、一四七八年、フィレンツェにおいてであった。『医学について』(二五〜三五)は節食、衛生、病気の診断と予後、発熱、治療の問題を取り扱っている。最後の章で著者は浣腸の重要性を強調し、下剤としてアロエとヘレボルスを、外用薬としてはタンニンを多く含む薬剤をあげている。外傷の治療には消毒剤としてタイム油、タール、テルペンチン、ヒ素を勧め、痛み止めとしてはヒヨス、マンドラゴラ、アヘン、ナスがよいとしている。やせる方法についても、一日一食、多量の下剤を飲むこと、眠りを少なくすること、塩水での入浴とマッサージ、よく運動をすること、といった明確な指示を与えている。

ケルススは皮膚病、外科医学、骨折、脱臼なども扱っている。彼が記述した処置法のうち、膀胱結石切除術、下唇の癌の手術、組織の欠損部の形成手術、白内障の除去、扁桃削除術など、多くのものが古典的価値をもっている。それらの手術には、種々の形のメス、ゾンデ(治療用の細い管)、鉤、ピンセット、ペンチ、ドリル、のこぎり、へら、吸い玉、湿布、革ひもなど、特別に考案したものが使われた。

この書のもうひとつの功績は、それまで医学の用語を支配していたギリシア語の専門用語を収集してラテン語に翻訳したことである。それは初めての医学用辞書として以後二千年にわたって医学を支配することになるのである。


西暦一二〇年から二〇〇年の間にローマにもう一人の偉大な医者、カッパドキアのアレテウスが現れる。彼は病気とは固体、液体、霊気の間に存在して健康状態を調節する均衡の崩壊にほかならないと考えた。彼はまず最初に、脳の損傷によって起こる麻痺を「巡航」、ジフテリアを「シリアの潰瘍」と表現し、破傷風（医者は慈悲を与えるのみで治療はできない）、インシュリン欠乏性糖尿病、象皮病（ローマでは稀だった）、スプルー、セリアック病（この二つはどちらも腸の吸収の悪化に起因する）などについて鋭い観察を行って、医学知識の進歩に著しく貢献した。彼の著作は一旦失われ、16世紀にようやく再発見された。

この時代のもう一人の卓越した医学者はエフェソスのルフォス（一〇〇年頃）であり、彼は解剖学者だが、最初の医学用語の解説書の著者でもある。そして、視神経の交差、眼の細部（とりわけ水晶体）の構造、喉頭、迷走神経、腸間膜、膵臓、腸、精管、前立腺、卵管についての詳しい叙述を行った最初の人である。また、腺ペスト、ハンセン病についても初めて記述を残している。

やはりエフェソス生まれのソラヌスは、トラヤヌス帝治下のローマで活躍したが、古代の最大の産科医とみなされる。彼の著名な『婦人病』の中では、とりわけ産婦用の椅子や膣内視鏡の使用について記しており、また処女性、妊娠、マスターベーション、子宮の病など、際どい問題を取り扱っている。

しかしながら、これら〈権威者〉の存在にもかかわらず、この頃から医学は停滞の状態に入ってくる。新しいものへの好奇心や探究の態度はほとんど消え失せ、だれもが自分の知っていることに満足しているように見えた。ギリシア人から継承した理論がいまや到達し得る最高のもののように思われた。これ以上外に開かれようのない一定の知識の範囲に凝り固まっているかのようだった。

解剖学と生理学は、人体を使って直接行われることなく、動物の観察に止まっていた。紀元一世紀においてなお、病気の治療法は五〇〇年前とほんの少ししか変わっていなかったのである。ほどなく、ヒポクラテスの理論の上に立ちながらも、観察と実験の根本概念を頂点に導く新しいシステムが生まれ出ることの予兆はまったくなかったといってよい。

しかしすぐその後、やはりローマの偉大さに魅せられて、ギリシアから一人の医者が到着し、ローマ医学の沈滞した空気を打ち破り、以後一五〇〇年にわたって全世界の医学を支配することになった。その人ガレノスは一二九年頃、アスクレピオスに捧げた重要な神殿のあったペルガモンに生まれ、一七歳の時に医学を学ぶために神殿の学校に入った。それからイズミールとアレクサンドリアで勉強を続けるが、二八歳の時、彼自身の言葉によれば、「病人を一人も見たこともない一四歳の少年らに対し、無知な人たちが不合理な長文をもっともらしく講読するかたちで医術が教えられている」アレクサンドリアに失望して故郷に帰り、闘技士の学校で医者をすることになった。ついで彼ははるばるローマへと渡り、その熟達した能力で市民や貴族たちの注目を引きつけることに成功し、ついにはマルクス・アウレリウス帝の侍医となった。しかし他の医者たちの嫉妬のためにやむなく一旦帰郷せざるをえなかったが、皇帝自身によって再びローマに呼び戻される。

ガレノスはローマ市民権を得ていたにもかかわらずラテン語をあまり覚えなかったので、彼の教えはすべてギリシア語で伝えられた。それらは四〇〇巻もの著述となったが、残念ながら「平和の神殿」の火災によって一部が失われてしまった。残りの著作は17世紀の終りまでヨーロッパの大学における医学教育の基礎を構成したといえる。

あらゆる身体の機能の悪化は対応する臓器の異常に由来するものであり、逆に、組織の異常は必ず機能の欠陥の原因となるという概念は、ガレノスに発するものである。「ガレノス医学」においては偶然に基づくものは一切なく、すべてが明確な目的をもっている。「自然」は完全に計画されており、偶然的なものはまったくない。とにかく、おのおのの器官は固有の機能をもち、その機能は身体組織全体の均衡に関与するようにつくられている。そのことは神の全能の証しなのである。

さらに、種類の異なる動物のある特定の器官はすべて同じだという三段論法から出発すれば、形態学的にも同じことがいえるはずである。そんなわけで、ガレノスは人体の器官を直接的に調べることにはあまり関心がなく、動物で観察したものをお構いなしに人間に適用することになる。

確かなことは、ガレノスは人間の死体全体を使った解剖は実際には一度も行ったことがなかったが、ペルガモンでは豚と猿の解剖を専門としており、動物の体の切開には非常に熟達していたから、もし彼の行ったとおりの方法を人体に応用すれば、17世紀の解剖学者は新しい発見をほとんど得られなかっただろうということである。

ガレノスはおそらく初めて、脳の血管の病変を直接（動物で）観察し、大脳の二つの半球の病変と小脳の病変とを区別し、脳の神経を直接調べて感覚神経と運動神経とに分け、おのおのの神経の異常の結果を記述した。

ガレノスの主要な著作

1. 最高の医師と最高の哲学者について
2. ヒポクラテスによる諸要素について
3. 解剖学的な準備について
4. 静脈と動脈の解剖について
5. 筋肉の動きについて
6. ヒポクラテスとプラトンの理論について
7. 疾患の部位について
8. 人体の諸部分の機能について（生理学の一七書）
9. 医術について
10. 治療法について（一四書）

ガレノスの生理学において中心的な位置を占めるのは心臓と「循環」に関わる部分であった。ただ実際には循環の概念が文字どおりに理解されていたわけではなく、それが成文化されるのは一五〇〇年後にようやくチェザルピーノ、ハーヴェイ、マルピーギによってであった。この点に関するガレノスの理解は正確な解剖学的知識に基づかない極めて不確かなものであるが、しかし心臓の右半分と動脈は得体の知れぬ「生気」を配送する機能しかもたないという古い思い込みを訂正した功績は認めることができる。

病気の根源に関しては、ガレノスもまた体液の間の不均衡というものを認めている。彼にとって病気とは内部の諸々の機能が損なわれた身体の状態をさす。すべての病気にはなんらかの機能の損傷が関与し、それはひとつには器官の「病理的な運動」（たとえば多血症）に由来するものであり、もうひとつは機能そのものの「病理的な運動」（すなわち生命機能の不調）に由来する。病的な部分のこうした「運動」の結果が、病気の進行を生み出すのである。

病気の治療に関してはガレノスは仲介者としての「自然」というヒポクラテスの概念から出発する。すなわち、医者は「自然の使者」であり、つねに「逆療法」の基準に従わなければならない。つまりたとえば寒さによる病気には熱を与え、同様に湿気には乾燥を、その逆には逆をといった具合である。かつまた投薬の選択と様式は実にさまざまな要因が関与し、極めて複雑でややこしい。たとえば、非常に強い薬は病気の初期か最後の段階でしか与えてはならず、これまたさまざまの要因――その中には病人の夢なども含まれるのだが――に関連する無数の禁忌が存在した。

ガレノスはどちらかといえば薬草でつくった薬を好んだ。そのことを重点的に扱った『任意的で調和のある薬草の投薬について』というタイトルの著作の中で、四七三種の植物性の薬のほか、多くの鉱物性、動物性の薬をリストアップして注釈している。そのうちのいくつかは特効性をもつものので、たとえば、コショウは三日熱と四日熱（マラリア）に、ヒルガオは黄疸に、パセリやセロリは腎臓病に対して処方される。しかし複合薬もないわけではなく、解毒薬テリアカなどは七三種もの成分を含んでいた。そのほかには、ピクラ（アロエをベースとした苦い下剤）、コロシントウリをベースとしたヒエラ（あるいは〈聖なる下剤〉）などがあった。

しかしガレノス医学では、瀉血、身体の衛生、体操、呼吸運動、節食などもまた重んじられた。

ローマにおける外科学はどうであっただろうか？

これについてはガレノスは他の領域ほど際立った業績を残してはいない。初めペルガモンの闘技士の養成所で外科に従事し、ローマでも少し行ったが、外科を過小評価していたローマの医師たちの流儀に適応するために放棄してしまった。しかし彼は、ヒポクラテスの著作の注釈という理論的な面で大いに外科学に貢献した。それは骨折、脱臼の治療、頭蓋骨の開孔、膿瘍、ヘルニア、瘻孔、外傷、切断手術、さらには肋骨や胸骨の切除などの問題を取り扱っている。

しかし外科学に取り組んだのはガレノスだけではなかった。この分野はローマのみならず、帝国全域で展開されていた。開頭手術はモディオルスとかアバティスタという名のドリルを用いて行われていた。骨の破片はフォルペスというバネで除去され、凹んだ骨は小さなテコで持ち上げられた。止血は強力な酸で保証された。形成外科手術もまた、唇、鼻、まぶた、耳について行われ、頭蓋骨、乳房、子宮、膀胱、胸部や腹部の瘻孔、へそや陰嚢のヘルニアの処置も実施された。さらに多くの外科医が奴隷を宦官《かんがん》にするための去勢手術で金を儲けていた。

特にケルススは精索静脈瘤の手術、胆嚢、痔瘻の摘出も行った。痔疾はくくったり切断したりされ、腹水症は一種のカニューレ（排管）を使った腹部穿刺によって処置された。妊娠した身分の高い女性がもし瀕死の場合には、胎児を救うために帝王切開を行うことが法律で定められていた。

民間および戦場における外傷学、つまり傷の手当ての経験によって、脱臼の処置は非常に発達した。その場合、患者は上から吊されたり、はしごや台に縛りつけられて牽引されるといった巧妙かつ大胆なやり方が行われた。骨折部分の固定には副木や包帯が使われた。一般の切断手術のためには小型ナイフが、骨の切断にはのこぎりあるいはランセットが用いられた。

ローマ時代の初期には重傷を負った兵士は手当てを受けるために自宅に戻ることができた。その後、特に外国人の外科医が大勢流入してくると、状況は著しく好転した。カエサルが『ガリア戦記』の中で、戦争で重傷を負ったものは個人の家庭に引き取られて療養し、その費用は後に還金されたことを証言している。また、高級将校は専属の医者を同行させていた。

アウグストゥス帝は一歩兵隊に一人ずつ、下士官の位で戦闘に参加しない軍医の制度を設けた。長い治療を要するもののためには二〇〇人まで収容できる陸軍病院があった。そこにいる医師は戦地におけるあらゆる医療行為を指揮し、その下に、役割に応じて衣料の係、マッサージ師、塗り薬係などと呼ばれる助手がいた。

陸軍病院の遺構はかつてのローマの属州の各地に見い出される。最も有名なものとしては、デュッセルドルフ近郊のカルヌトゥムと、スイスのヴィンドニッサ（現在のヴィンディッシュ）のものである。

一方、ローマそのものには、少なくとも帝政期には正真正銘の病院と呼ばれるものはなく、病気の奴隷やその家族が収容された、いわば私設の療養所があった。しかし病人が受診したり入院したりすることのできる施設があり、そこでは医者やその弟子たちによる医学の授業が行われることもあった。その後、テーヴェレ河中洲のティベリーナ島のアスクレピオス神殿が真の意味での病院となり、その遺跡の跡に後にサン・バルトロメオ・デ・インスラ聖堂が建てられ、現在のファーテベーネフラテッリ病院となった。

とにかくガレノスはローマ医学の主役であったことはまちがいない。彼に対する多くの批判がある、にもかかわらず、解剖学的な調査と完璧に行われた実験に基づくこの時代の、最も完全な医学知識をもっていた人物であったことは認めざるを得ない。実験的方法は彼の思考の重点であり、彼の論述が真実であることの根拠となっている。

歴史においてひとつの時代と次の時代の明確な区分を跡づけることはつねにむずかしい。だからガレノスの死が同時に西洋における医学の衰退を示すことになるということはできない。しかし一方では、それが古典主義の黄金時代の終わりを意味し、衰退への道を開いたことも否定できない。ガレノス以後の医者たちは注意深く古典の規範に固執した。この時代の著述は大方において前の時代の文献に現れる薬の処方の編集や、理論的な注釈や改訂であるに過ぎない。しかしそういう改訂はしばしば魔術や占星術に侵されており、その後の時代にますます強められていく傾向を示している。

しかしその他にも優れた人物がいる。何人かをあげるなら、主として外科に従事したアレクサンドリアのレオニーダ、初めて膀胱結石の切除手術を行ったフィラギリウス（またはフィリガリウス）、主に脳の疾患治療に携わったその兄弟のポセイドニウスなどである。また、2世紀のクイントゥス・サモニクスも『医学の書』の著者として有名であったが、カラカラ帝が禁止していた治療における護符の使用のために帝に殺された。

しかしガレノス後の古代における最大の医学者は、疑いもなくカエリウス・アウレリアヌス（2または5世紀）である。彼は中世に至るまでアウルス・コルネリウス・ケルスス（この二人の名はしばしば混同されるが）より以上に評価された。彼の最も有名な著作『急性疾患と慢性疾患』においては、各種の病気がほとんど近代の臨床医学の論述に近い合理的な整合性をもって説明されている（個別的な診断法まで示されている）。精神障害者には特別の注意を向け、こうした患者には一層デリケートで人間的な取扱いを求めており、明るい部屋に入れて、いたわりの心をもって接し、この時代に通例だったように縛りつけたり打ったりするのではなく、水治療を適用することを勧めている。

3章　中世からルネサンスまで

修道院とビザンティンの医学

①パコミウスから看護修道会まで

ガレノスの死から一世紀後、キリスト教徒の「結社」は皇帝たちを不安にさせ、千年来の神々の権威を脅かすほど強力なものとなっていた。西暦三一三年にコンスタンティヌス帝がキリスト教を公認した時、ローマ帝国の地盤をゆるがすものと非難された。

キリスト教徒たちに自由の道が開けると、彼らは神殿を教会に変え、イエス・キリストを人間を癒す神として選んだ。初めは祭壇の近くで、のちには個人の家で、病人は聖人の媒介によって病が治ったといわれる。早くから、異教の神々と同様に、特定の病気の専門家である守護聖人たちに対する信仰が広まる。たとえば聖ロッコと聖セバスティアヌスはハンセン病の時に祈願される聖人であり、聖アポロニアは歯の病気、聖ルキアは眼病、隠修士聖アントニウスは帯状疱疹に対して助力が求められた。医者の兄弟である聖コスマスと聖ダミアヌスは、伝説によれば、史上最初の移植手術を行ったと伝えられる。死亡直後の男から取った脚を、別の人間の壊疽部分に移植したのである。

この時期には、病人の治療や看護に関する千年来の風習を根本的に変革する新しい試みが平穏な修道院の中でなされていた。

東方教会で共住修道制の基礎を築いた修道士 聖パコミウス（二九二頃〜三四八）はあまり有名ではないが、彼はテーバイの地で約五千人のキリスト教徒を組織し、会則をつくった。パコミウスの修道院は、初めは壁で囲まれた掘っ立て小屋の集まりで、そこで行われたさまざまな共同作業のひとつに病室の設置があり、これは他の部分から厳重に隔てられ、そこへ入るためには、〈病院長〉に提出する特別の許可を必要とした。病人は院内の食堂に入ることを禁じられ、一種の隔離状態に置かれていたものの、その代わり機会があればいつでも入浴することができた。

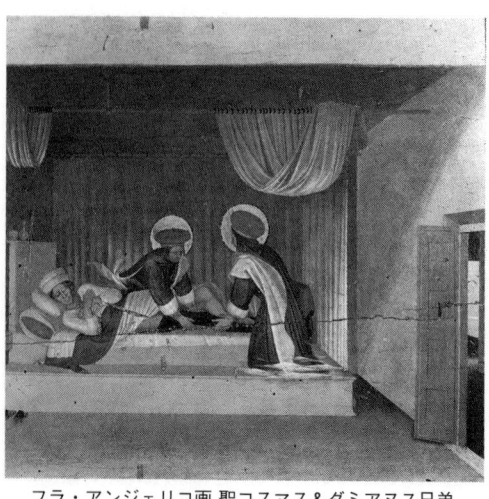

フラ・アンジェリコ画 聖コスマス&ダミアヌス兄弟
（サンマルコ美術館）

一方、西方教会での修道院医療の創始者は聖ベネディクトゥス（四八〇頃〜五四七頃）である。彼の戒律であり、ベネディクト会の標語『祈りと労働』は病人の介護の意味も含めており、それが最優先されるものだった。イタリアのモンテカッシーノに本拠を置く前はスビアーコに最初の修道院を創設したが、それはまさに聖コスマスと聖ダミアヌスに捧げたものだった。

モンテカッシーノには医療介護のための病室が存在した。しかし病人を介護するというのは、単に寝床を保証し、食べ物と飲み物を与えるだけではなく、痛みを和らげ、傷を治し、最も診断のむずかしい「体内の」病の治療ができることを意味していた。これらすべてのことのためには、思いつきでない医学知識が必要であり、とりわけ、薬品の供給に関しても、連続的投与（急性ではなく慢性疾患への長期治療）が求められた。

そこで「看護修道僧」という身分が設けられ、後に「医療修道僧」に代わるが、これは後継者を教育する責任を担っていた。つまり医学教育のために、学校という理念が生まれたのである。

さらに修道院には薬草園がつくられ、そこで栽培された各種の薬草は乾燥させて大型の棚に保存し、これが後に修道院薬局として展開することになる。

こうした治療行為は、初めは修道院内だけに限られていたが、やがて修道僧は一般の病人のために外に出て行くこともあった。

ベネディクト会に限らず、修道院を活気づかせた人たちの数々の功績のひとつは、古い文献を収集・保存し、書き写したことである。僧房や図書館の中で、筆耕者たちはガレノス、ケリウス・アウレリアヌス、エフェソスのルフォス、プリニウスの資料を忍耐強く、そして巧みに羊皮紙に転写した。ほどなくモンテカッシーノは極めて重要な研究センターとなり、九世紀の終盤にはイタリアをはじめヨーロッパ各地から研究者が集まった。同様のことがザンクト・ガレン、ボッビオ、フルダ、シャルトルほか、ゲルマニアやアイルランドなどの修道院でも始まった。

この時点で、古典文化に由来するクセノドキウムという新造語が一般に使われるようになった。外国人や巡礼者のための無料宿泊所である。そしてそれに近い言葉として、「神の家」「十字軍の宿泊所」「信徒会の宿泊所」「病院」「ハンセン病院」などの言い方が現れる。これらは初期のキリスト教会精神の最も雄弁な表現、つまり病人は神の名において受け入れられ、あらゆる手立てによって〈奉仕〉されなくてはならないという理念なのである。神は病院の真の主である。

すなわち中世には、キリスト教のおかげで数々の偉大なる隣人愛の顕現が見られた。伝染病などさまざまの病気や貧困は、信徒会、養護所、病院、クセノドキウムの創設者である騎士修道会（騎士団）などの行動によって、かなり苦痛が和らげられたのである。騎士団といえば、アマルフィで最初に病院を開いたエルサレムのヨハネ騎士団（後にマルタ騎士団となる）があり、一〇九九年に十字軍がエルサレムを奪回した後、養護所が洗礼者ヨハネ病院として拡張された。ついでこの騎士団の活動によって、各地に病院が造られた。

そのほかにも多くの修道会が医療活動に従事した。聖マウリツィオ・聖ラザロ会、聖アントニウス会、聖ヤコブ会、サンタ・マリア・デラ・メルチェーデ会、

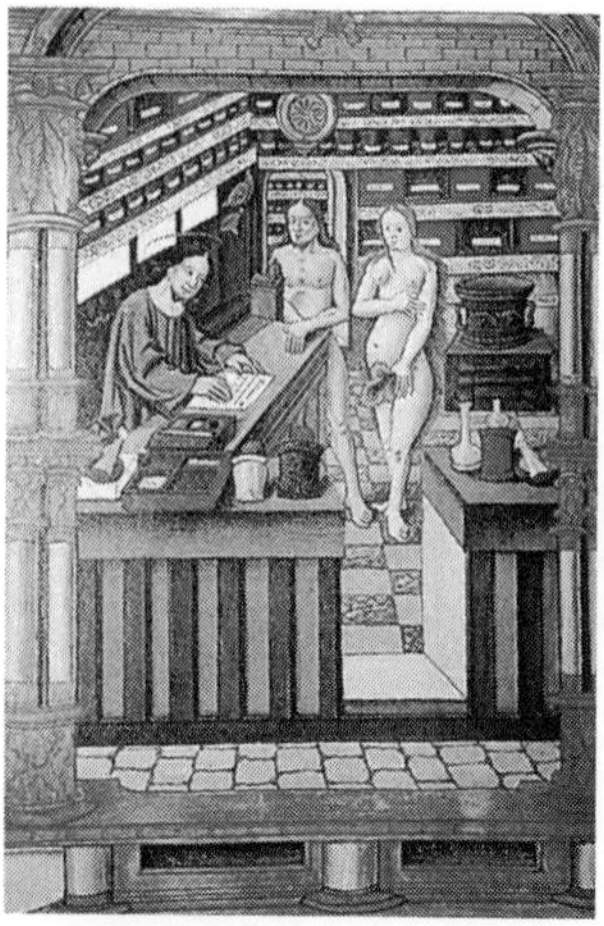

薬剤師に擬せられたキリスト
（ニュルンベルグ、ドイツ美術館）

赤い星騎士団、そして12世紀末にモンペリエに創設されたサント・スピリト医療修道会などである。

②　ビザンティン

三二四年、コンスタンティヌス帝は夢のお告げに従って、東ローマ帝国の首都をビザンティウムに置き、三三〇年にコンスタンティノポリス（コンスタンティノープル）が生まれた。ビザンティン文化はそれ以後一千年続くことになる。

しかしヨーロッパ文化におけるビザンティンの役割は、ほとんどいわば過去の「防腐処理」と保存に限られたものといってよい。つまり医療制度はローマの踏襲である。すなわちビザンティウムにも宮廷医と民間の医者がいて、後者は教育にも携わった。宮廷に勤める医者は高位の名誉職も兼ね、豪華な衣服をまとってきらびやかなバッジをつけていた。

ビザンティンの医学者の中で際立った人物は、三二五年頃ペルガモンに生まれたオリバシウスであり、背教者ユリアヌス帝の侍医となり、『医学の殿堂』を著して過去の偉大な医学者たちの業績を紹介した。

注目すべき最初のキリスト教徒の医学者はアエティウス・アミデヌス（五〇二〜五七五）で、キリスト教的神秘主義のみならず、自身はガレノスの忠実な後継者と称していたものの、異教的迷信や魔術にも影響を受けていた。カンファーやクローブ、そのほか東洋由来のアラブ人が盛んに用いた種々の麻薬を治療に取り入れた最初の人物であった。しかし薬の処方や治療の処置において、魔術的な要素を活用した。

もう一人のこの時期の偉大な医学者、トルコのトラレスのアレクサンドロス（五二五〜六〇五）は特に『医学一二書』で知られ、そこではヒポクラテスとガレノスの体液説にほぼ賛同する立場を表している。彼が入手できた薬品を慎重に使っているが、それでうまくいかなかった時には魔術的な方法に頼っている。

ギリシャのアイギナのパウルス（六二五〜六九〇）は初期キリスト教時代の医学者として最後の偉人であり、特に外科学に関心をもち、七巻の『百科辞典』の六巻をその主題に当てている。ルネサンス期の一五九二年に刊行されたファブリツィオ・ダクアペンデンテの有名な『外科の書』は、大部分がこの『百科辞典』の抜粋である。そこには瀉血、吸い玉、焼灼法、管の結紮《けっさつ》、気管切開術、腹部からの体液の吸引、胸膜の膿瘍の際の肋骨の切除、痔疾の処置、白内障の除去などについて詳述されている。アイギナのパウルスはまた、小児科学と産婦人科学、脈拍の意味（六二種類について記述）、節食に関しても徹底的に取り組んでいる。

最後に、13世紀末頃のコンスタンティノポリスの宮廷医ヨハネス・アクトゥアリウスを忘れるわけにいかない。尿検査に関する古代から今日に伝わる最良の論文『尿について』の著者として歴史に残る人である。後代の泌尿器学者が病気の診断はもっぱら尿の観察に基づいて行われると考えたのと違って、彼は率直に、尿検査は診断のひとつの要素に過ぎないと主張した。また『精神の働きと変化』において、精神障害は身体組織の要因、栄養摂取の誤り、肉体の消耗に直接的に起因し得るもので、対症療法として節食、入浴、運動を推奨している。しかし彼は同時代の人から完全には理解されなかった。魔法や呪術が信じられていた時代には、精神の病は悪魔の仕業以外のなにものでもないとしか多くの人々の目には映らなかったのである。

アラビアの医学

五〇〇年にわたるアラブ人によるスペイン占拠という大きな歴史上の出来事は、医学全般の進歩ばかりでなく、西洋医学の保存という点においても無視できないポジティヴな結果をもたらした。

8世紀以降ムーア人が支配した国々に彼らの法律を強制したとしても、それらの国の科学や哲学を自らのものとする必要を痛感したのは事実であり、バグダッド、サマルカンド、ダマスクスなどに高等の学校を創設したり内容を強化したりした。少なくとも初期においては医学教育のテキストはほとんど例外なくギリシア語の文献、とりわけヒポクラテスとガレノスをシリア語あるいはアラビア語に翻訳したものであった。

スペインにおいても、セビリャ、トレド、ムルシアに新しく学校が造られ、コルドバでは図書館が三〇万巻の蔵書を揃えて知の中心となった。

アラビア医学は三つの大きな時期に区分することができる。

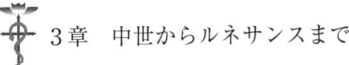

第一期（七五〇〜九〇〇年）　いわば準備期間であり、アラブの伝統的医学が徐々にギリシャ＝ラテンの医学と融合する時期である

第二期（九〇〇〜一一〇〇年）　多くの学者が古典を離れ、独自に新しく獲得した研究成果に対して意欲的な人物が重視された。ラージー、アヴィセンナ、アルブカシスといった人たちを輩出した最も輝かしい時代である

第三期（12〜17世紀）　カリフの統治時代に当たり、医学の衰退期と定義することができる。にもかかわらず、アヴェンゾアル、アヴェロエス、マイモニデスといった第一級の人物が現れた

アラブ人あるいはそれに近い医学者たちは、アラビア語で論文を書くことも始めた。しかし初めのうちは、たとえばメスエ（父）が栄養学や産婦人科学について書き、ガレノスの著書をたくさん注解したように、ほとんどは古典の要約か焼き直しであった。一方、セラピオーネは多くの『アフォリズム』を著し、ヘブライのイサクは衛生学について、アリ・イビン・エル・アッバスは解剖学の優れた著書を、メスエ（子）は薬理学の論文を書いた。

しかしまた、最も著名な古典医学の文献をアラビア語に翻訳して、完全な喪失を免れさせ、次の世代に伝えた何人かの人もいる。確かにこれらの翻訳はしばしば本来の意味を違えたり曲げたりしていて、必ずしも原文に完全に忠実なものではないが、しかしこうした形でこれらの文献の本質的

な部分が中世の暗黒時代を生き延びることができたのである。

ついで12世紀から逆の現象が起こった。すでにアラビア語に訳されていた文献がラテン語、あるいはロマンス諸語に翻訳されたり、アラビア語で当初書かれていたが言葉のむずかしさゆえに西洋の医学者に知られていなかったり理解されずにあったものが翻訳されるようになったのである。

12世紀の半ば、トレドの大司教がアラビア語の科学的文献を他の言語に翻訳する専門家を養成する学校を創設した。しかし当時、アラビア語やラテン語に堪能な者を探すのがむずかしかったので、作業の多くは仕事柄アラビア語をよく知っていたカタロニアのユダヤ人商人に委ねられた。彼らの口述を正規の翻訳者が正しいラテン語に書き写したのである。しかし当然のことながらこうしたやり方は時にはとんでもない誤訳を生み、それが今日まで伝わっていることもある。医学に関する最も著名な専門の翻訳者は、ゲラルド・ダ・クレモーナであった。

ラージー（八六五～九〇三または九二五）は正確にはアラブ人ではなくペルシア人であるが、アラビア語で書いたアラビア医学（アラビア語の医学）の最も傑出した人物の一人であった。

彼は四〇歳まで音楽と物理学と錬金術に関わるだけで、医学はその後に始めた。すぐに名を馳せ、まずライで、その後バグダッドで病院を率いるため招聘された。病院を建設するにあたって最も健康に適した場所を探すために、都市のいろいろな地点に肉片を吊し、数日後に腐敗の最も少なかった場所を選んだと伝えられている。

独創性と進取の気性に溢れたラージーは二三七本以上の論文を書いたが、その約半分が医学に関する内容である。最も有名な著作は一〇章からなる『マンスールの書』である。外科学全般を扱った第七章と、病気の治療に関する第九章が特に注目に値する。天然痘と水疱瘡の区別がなされたのは、彼の研究によるものである。

ラージーは既成概念にとらわれない正真正銘のヒポクラテス主義者ということができる。尿の検査に最大の重きを置き、患者を直接診ることなしに何らかの診断を下そうとする人たちに断固として反対した。

彼は医業によって莫大な稼ぎを得たにもかかわらず、貧乏は嫌いながらも富を愛することもなかった。財産をすべて貧者に分け与え、人生の最後の二年は視力を失い、自らもひどく惨めな状態で世を去った。

同時代人が「医者の王」と呼び、アブ・アリ・フセイン・イブン・アブダラ・イブン・シーナーという長い名をもつ人物がいる。中世ヨーロッパでは短くアヴィセンナと呼ばれていた。

彼もラージーと同じくペルシア人であり、九八〇年にブカラに近いアフチャナに生まれた。子供の頃から〈神童〉で、一〇歳の時にコーランを暗記し、その後すぐ数学、物理学、占星術、哲学を覚えた。一八歳で早くも医者として名声があり、ハマダンの王に廷臣として仕えた。二一歳で数学を除くすべての科学の百科辞典に当たる最初の本を書いた。そして多忙極まる生涯の中で時を見出しては二〇巻ほどの神学、形而上学、天文学、言語学、詩の本を書き、さらに二〇巻にのぼる医学書を著した。

その中で五〇〇年以上、信頼され続けたのが名著『医学典範』であり、五巻の書物は一〇〇万語以上の言葉で記されている。一一〇〇年にゲラルド・ダ・クレモーナによってラテン語に訳されると、15世紀末の三〇年間に一六回、ラテン語で一五版が印刷された。17世紀になってもウィーンとモンペリエの大学では教科書のひとつに指定されていた。『医学典範』がヒポクラテスからガレノスに至る理論と、アリストテレスの理念を合わせたすべてを組織的に整理する試みであったとみなすことができる。

しかしながら解剖学に関しては、部分的に重大な誤りと不正確な点がある。というのもアヴィセンナは宗教によって禁じられていた死体の切断をまったく行わなかったので、解剖に関する認識はギリシア・ローマの焼き直しだったからである。

五巻構成の『医学典範』は、第一巻で医学理論を主に扱い、第二巻は薬草について、第三巻は各種の疾病と頭から足のつま先までの体系的な治療について、第四巻は病気の一般原則について、第五巻は薬学の理論であってさまざまの薬剤の選択、処方に言及している。また、この中で鉱物性、動物性、植物性のいろいろな毒についても扱っている。

アヴィセンナは酒好きだったため、おそらく肝硬変に罹って五七歳で死んだが、長い闘病の間に三日ごとにコーランを読み、自分の奴隷を解放し、財産を貧者に恵み与えた。

歴史家がふつうアルブカシス、またはアブルカシスと呼ぶ人物は、ほとんど生涯をコルドバで過ごしたアラブ系スペイン人の医者・外科医・薬学者である。彼の生年は西暦九三六年頃と考えられている。アルブカシスの名声は主としてその記念碑的著作『医学の方法』（通称タスリフ）に負うものである。実際は三〇章、一五〇〇ページからなる医学辞典であり、五〇年間の実践と医学教育の成果として西暦一〇〇〇年頃に完成されたものである。この中で彼は一般の内科学と外科学（最も有名な第三〇章がもっぱら外科学に当てられ、各種の手術に関する詳細な解説がなされている）のほか、産科学、眼科学、調合剤、美容剤、薬理学、栄養学、度量衡、専門用語、医療化学、精神療法（サイコテラピー）などを扱っている。

今から約千年前にアルブカシスは、医者が「あまりにも多い分野にあえて取り組むことはフラストレーションを引き起こして頭を疲れさせるから」、なんらかの専門をもつべき必要を主張している。『タスリフ』のおもしろさのひとつは、著者自身がほとんどを描いた二〇〇以上の挿図であり、おそらくその時代に使われていた外科器具を示したものであり、この種としては最初の記録である。著者は焼灼器にとりわけ好意を示しているが、他の方法が失敗した場合に使用すべきだと指示している。毛細血管に対しては止血帯のとめがねを締めて出血をおさえるように勧めている。

アルブカシスの外科学の内容は12世紀までの最も進んだもので、18世紀まで影響を与え続けることになる。彼は中世イスラムの最も偉大な外科医であり、精神科医でもあると考えられる。事実、精神医学に関しては、幻覚症状と気分の爽快さを引き起こすアヘンをベースにした混合物を発明し、これは「精神を解放し、悪い考えや怒りを追い払い、気分を調整し、憂鬱に対して有効であるから、人に喜びをもたらすもの」と定義づけている。

彼は、一酸化塩（密陀僧）、鉛白、黄鉄鉱、硫酸塩、緑青といった多くの物質を医療に導入し、同時に、鉱物、化学物質、貴石などを治療に用いることを推奨している。

アラビア医学の第三期に属する医学者はアリ・マルウィン・イブン・ズール（通称アヴェンゾアル。一〇九四〜一一六二）であり、彼もまた「著名な賢者」として知られていた。アラブ系スペイン人の医者の子として生まれたが、アヴィセンナの『医学典範』を蔵書に加えずに軽視した父の教えに強く影響され、その本を引き破ってページの裏をメモとして使っていた。彼はガレノスにも反対の立場をとるようになり、要するにアラビアの医学者としては最もヒポクラテス的であった。その主著『介護』からは明らかに、医療はもっぱら実践的であるべきで思弁的であってはならないとする理念が読み取れる。

アヴェンゾアルは「薬の調製は医者に適切ではない」と考え、アラブ世界で一般的だった医薬分業を強調した。この二つの分離はその後中世からルネサンス時代を通じて続いたが、内科医、外科医、薬剤師三者の間で有名な激しい論議を巻き起こすもととともなった。彼はまた眼の病についても詳細に言及しており、その中で白内障の摘出とマンドラゴラの使用について述べている。アヴェンゾアルは医療における占星術や神秘主義、さまざまな詐欺師の活動に精力的に反対したのだが、その意味においてヨーロッパの医学に与えた影響は極めて大きい。

マイモニデスは、教養豊かなタルムード学者で、天文学者・数学者だったマイムーンを父親にもつ。一一三五年、三月三〇日、スペインのコルドバでユダヤ人の両親の子として生まれた。非常に早くからヘブライ語のほかにアラビア語とギリシア語を話し、数学、医学、自然科学、天文学に通じ、哲学についても知り尽くしていた。二三歳ですでにヘブライ語でユダヤの暦に関する短い論文とアラビア語で論理学について書き、二六歳の時、最初の医学論文を刊行した。

マイモニデスはたちまちにして有名になり、サラディンにも影響力をもつ総理大臣マレク・エル・アフダルの侍医に任命された。彼の名声は急速にイスラム世界に拡がり、イギリスのリチャード1世・獅子心王から侍医としての招聘を受けるまでになった。しかし彼はこれを固辞した。

マイモニデスは実践的な医者として優れていたばかりでなく、つねに医学の論文を精力的に書き続け、これらは以後数世紀にわたって根強く医学理論に影響を与えた。そのうち最も著名なのは『毒と解毒剤』であり、これは何世紀も有効性を保った。

『健康教則』は、その後の数十年間、あるいは数世紀の間に相次いで現れる一連の同種の本の最初のものである。マイモニデスはこの本を、深刻な消化器疾患に苦しんでいた総理大臣の長男のために書いた。彼は精神と身体の間に存在する不断の関係に着目した近代のホリスティック医学の先駆者であるということができる。さらに痔に対しては、腸を整え、適度な節食をし、頻繁に洗浄を行い、肛門にアヘンをベースにした塗り薬を用いることを勧めた。下剤に関しては強烈な薬は避け、若者を除いて成人にはワインを勧めている。また衛生のための一般的な有効手段として、早起き、規則的な体操、食後の短い休息、就寝前に音楽を聴くことをあげている。

もうひとつの著書『アフォリズム医学至言集』は一五〇〇の医学上の警句を含むもので、ほとんどはヒポクラテス、ガレノス、アヴィセンナの教示に沿っているが、約四〇の項目は自分の経験に基づいている。しかし彼は他人の説をそっくり引き写すというのではなく、しばしば非常に批判的で、特にガレノスに関しては公然と異議を唱えている。

哲学者としてのマイモニデスは科学と信仰の関係に特別の注意を向けている。アリストテレスを熱烈に賛美し、その思想には真実の大部分が含まれているとみなしているが、この真実は聖書の啓示およびタルムードの注解と両立するべきものであると考えている。より今日的な言い方をすれば、人間の感覚と経験にとって真実であることは、聖書と伝統の解釈によって正当化されるべきだとマイモニデスは考える。聖書の記述内容は文字の上だけで捉えられるものではないのである。神はみずからの思考を人間の卑俗な知性に適合させたはずである。だから生きた真実からかけ離れた文字のヴェールの下に聖書の深遠な意味を発見することが、知性を備えた人々に課せられているのである。

スペイン＝アラブ文化を代表する最後の大物というべきマイモニデスは七〇歳になっても同時代の最も有名な存在であったが、長い闘病生活の後、一二〇四年一二月一三日に歿した。彼の死は多くの種族の人たちから悼まれ、カイロで営まれた葬儀にはユダヤ人とイスラム人が等しく参列した。エルサレムでは全員に節食の指令が出た。

大学の誕生

12世紀の終盤、イタリアおよびヨーロッパで、医科大学の前奏ともいうべき局面が開かれる。修道院あるいは司教区の学校から離れ、医学研究は特にサレルノの学校で展開することになる。これは古典時代と中世世界のはざまにかけられたひとつの橋であった。ここで医学が世俗化したことになる。そして最も重要なことは、医学とはなにかという意識が新たに生まれ、医学に関連するあらゆる教育や教養の必要性が認識されるようになったことである。

サレルノの学校の指針は当初は本質的には修道院的であったが、やがて世俗的なものになる。修道院的要素の肝要は、たとえば貧者や巡礼者の病人を収容して保護するといったキリスト教の慈善の義務に由来するものであった。ついで、第一、第二ラテラノ公会議（一一二三、一一三九）で修道僧および聖職者が医療に携わることが決定的に禁止されると、ますますもって世俗の手に移行する。

長い間信じられてきた伝説によれば、「サレルノ医学校」はユダヤ人ヘリヌス、ギリシア人ポントゥス、アラブ人アデーラ、ラテン人サレルヌスの四人の教師によって創設されたと伝えられる。一方、カール大帝が造ったという説もある。少なくとも初めのうちは、「学校」の概念は学問的に組織された制度というものではなく、そこで医療を実践しており、後にはいわゆる教科書を書くような立派な医者たちに学びたいと思う人たちの集まる場所というほどの意味であった。

この「サレルノ医学校」は大きく次の三つの時期に分けることができる。

第一期　黎明期　創設から一〇〇〇年まで
第二期　黄金期　一一〇〇年から一三〇〇年まで
第三期　衰退期　一三〇〇年から一八一一年まで

第一期は、次の時代の主役となるコンスタンティヌス・アフリカヌスがサレルノにやってくる前になるので、「前コンスタンティヌス時代」ともいわれる。

ペトルス、ガリオポントゥスなど、この時期の主要な医者に加えて、レベッカ、コスタンツァ、トロトゥーラといった女性の医学者も登場する。トロトゥーラは一〇〇〇年前後の人で、非常な美女であり、その研究は『女性の病気』として編纂されている。そこでは妊娠、出産、産褥、新生児の介護と食餌についての数多くの教示が含まれているほか、てんかん、歯と歯茎の疾患なども扱われている。この書は15世紀まで教科書として使われた。

この時期のもうひとつの有名な著作として『解毒剤』があり、これは後代のすべての処方書や解毒剤についての書物の源泉となったものである。薬剤に関する古典的論文を集めたもので、アラビアの「薬種」についてアラビアの度量衡を用いて書かれている。

第二期は、「サレルノ医学校」の黄金時代である。一一三〇年、シチリア王ルッジェーロ（ロジェ）2世は、医療に従事することを希望するものは、「サレルノ学校」の出身者を除いて、彼自身が選んだ審査委員会によって試験を受けることを義務づける法律を定めた。ついで一二二四年、フェデリーコ（フリードリヒ）2世は医学と外科学の実践を規制する一連の法律を発布するが、とりわけ医療行為はサレルノの教師からなる公式の委員会による認可がなければ行うことができないという規則を定めた。

こうした措置のおかげで「サレルノ医学校」は一層の重要性を獲得し、ますますその教師たちの名声を高めることになった。

そういう中の一人がコンスタンティヌス・アフリカヌスである。彼はカルタゴの出身なのでこのように呼ばれ、魔法使いと疑われて殺されそうになって逃れてきた。音楽、文法、修辞学、物理学、幾何学、そして医学に関する幅広い教養をもち、いくつかのオリエントの言語に通じていた。そんなわけで「サレルノ医学校」の最も優秀な医師で最も著名な教師の一人となった。晩年はモンテカッシーノの修道院に隠居し、一〇八七年に歿した。

コンスタンティヌス・アフリカヌスはアラビア医学のオリジナルの文献のほか、ヒポクラテスの『箴言《しんげん》』、ガレノスの『医術小論集』『註解集』のアラビア版の翻訳に専念し、ギリシア、ローマ、ビザンティン由来の医学と並んで、アラビア医学のイタリアへの導入と定着に決定的に貢献した。中世後期以来、彼は「東洋、西洋の師」と呼ばれ、一五三七年にバーゼルで彼の全著作が七巻に分けて刊行された。

そうしたアラビア医学の大きな影響にもかかわらず、サレルノの医学校は、ほかでも同様だが、完全にアラブ主義に同化し切ったわけではなく、独自の中立性、独創性、独立性を保ち続けた。サレルノ学派の功績のもうひとつの面は、完全に忘れられてしまったか、あるいはマンネリ化していた教義に新しい活を入れることだった。ガレノス以降ほとんど放棄された解剖学に関しては、まだ人間の死体を扱うところまでいかないとはいえ、動物を用いた解剖の研究が再び始められた。外科学も再評価され、それまで世に出ていた文献の再読とともに、新しい論文の発表や学校での学習も活性化された。

サレルノの医学者たちは尿検査を徹底的に行い、これが診断の有効な手段と位置づけられることになった。この時期に書かれたマウロの『尿について』は16世紀までこの分野の古典となったものである。

眼科もまた大きく進歩した。決定的な進歩を遂げたのは治療法であった。「サレルノ医学校」に最大の栄誉をもたらしたのは、おそらく、『サレルノ養生訓』または『サレルノ医学の華』と呼ばれるもので、このことを聞いたことがない人は、一般人を含めて、一人もいなかっただろう。約

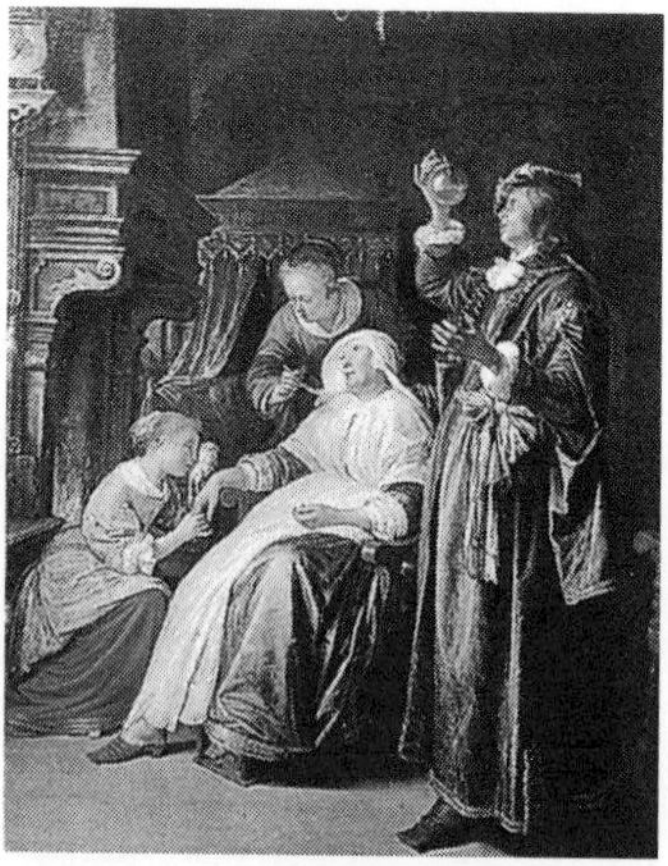

尿検査をする医師。尿は診断のために医者が利用できる数少ない資料だった（トーレンヴィートル画。カールスルーエ、国立美術館）

三〇〇部刊行されたが、その多くに訂正・加筆がなされている。内容は主として保健衛生に関するもので、年齢と季節に応じた健康管理の指針、すなわち、節食、瀉血、飲料、環境のコンディション、衣類、性生活などについて述べている。幾世代にもわたって何千人もの医者たちがこれらの文言を暗記して勉強した。

第三期には、「サレルノ医学校」は、各地にヨーロッパ最初の大学が誕生することもあって、次第に権威と重要性を失い、古い名声と、やがては記憶にしか残らないことになる。そして一八一一年にナポレオン・ボナパルトが全廃の命令を発した。

しかしいずれにせよ、それは宗教や出身地とは無関係に医学を学ぶことができる世俗の学校の最初の例であった。サレルノにはアラブ人とユダヤ人が相集い、おそらく初めてマギステル（先生、師匠）の呼称が使われ、「卒業」のための公式のセレモニーがとり行われ、研究者たちが古代の文献の調査に専念した。そしてここで臨床医学が規格化され、後にルネサンスの新しい医学が生まれる母胎となったのである。

12、13世紀における『ウニヴェルシタース』という言葉は、同業組合、すなわち同じ職業的条件や同じ利益によって結ばれた人たちの集合体を意味するものだった。やがてそれは学生の集団に対してだけ使われるようになり、彼らの間で最高責任者を選出するための学生の集会を指すことになる。近代的な意味での「大学」という語は、ようやく一三一六年にペルージャで初めて使われた。

最初の大学は大抵の場合、私的な教師たちが教える古くからの学校が変身するように、なんらかの公的な性格をもたずに発生し、それら教師たちは教育の一貫性を保証するために、都市（国家）に対して高給と特権を要求した。校舎はしばしば粗末なもので、たとえばパリ大学は初めは一連のいかがわしい建物の中にあり、ついで「干し草横町」に移った頃、学生たちが藁の束に座り、教師はより高い藁束の上で授業をしているのを見たとダンテは記している。さらに一三七六年にパリ大学で、学生が「思い上がるキッカケ」にならぬように、補助椅子ではなく床に座るように求められたという記録がある。

多くの大学、特にイタリアの場合、授業は教授の家で行われ、学生は授業料のほかに自分が座る椅子にも使用料を払わねばならなかった。時には学生が教授の家に住み込むこともあり、こうした習慣から、特にイギリスではコレッジが生まれ、そこに正真正銘の学生宿舎が設けられることになったのである。それに対してボローニャでは学生は下宿屋、特に賄い付きのところに住んでいた。

これらの大学の数多くの医学関係者のうち、特に重要な人物をあげるなら、13世紀のパヴィーア大学のピエトロ・ダバーノであり、彼を有名にした著作『調停人』においてはアラビアとギリシア

ヨーロッパ　最初の大学

738	モンペリエ	1214	ヴィチェンツァ	1243	サラマンカ
980	コルドバ	1222	パドヴァ	1248	ピアチェンツァ
1110	ボローニャ	1225	ナポリ	1250	バラドリド
1110	パリ	1226	ペルージャ	1254	セビリャ
1145	ランス	1229	ケンブリッジ	1320	フィレンツェ
1167	オクスフォード	1231	オルレアン	1338	ピサ
1209	バレンシア	1233	トゥールーズ	1347	プラハ
1213	サレルノ	1241	シエナ	1361	パヴィーア

の医学を融合し、具体的な実験よりも理論づけを優先させるきらいがあるとはいえ、この二つの対立する諸要素の妥協点を見出だそうと試みている。

中世の大学の学生数についていえば、13世紀の終盤のボローニャでは約一万人、オクスフォードでは三万から六万人、パリでは六千から七千人以上、ケンブリッジでは最大で三千人であった。ヴェルチェッリではパドヴァ大学からの転学者三千人を受け入れたと思われる。

この時代から後の数世紀にわたるひとつの特徴は、理髪師兼外科医の存在であった。西暦一〇〇〇年の頃、各地の修道院で、手術する部位を脱毛したり、必要とあらば浣腸をしたり、ヒルに血を吸わせたりといった内科医が蔑んでいた作業のできる者（それが大抵理髪師）が必要となり、職業化された。時代が進むにつれ、彼らは助手の立場ではなく、瀉血のための静脈の切開、歯や異物の除去といった一層複雑な作業を限定的に行う専門家の地位を獲得することになる。

さらに、結石の除去、骨折や脱臼の処置、ヘルニアの手術、出産の介助などの専門技術者が現れ、これらの中にはある程度の外科手術ができる者もあった。

こうして理髪師兼外科医の社会的権威は徐々に増大することになる。一二一〇年にはパリで「聖コスマス協会」が創設されるが、その会員の着る上着は手術の理論的、また実践的な実績に応じて長いか短いかに分かれていた。

長い上着を着たパリの内科医たちは、短い上着を着た理髪師兼外科医たちから外科手術の仕事を独占すると非難されたが、一種の「相互不可侵条約」を結んで彼らの存在を保証した。ひそかに、内科医たちは短衣の者たちに解剖学とその技術を教え、理髪師兼外科医たちの方は内科医たちに従い、もしいざこざがあれば彼らを支持することを受け入れた。ほどなく、短衣の者たちは長衣の者たちよりはるかに腕達者で人数も多くなり、非常に団結の固い組合が形成された。一四九九年、彼らは死体を手に入れ、解剖のデモンストレーションを行うことに成功した。しかしこうしたあまりにも一方的な行動は内科医たちを立腹させ、内科医側が協力の条約を破棄する結果となった。

外科医と内科医の間の争いはますます厳しくなって17世紀まで続くのだが、結局前者が後者の優位を公式に認めることになった。そこで理髪師兼外科医は存在価値を失い始めた。

彼らの一人、シャルル・フランソワ・フェリクスはルイ14世の手術に成功して高い評価を得た。それはやっかいな痔瘻の手術だったが、彼はそのためにまったく特別のメス＝王のメス（bistouri à la Royale）を考案したのだった。

イギリスでは外科医たちは一三六八年に組合をつくり、一四二一年には内科医たちと合併し、一四六二年に国王エドワード4世の公認を得た。一五四〇年に外科医組合と理髪師協会は統合し、「理髪師外科医合同協会」を結成したが、一七四五年に再び二つの職能は分離される。外科医はいまや大学で教育を受けて職業的・社会的な権威をますます強めていったのに対して、理髪師は徐々に「医者」としての特権を失い、彼らの多くは祭日の市などを巡る「ヘボ歯医者」になりさがってしまった。何世紀にもわたって彼らが携わってきた「医者」の役割について今日まで残るものといえば、床屋の店先にある赤と青の標識だけであり、これは彼らが腕を振るっていた瀉血によって吹き出る動脈と静脈の血の色を表すのである。

4章　15世紀の医学

15世紀の前半は、前世紀に燎原の火のごとく燃え広がった文化的回帰のエネルギーが急速に衰えた時代だった。またたく間に教科書主義、すなわちガレノス、プリニウス、アヴィセンナなどの先人の教えの安易な盲従に陥った。

医学は、批判的な再検討の放棄、執拗な独善主義、魔術的なエセ哲学に度し難く回帰するかに見えた。しかし幸いなことに、世紀の後半に芸術的・文化的なルネサンス（再生）の気運が決定的なものとなった。

解剖学の改革は、「自然」の細部を転写する美術と同じように、人体の構造の忠実な再現のみならず、その直接的で注意深く冷徹な観察を前提とする科学的調査の本質そのものとして前面に出てきた。この時代の最大の芸術家の一人であり、工学のみならず、解剖学、生理学、生物学の根本的な改革者であるレオナルド・ダ・ヴィンチがやはり主役であった。レオナルドによって、前代の教師たちの盲信ではなく、自分の眼でものを見ようとする欲求、いわば批評的感覚の覚醒が生まれた。病院から死体が充分に提供されたおかげで、解剖手術はほとんど毎日新しい発見をもたらしたといっていい。

レオナルドは一四八五年から一五一五年の約三〇年間に描いた素描『解剖図』を残しており、それは形態学と生理学に関する約一千点のデッサンを含んでいる。人体の解剖学的全体像を一二〇の部分に別けて記録する考えは一四八九年に生まれた。しかし一連の最後の素描が生まれるまで、すなわち一五一五年までの間に彼の出発点は変化した。つまり、人体の細部に分け入り、つねに新しいデータを得たいという欲求にとりつかれ、いわゆる解剖学アトラスをつくることには何もせず、もっぱら個別に人体各部の構造を扱ったデッサンが増えていったのである。

一四六〇年から七〇年の間に生まれたと思われるヤーコポ・バリガッツィ（ベレンガリオ・ダ・カプリの名でよりよく知られる）もまた、美しいイラストを伴う解剖図を遺している。彼は14世紀の偉大な解剖学者モンディーノ・デ・リウッチの仕事に基づいて理論的研究と死体の解剖に没頭し、一五二一年に約一千ページからなる『モンディーノ解剖学の註解』を著した。これは各種の器官や組織を図解したもので、それぞれの呼称がつけられている。しかし、原著者の誤りを強調することを忘れず、また初めて数多くの組織の群系について記述している。

15世紀後半における大学の世俗化と最初の人文主義の台頭とともに、解剖学や他のさまざまな医学分野への関心が再び大きく呼びさまされ、占星術や魔術に対する攻撃はますます厳しいものになる。しかしいうまでもなく、こうした変化は短期間では実現しなかった。

こうしたわけで、世紀の終盤まで、医師たちはつねに診断の基礎を血液、尿、痰の（肉眼の）検査といった客観的な検証に置いていたとはいえ、概して病理学は依然として体液や体質に関する古い理論に基づく考え方に影響されていた。治療法はより一層過去を引きずり、瀉血が主要な位置を占めていた。ほとんどの場合、病気は血液の過剰（多血症）が原因と考えられていたからである。

盛んに行われた方法のひとつには入浴、特に蒸し風呂があった。公衆浴場が利用されたほか、つくりたての木の樽の中に病人が首まで布を巻いて立つか座って、そこに熱湯を注ぐというやり方であった。もっと簡単な場合は普通の浴槽に薬効のある何かの物質を加えたりすることもあった。

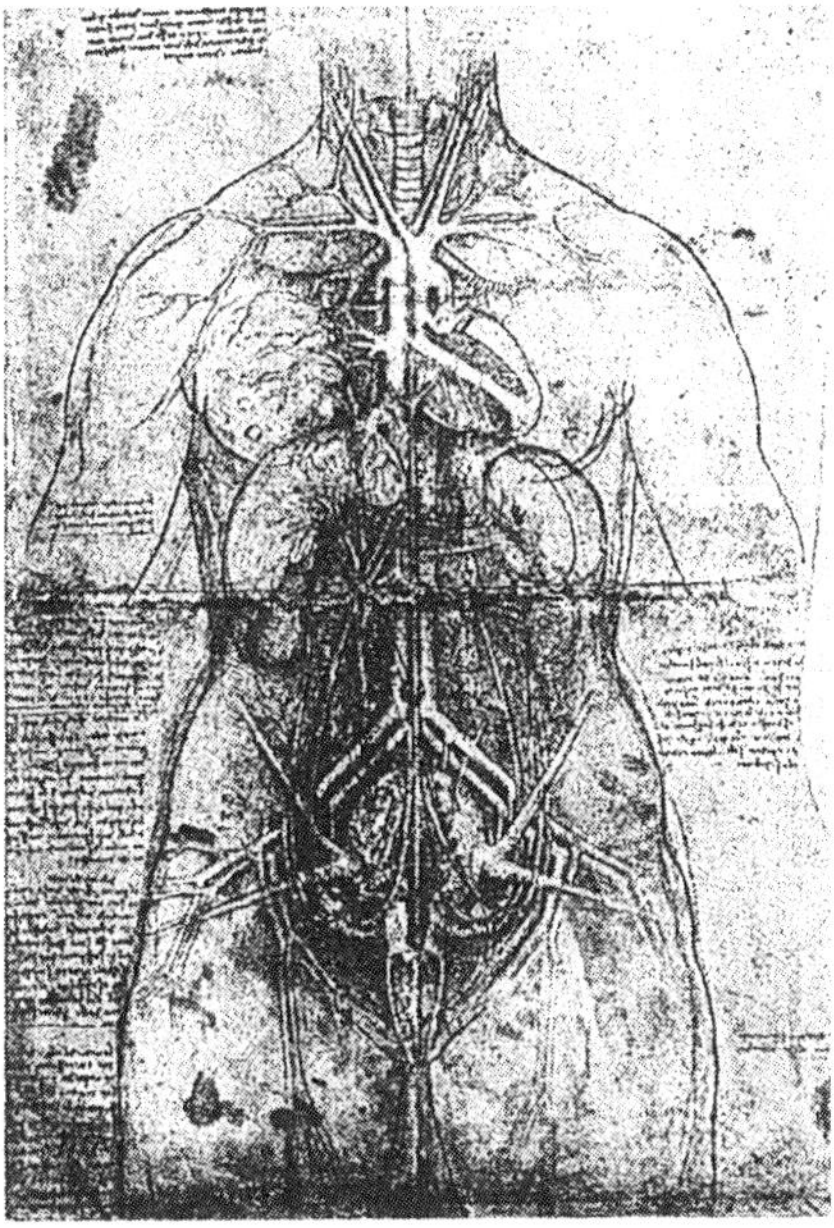
レオナルド・ダ・ヴィンチ人体解剖図

この時代の医学において少なからぬ重要性をもっていたのは食餌療法であり、医者はだれでも、採用すべき食材と避けるべきもの、その量、調理法、食べ合わせなどを列記した膨大な資料を備えていて、非常に細かな指示を与えることを知っていた。あらゆる食餌療法の基本となったのは、煎じ薬、牛乳、スープ、卵であった。

しかしその他にも消化剤、下剤、催吐剤、利尿剤、発汗剤、去痰剤としての効用がはっきり知られていた大部分は植物性の数多くの薬剤が使われていた。また薬草、あるいはそういうものだと信じられて投与される場合にも、しばしば二〇種類や三〇種類もの素材の複合薬が処方された。それは薬の構成がより複雑で、素材の出所が貴重で神秘的であればあるほど効き目が大きいという概念が支配的だったからである。

しかし実際に大成功をおさめ、人気を博した薬はテリアカであり、これは古代の文献を信ずるなら、皇帝ネロ、あるいはもっと古くポントス王国のミトリダテス王の侍医によって発明されたものである。テリアカという薬の処方をひとつだけ探し出そうとするのは間違いであり、その組成は文献の指示によって異なるし、素材の数は実に一〇〇を越える。とはいえこの名で呼ぶことのできる薬には必ず含まれているものがあった。それはマムシの肉であり、あらゆる種類の毒に対して欠かすことのできない解毒剤と考えられていた。

かつまた、病気は毒の働きや悪性の体液の生成の結果以外のなにものでもないと考えられていたから、普遍的な解毒剤とみなされていたマムシの肉があらゆる疾患に効果を発揮したのは明らかであった。

14・15世紀のヨーロッパではいくつかの病気が蔓延するとともに新たな疾病の登場に見舞われることになった。すなわち第一のグループとしては、ハンセン病、ペスト（黒死病）、舞踏病があり、新登場したのは粟粒疹《あせも》と梅毒である。

たしかに第一のグループは新しい病気ではなく、しかも現在でもまだその発生の時期と地域を特定するのがむずかしい。たとえばハンセン病は紀元前二四〇〇年まで溯る有名な『ブルグシュ・パピルス』の中で言及されていて、おそらくはユダヤ人によってエジプトにもたらされ、モーセの議論の対象となったものである。しかし古代インドと中国でも知られているし、ギリシア、ローマ、ビザンティンの医学者たちも広く取り上げている。ハンセン病は7～8世紀にすでにヨーロッパを悩ませ、12～13世紀には風土病の形をとるに至る。14世紀にはフランスだけで二千人、キリスト教世界全体では一万九千人の罹病者がいたことを考えればその漸増ぶりがわかるだろう。聖ラザロがこの病気に罹っていたという誤った民間伝承から、彼らはラザレットと呼ばれた。

ハンセン病罹病者を社会から排除するための儀式というものがあり、そこでは患者に向けて「なんじはこの世では死んだが神とともに新しく生きている。」と最後に唱えられた。ハンセン病患者に対する法律と市民の態度は国によって異なっていたが、一般的に、罹病者はつねに決められた衣服を着て、自分の存在を周囲に知らせるカスタネットを鳴らさねばならず、店先で売られているものを杖でしか触れてはならず、他人と話す時には注意深く風下の位置に立ち、人と出会って困らぬように非常に狭い小道に入ってはならなかった。

不幸にしてペストに罹ったものの立場もまた悲惨であった。原因が知られていなかったから、非常に奇妙で突拍子もない要因と関係づけられ、その再発はなんらかの「天変地異」といやおうなしに結びつけられた。たとえば洪水、旱魃《かんばつ》、地震などはすべて恐るべき伝染病の前兆とみなされたわけである。流星や彗星の出現はまさに民衆に恐怖を与えた。一三四八年、ペストが発生する直前のある日、日の出とともにアヴィニョンの法王庁の上に火の柱が立ち上って一時間消え去らず、日没にはパリの上空に火の玉が現れた。

この前の世紀の有名なフランスの医学者ギイ・ド・ショリアックは「黒死病」の二つの臨床例を次のように描写している。ひとつは「熱が続き血痰がある」。他は「熱とともに特にわきのしたや鼠蹊部などの外部に膿瘍や潰瘍がある」。ヨーロッパの半分の地域の医者たちが暗中模索しながらも、この病気が伝染性であることを直感していた。ギイ・ド・ショリアックは「警戒していても罹る」と書いている。信頼できる唯一の対処は自分の住む地区から患者を遠ざけることであった。

事実、ペストについてほとんど正確なことは知られていなかった。なにしろペストの原因が判明したのは五〇〇年も後のことなのである。ようやく15世紀の末に、肺ペストと「大きな悪疫」と呼ばれる腺ペストが区別されるようになった。しかしそれでも16世紀の初めにはまだ腺ペストはチフス性の伝染病と混同されていた。

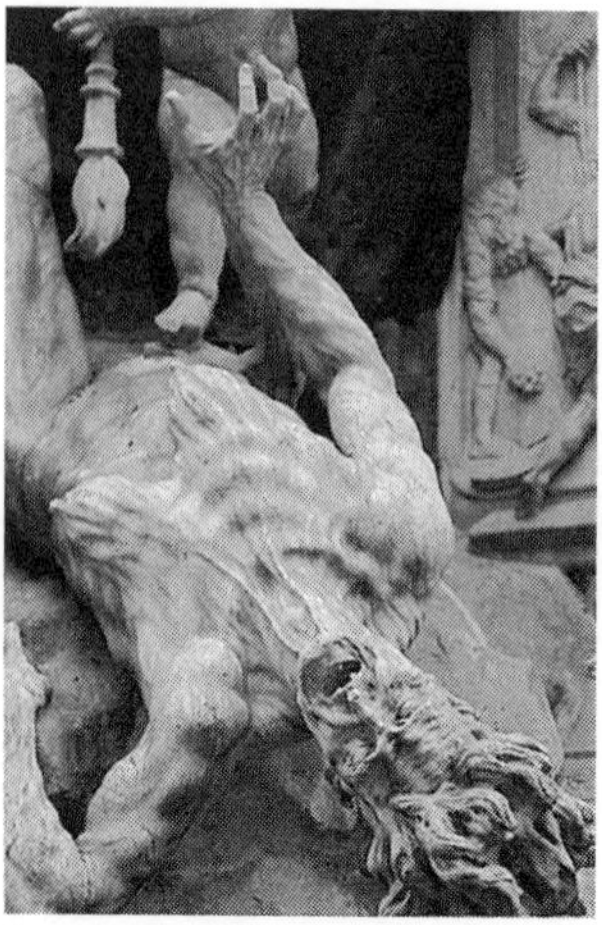
打ち負かされた病魔
（ウィーン、「ペストの柱」基台部分）

前述のように、この頃までこの病気の蔓延を防ぐ唯一の有効な手段は残りの住民から患者を隔離することだったが、それは交通や商業活動の遅延といった社会的・経済的秩序に支障をきたすことから免れなかった。一四〇三年にヴェネツィアにペストが発生した時、宮廷は一二四九年に聖アウグスティヌス修道会がサンタ・マリア・ディ・ナザレート聖堂を建設した島を没収して、聖堂をペスト患者のための病院に当てることを決めた。記録によれば「疑いのある人もそこに送り込み、東方からきた商品もそこに運ばれて排除された」。これは最初の隔離病院の例である。

15世紀の末、西欧に新しい病気が出現し、それは現代における以上に重大な結果をもたらした。梅毒である。元凶はフランスのシャルル8世の傭兵たちに帰せられ、その中には多分アメリカ先住民の女性と交渉をもったコロンブスの一行に加わった者もいた。人々はすぐにこれを「フランス病」と呼んだが、最も早い症例はフランスが占拠していたナポリで発生したので「ナポリ病」とも呼ばれた。

梅毒の真の起源について現代の研究者はかなり明確な考えをもっているように見えるが、まだ完全に解明されているとはいえない。

これに関しては二つの事実が問題となる。ひとつは、梅毒は風土病としてアメリカ大陸にすでに存在しており、コロンブスの最初の遠征から帰った兵士たちのほか、貴重な商品として連行された先住民の美女たちによって輸入されたという事実である。他の説によれば、梅毒はアメリカ発見より前にヨーロッパに存在していた。16世紀のこの伝染病の恐るべき蔓延は、原因不明の偶発的な再

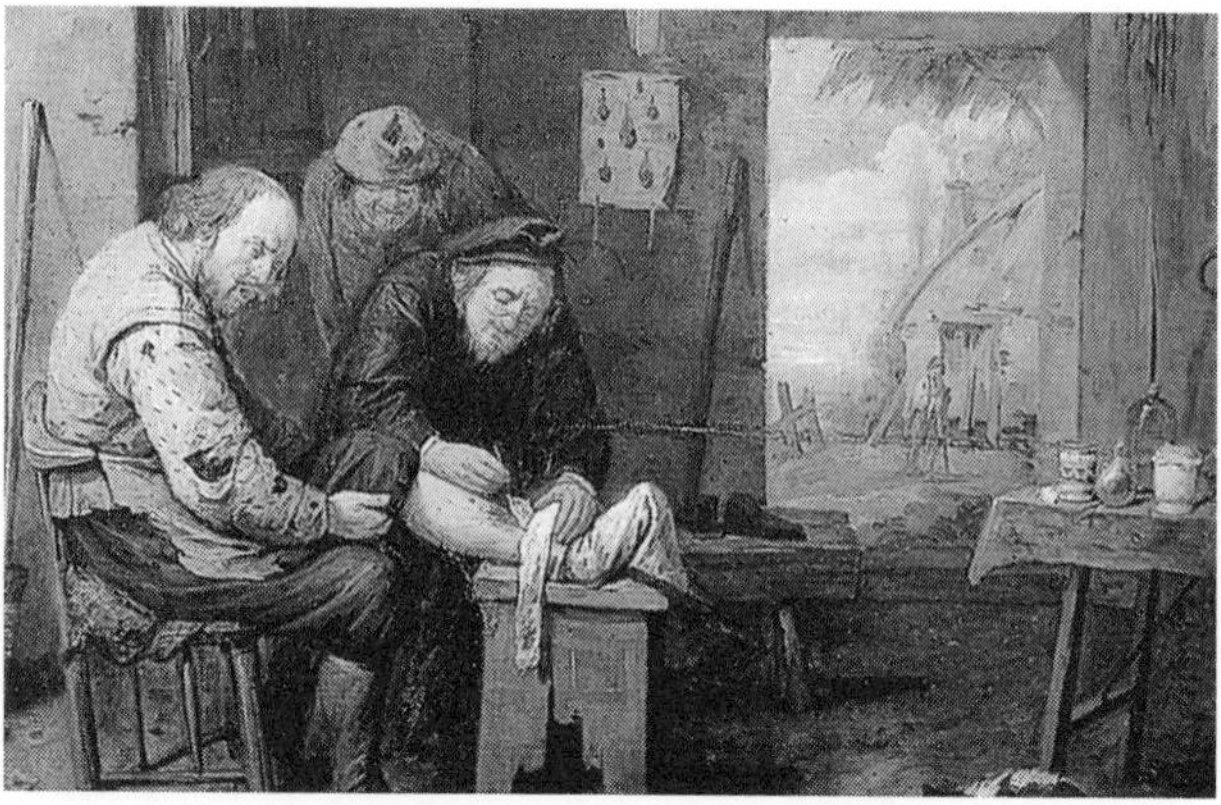
15 世紀の外科医の家。まだ貧しい状態にある

燃に過ぎないというのである。

しかしここで確認しておくべきことがある。コロンブスの時代、梅毒という呼び名はなかった。これは三〇年以上も後の一五三〇年にヴェローナの医者・哲学者・詩人のジェローラモ・フラカストーロによって命名されたもので、彼は『シフィリス、あるいはフランスの病気』（一五三〇）という三巻の本の中で、彼の意見として「フランス人の涜神的戦争によってもたらされた」ひとつの病気の臨床的観察を記述している。そこでアポロンを冒涜したために罰として全身に潰瘍が生じる病気を与えられた牧童シフィロスの神話にヒントを得て、シフィリス（梅毒）という新語をつくったのである。少なくとも二世紀の間、この恐ろしい病気の全責任がいわば満場一致で「野蛮な」アメリカ・インディアンに負わされた。その後不確かな文献を拠り所として、梅毒はアッシリア、エジプト、ギリシア、ローマ人の間にも存在し、最近になって急激な再燃が起こったと認める人が出てきた。

要するに、問題の解決は過去の文献の曲解から脱して、近代的な生化学、細胞学、電子顕微鏡などの技術を活用する、より客観的な、古病理学の研究に移行したということができる。こうした研究に基づいてエジプト、スーダンなどの地中海沿岸諸国でこれまで行われた二万五千以上の頭蓋骨とミイラの調査、ヨーロッパと小アジアでの先史、古代、中世の何万もの頭蓋骨の調査において、この病気の確かな痕跡は認められない。

反対に、以下の地域から出土した人骨から梅毒（あるいはトレポネマ属のスピロヘータによるほかの疾患）の例が発見された。アルゼンチン、ペルー、グアテマラ、メキシコ、テネシー、ケンタッキー、オハイオ、テキサス、オクラホマ、フロリダ、アンティル諸島。特に重要なのは、オセアニアのマリアナ諸島で発見された9世紀の一四歳の少年（放射性炭素年代測定の検査結果）の頭蓋骨と体の骨に梅毒の痕跡が見られたことである。

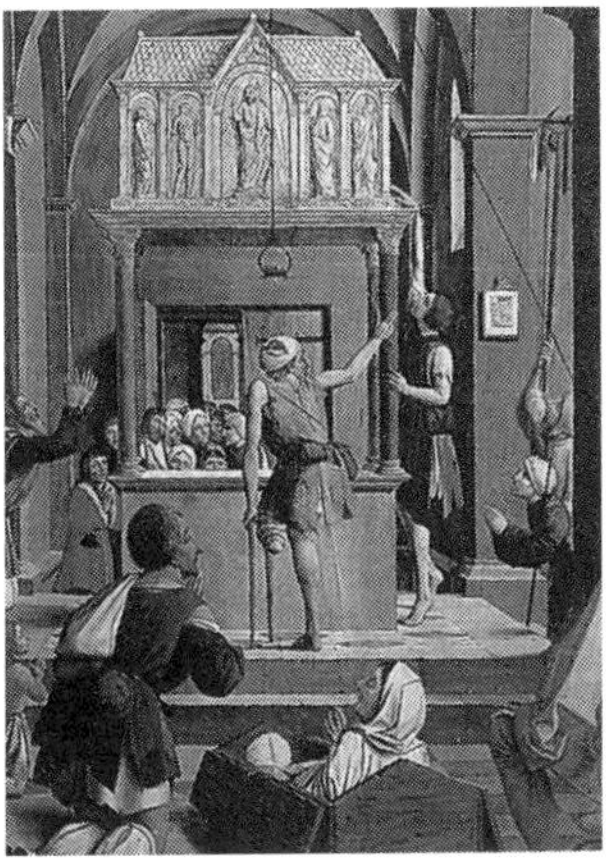
コンポステラに向かう巡礼者たち。（15世紀末、ローマ、パラッツォ・バルベリーニ）

したがって、梅毒はコロンブスが発見する以前からアメリカ大陸に風土病として存在し、そこからヨーロッパにもたらされたのが事実であると考えざるを得ないだろう。

5章　16世紀の医学

人体解剖の研究は16世紀に再び盛んになったが、その代表的人物の一人は、一五一四年にブリュッセルで生まれたアンドレアス・ヴェサリウス（本名ヴァン・ヴィーセル）である。彼はパドヴァで解剖学を教えたのだが、この時代としては画期的な方法をとった。すなわち、もはやヒポクラテスやガレノスの文献を読むのではなく、教壇から降りて解剖台で直接学生に講義したのである。

ヴェサリウスは一五四三年に、自らの観察を要約した有名な著書『人体の構造』を刊行した。これには画家ティツィアーノの弟子カルカールによる貴重なイラストが添えられている。この中で、多少の避けがたい不正確さはあるものの、人体のすべてを描写し、特に肝臓、子宮、上顎骨に関するガレノスの犯した重大な誤りを、誇張することなく明らかにしている。とりわけ重要なのは、初めて静脈の体系と心臓の構造について記述したことであり、心臓の左側と右側の間の隔膜にはいくつかの穴があり、そこを通って血液が右心室から左心室に流れると長い間信じられてきたのだが、彼はそのような穴を見たことがないと公然と述べている。加えて、やはり初めて、胸骨の形態と仙骨を構成する骨の数を示し、手と膝の関節間軟骨を極めて正確に描写し、卵巣の黄体を識別している。

しかし彼の観察と発見はこの時代の研究者にも政治家にもよく受け入れられず、偉大な解剖学者はイタリアを離れてスペインに逃避しなければならなかった。その後エルサレムへの巡礼の途次、船の難破で死亡したと思われる。

パドヴァ大学におけるヴェサリウスの遺産は若い教え子のレアルド・コロンボに継承され、彼は四〇年と少ししか生きなかったにもかかわらず、特に胸膜、腹膜、水晶体などに関する解剖学の画期的な著作『解剖について』を遺した。また肺の循環の発見は彼に負うものである。

パドヴァ大学はまさしく尽きることのない知の温床であった。レアルド・コロンボの後を継いだのは二八歳になったばかりのガブリエーレ・ファッロッピオであり、卵管（ファロピウス管）や顔面のいくつかの構造の発見は彼によるものだし、現在も使われている「膣」「胎盤」「蝸牛」「内耳迷路」「口蓋」「軟口蓋」といった解剖学の用語は彼によって導入されたものである。

ファッロッピオも三九歳の若さで死んだ。そこで舞台に登場したのは二五歳のジェローラモ・ファブリツィオ・ダクアペンデンテであり、パドヴァの解剖学教室の主任としての最初の仕事は自費で解剖学劇場（現存）を造らせたことだった。彼の名声はたちどころに広まり、ヨーロッパ各地から学生たちが彼のもとに競って集まるようになった。その一人が二〇歳そこそこ

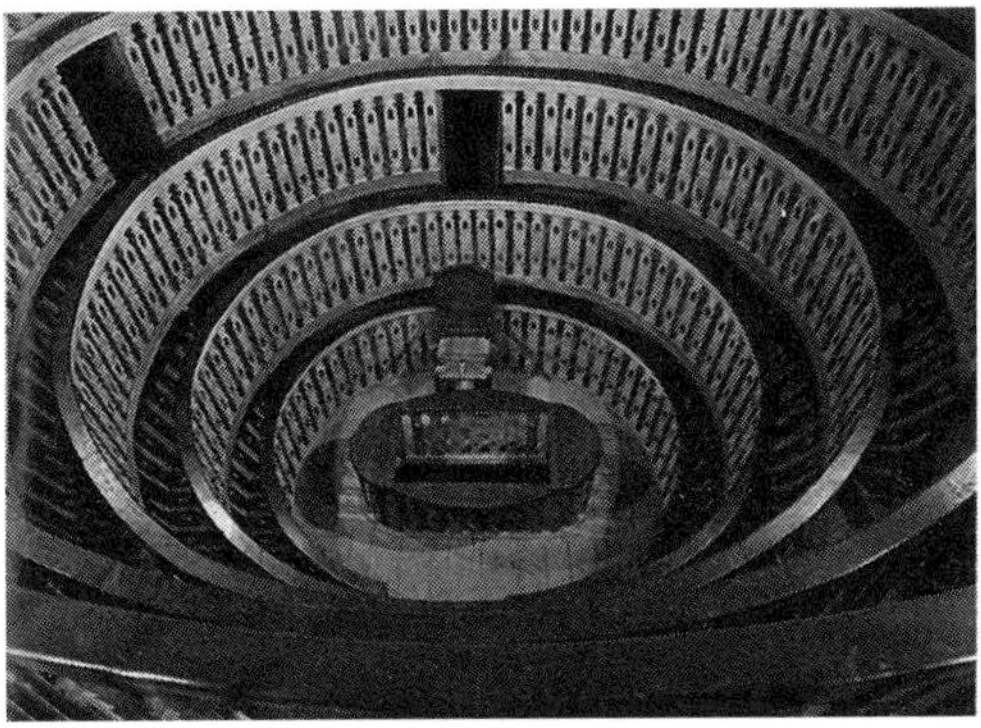

パドヴァ大学解剖学劇場（MONETA）

のイギリス人ウィリアム・ハーヴェイであり、後に彼は血液循環の発見をすることになる。ファブリツィオ・ダクアペンデンテはまさにアイデアの湧き出る源泉のような存在だった。すなわち、発生学や静脈の病理学の知識を著しく進歩させ、多くの外科器具を考案し、メスの使用をより少なく、より慎重に行うのが最良の外科医であるという概念を定着させた。

しかし解剖学が科学として確立するようになったのはイタリアだけではなかった。フランスでも、客観的な検査と探求を基本とする新しい精神に則って、この分野での胎動が見られた。その代表的な人物の一人はシルヴィオである。この人はいまでも誤ってイタリア人と思われている。事実は一四七八年、アミアンに生まれ、本名はジャック・ド・ラ・ボアであるが、20世紀初頭まで続いたように名前をラテン化する習慣があり、彼もまたシルウィウス・アンビアヌスというラテン名に変える誘惑に逆らえなかったのである（訳注：ボアはフランス語で「森」を意味し、ラテン語で「森」はシルウァであり、人名としてシルウィウス、イタリア語でシルヴィオとなる）。

彼は疑いもなくこの時代の最初の解剖学者なのだが、不当にも、「シルヴィオの動脈」「（器官の）裂」「シルヴィオの導管」と呼ばれるものの発見者に帰せられている。しかし実はこれらは一世紀後に同名のシルヴィオによって研究されたもので、この人はおそらくヘッセン州ハーナウで生まれ、本名はフランツ（フランシスクス）といった。

先に述べたように、外科手術は外科医理髪師といういささかいかがわしい人たちによって普通は行われていたのだが、それでもフランス人アンブロワーズ・パレのように近代外科学の父とみなされるほど有名になった人もある。

外科医理髪師には瀉血、吸い玉吸血、ヒルの使用、髭剃りと剃髪だけが認められていた。しかしパレの意図したのは明らかに戦場での医療従事であった。北イタリアのアヴィリオーネにおいて初めてフランス軍に「短衣の外科医」として従軍したが、その時の発見は決して小さいものではなかった。すなわち、当時のアラブの習慣のように熱した油で傷の手当てをするのではなく、油が不足していたこともあるだろうが、単に卵白をかきまぜたものだけを使ってみると、患者の苦しみが少ないばかりか、より早く治ることがわかったのである。

パリに戻って一五四五年に『火縄銃あるいはその他の点火式銃による負傷の手当て』と題する短い本を書いた。原文はフランス語だがすぐにオランダ語に訳され、フランス、イタリア、ドイツ、スペインの軍医の手引書となった。四年後には外科医に向けた解剖学の著書が刊行された。

パレの名声はフランス国王アンリ2世に伝わり、王は彼を社会的に医者の階級に匹敵する「外科学の師」「長衣の外科医」として「聖コスマス協会」への入会を認めた。しかしソルボンヌの教授連はラテン語をまったく知らない者が仲間入りしてきたことに堪え難く、大いに彼らの怒りを買うことになった。

アンリ2世はガブリエル・ド・モンゴメリーとの騎馬試合で矢が左目に当たって傷つき、パレの介護もむなしく世を去る。パレはその後フランソワ2世、シャルル9世、アンリ3世の外科医となった。

歴史家の見方としては、パレの外科学における業績は、ヴェサリウスの解剖学におけるのと同じような重みをもつものであった。彼は義手・義足および義眼を実用化させ、新しい止血鉗子を考案し、マッサージの重要性を強調し、動脈瘤の原因は梅毒にあることを指摘し、生まれつきの梅毒の症状について記述した。しかし彼の最大の功績は、とりわけ切断手術の際の止血のために血管を縫合することを、自分の発明ではないとしながら、組織的に実践し、また弟子たちに教えたことである。

ガリレオはアルコール温度計を「玩具」とさほど変わりない「遊具」と呼んだ。しかしイストリア生まれのサントリオ（一五六一〜一六三六）はそれで体温を測ることを真剣に考えた。そこで三つのタイプを考案した。ひとつは手で持つような大きな球を備えたもの。もうひとつは漏斗の形をしていて一方の端で患者が呼吸するようになっているもの。第三は口にくわえるタイプである。サントリオは体温とその変化に非常に強い興味を抱いていたのは明らかである。

彼の最も有名な著書『警句』（一六一四）の中で、椅子式の竿ばかりを用い、患者の食前と食後、および種々の運動の後の体重を測ったことが記されている。こうしてたっぷり分量のある食物が消化された後につくられる排泄物はその食物の重量より軽く、すなわち食物は排便や排尿、目に見える発汗によって完全に消去されるのではなく、少なくとも食物の一部、あるいはそれによってつくられたポテンシャル・エネルギーの一部は他のメカニズムで消費されることを観察し、それを「不感蒸散」と呼んだ。これは今日われわれが基礎代謝と呼ぶものの最初の科学的考察ということになる。サントリオはまた、動脈の脈拍を測る器具や、皮膚病の治療に役立つ水を使ったベッドなどを発明した。

16世紀の医学を特徴づける革新的な熱情は、未来の科学的な医学の重要な序章ではあったが、しかし行き過ぎもあった。その一例は、医者か魔術師か、天才か詐欺師か、歴史がいまだに定義しかねている人物、パラケルススである。正しくはフィリップス・テオフラストゥス・ボンバストゥス・フォン・ホーエンハイム（一四九三頃～一五四一）といい、フィラッハ鉱山のスイス人の医者の子であった。彼は金属について豊かな知識をもち、金属は人間をも誕生させる地球がつくり出すものであるから、人体の構造において基本的な役割を果たしているはずであり、結果として病気の人間の健康を回復させることができると確信した。

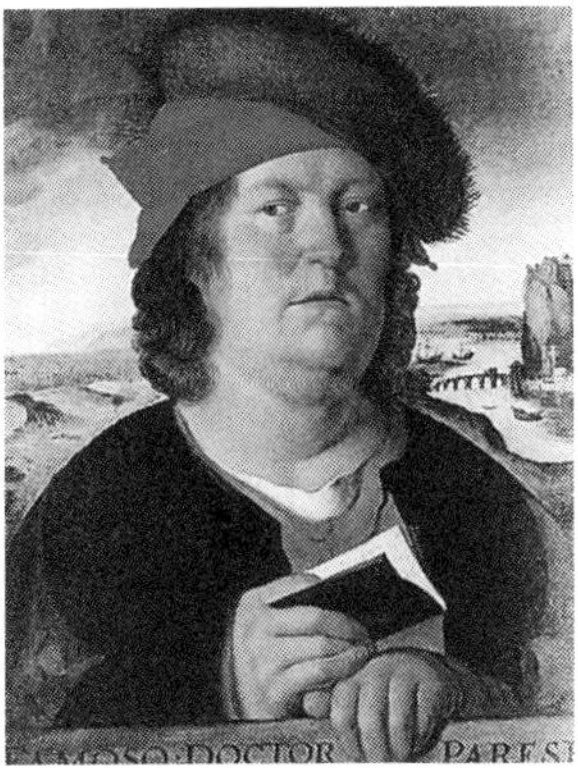

16世紀に医学を改革した医者パラケルスス（ヴァン・スコレル画、ルーヴル美術館）

この時代のルネサンスという文化革命において多くの科学者はさまざまな「聖なる書」に潜む「知の欺瞞」に対して、自然の直接体験によって得られる真実、自然を模倣する技術の真実を重要視したわけだが、パラケルススもその代表的人物であった。

彼の最初の闘争はいうまでもなく、幾世紀もの間絶対的に君臨していた古典的医学者、とりわけガレノスとアヴィセンナに向けられた。

パラケルススは聖域的なドグマを廃し、すべて議論をし直すことを望んだ。彼にとって医者というのは多面性をもつものである。すなわち、医者であると同時に錬金術師であり、外科医でなくてはならない。そして内科医と外科医の間に区別があってはならないという。

治療についてもパラケルススは一家言もっていた。矢や弾丸による傷の治療に当たっては、抜き取る代わりに膏薬を用い、いやおうなしに生じる膿が異物を自ら排出する働きに任せることを勧めている。そのため、空の頭蓋骨の中に生える黴、人間の脂と血、バラのオイル、麻の種などを混ぜてつくった塗り薬を発明した。「もし傷の手当てをする必要があるなら、木片を血に浸し、乾いてからそれを塗り薬に浸しなさい。もし血がありさえすれば、一〇マイルや二〇マイル離れた患者でも治すことができるだろう。」と書いている。これは多くの国々の民間医療に共通の古い迷信に基づくいわば軍用の塗り薬であった。舞踏病に対してはパラケルススは患者を冷水に投げ入れることを勧め、腸内寄生虫には錫の投与を指示している。

病気の原因については彼は四つの基本的体液の不均衡に由来するという伝統的な意見に反対し、五つの原理、あるいは有効成分、すなわち星、毒、自然、精神、神の作用によるという理論を打ち立てた。

第一は星の影響を意味する。第二点はすべての食品は栄養分と毒を含み、胃の中でそれが〈アルケウス〉(生命力)によって分離されるが、もし正しく分離されないと「酒石の病気」、すなわち痛風、尿砂、尿結石が生じるという推論である。また「自然」の要素はやはり星の影響の下にあるが、「精神」は肉体と同様に苦しみを受け、つまり病気に罹ることがある。最後に「神」の要素というのは、人間の健康は神の意志によるという理念にほかならない。

パラケルススは梅毒に関する著書も書いて深い知識を開陳し、また外傷についての本では、組織そのものが独自の回復機能を内包していることを教示している。さらに史上最初の精神病に関する著作というべき『人間から理性を奪う病気』では、てんかんと躁病についても論述している。

これは単に想像力の産物というわけではない。パラケルススは、ややあいまいではあるが、クレチン病と風土性甲状腺腫の関係を予見し、染料やアルコール・エキスを紹介し、水銀、鉛、硫黄、鉄、ヒ素、アンチモン、銅の硫酸塩、ベラドンナの使用を広めた。また、「首切りの名人」といわれた死刑執行人から譲り受けた有名な刀の握りの部分に隠されているといわれるアヘンチンキの使用も導入した。アヘンチンキは古くから精製されていたヴェネツィアでその使用法を学んだと思われる。

16世紀にはすでに長い伝統の大学が多数あるイタリア・フランスとは異なり、ドイツおよびドイツ語圏の諸国では、大学の歴史が浅く、数も少なかったので、ルネサンスの影響を受けるのが遅かった。プラハ大学は一三四七年、ハイデルベルクは一三八六年、ライプツィヒは一四〇九年である。そしてイタリアのパヴィーアやパドヴァでは一四六七年に三五人もの医学の教師がいたのに、ハイデルベルクではたった一人であった。医学生の数も非常にわずかで、多くはイタリアに行くことを選んだ。

しかし16世紀にはドイツでも歴史に足跡を遺す高い名声をもった医学者を生み出した。たとえばフランクフルトのエウカリウス・レスリンは初め薬学者だったが一五〇六年に医者となり、産科学の最初の専門書である有名な『妊婦と助産婦について』(一五一三)を著した。

外科学でも多くの優れた人物が輩出した。ドイツ語圏の国々では、ヨーロッパの他の地域と同じく、外科医は理髪師、抜歯専門技師、巡回イカサマ医師などを含むより低い階層に属するとみなされていたが、ストラスブールでは彼らは高く評価されるひとつの集団をつくっていた。そのうちの一人、ヒエロニムス・ブルンシュヴィッヒは有名な『外科手術について』で大きな成功を収めた。傷の手当てに関する章で著者は、目に刺さった鉄片を取り除くには、磁石の使用のほか、ヒヨス、アヘン、マンドラゴラなどをベースにした痛み止めの注入を勧めている。

シャルル勇胆公が戦死したナンシーの戦い(一四七七)の従軍外科医だったハンス・フォン・ゲルスドルフ(ハンス・イル・グエルチョ)の『野戦外科の書』も興味深い。彼は主として矢や弾丸の剔出《てきしゅつ》といった負傷の手当てを取り扱っているが、外科器具にも強い関心を示し、いくつかは自ら発案している。彼の創意ある考案のひとつは、かくれた腫瘍を切開する前に根元で縫合する糸を取り付けるのに役立つ一種のチューブである。手足の切断手術はまず初めに出血を防ぐ包帯を施し、次いで断端を覆うための牛や豚の膀胱を用意してから行われた。彼は最後に手の整形の方法も考案した。

ゲルスドルフはまた、手の奇形の整形法も考案した。

ここで〈ドイツの外科学の父〉と一般に見なされているヴィルヘルム・ファブリについて述べる必要があるだろう。彼はデュッセルドルフに近いヒルデンで生まれたのでファブリクス・ヒルダヌスという名でよりよく知られているが、大部分は定住せず粗雑で無知な普通の理髪師外科医とは対照的に、有識で「科学的な」ドイツの最初の外科医であった。

ファブリは医学と魔術が混同されるようなものすべてに戦いを挑み、六〇〇〇以上の症例を記録した『観察録』を刊行して、この時代の外科技術の状況の貴重な資料をわれわれに残してくれた。彼の観察の多くは、たとえば切断手術は健康な組織の部分で行うべきだとしている点などで、同時代の慣習よりも非常に進んでいたことがわかる。その時代にはこうした手術は患部直接ではないにせよ、できるだけその近くで行うことが望ましいとされていたのである。

ドイツ語圏よりなお一層、イギリスは地理的に離れているためにルネサンスの胎動の影響を受けるのが遅かった。ヨーロッパ、特にイタリアの大学から帰国したイギリスの学生たちが医学知識の革新の種をもたらした。イギリスで「文化革命者」と呼ばれていたのは一四九六年にパドヴァ大学で医学を学んだトーマス・リナカーである。

一五〇〇年頃、彼はアーサー王子の侍医および家庭教師としてヘンリー7世に招かれ、ヘンリー8世が王位につくと王の侍医に任命され、教会および国家の高位の人物として遇せられた。

一五〇九年には司祭の地位が与えられるが、宗教人としてはただ文筆に専念したと思われる。

リナカーのイギリス医学に対する最大の貢献は、イタリアにあった組織をモデルにしたロンドンの「ロイヤル コレッジ オヴ フィジシャンズ」の設立である。彼はそれまでロンドンでは主として鍛冶屋、織物職人、当てにならない女医といった無知な人たちが医術を操っていることを憂い、ロンドンおよび半径七マイル以内の地域では司教に医師の任免と不法従事を処罰する資格を与える法律の制定を議会に提案した。以後、医師志望者が一定の試験を受けた後に、それぞれの司教が指名した査定委員会が医師または外科医の資格を認定することになった。ただしオックスフォードとケンブリッジの卒業生は自動的に資格が与えられた。

パドヴァ大学出身のもう一人のイギリス人はジョン・カイウスであり、彼は一時期、ヴェサリウスの家に住んでいたことがある。彼の功績は一五五七年に王室の認可を得てケンブリッジにイギリス最初の医学校、「ゴンヴィル アンド カイウス カレッジ」を創設したことである。

カイウスは「イギリスの汗」と呼ばれる奇妙な病気についての記述で有名な存在である。またギリシア語の多くの著作をラテン語に翻訳し、「ガレノス自身がギリシア語で書いた以上に巧みにラテン語で語らせた」といわれている。しかし彼はローマ教会の信者だったために、チューダー王朝の宮廷医師の地位を失った。

この時代のイギリスにも高名な外科医がいた。一五四〇年、従軍外科医の協会と理髪師の協会が議会の決定にしたがって合併し、理髪師・外科医統一協会が組織された。定款によれば、たとえ協会に所属していても外科医が理髪を行ったり、またその逆の行為も許されなかった。また毎年四人の死刑囚が解剖の研究のために遺体を協会に提供しなければならないことも決められていた。そして四人の遺体提供者と一人の教師が指名され、千人ほどの学生の前で授業が行われた。最初の教師はおそらくヘンリー8世付きの外科医だったトーマス・ヴィカリーであり、彼は『解剖学論』を著している。

一六二八年に血液循環の仕組みを発見したのはウイリアム・ハーヴェイであることを知らぬものはないだろう。しかし正確にいうなら、彼は、数年前に何人かの先人が直感し、あるいは観察したことを組織的に理論化し科学的に提示したに過ぎない。その先駆者の第一人者は、スペイン人のミゲル・セルベトであるが、彼はなんと神学書『キリスト教の改革』の中ですでにある事実を記録していたのである。理由は簡単である。セルベトにとって生理学は神を知るための道だったのである。彼は生命と霊魂を血液と同一視した。つまり血液は精神であり、精神が何であるかを知るためには血液が何であり、いかに動くかを知る必要があるというわけである。

このようにセルベトは、血液は肺そのものが必要とする以上に多量に動脈を通して肺に送られるのだから、肺の中でプネウマ（霊魂）と混ざり合った後に静脈によって心臓に帰るはずだと考えた。

しかし上記の著書は心臓と血管について語っているだけではない。三位一体の教義についても論じているのである。こうして彼はカルヴァン派から異端者として責められ、一五五三年、ジュネーヴ近郊のシャンペルで著書とともに焚刑に処せられた。三巻の写本だけが焼却を免れ、ルネサンスの貴重な書物のひとつとして現存している。

セルベトの悲劇的な死の五年後、クレモーナ生まれのレアルド・コロンボの『解剖学』がヴェネツィアで刊行された。そこにおいては血液が肺動脈を通じて右心室から肺臓に送られ、そこから肺静脈を通って左心房に入り、さらにその下の心室に流れるという運動について述べられている。

それから約五〇年後、ファブリツィオ・ダクアペンデンテは、下肢の静脈の弁膜が血が下方に逆流することを防いでいるという少なからず重要な発見をした。

しかしいまや大発見がなされようとしていた。ハーヴェイがパドヴァでファブリツィオに学んで医師となった頃、アレッツォ生まれのアンドレア・チェザルピーノ（一五二四〜一六〇三）が血液循環に関するまさに最初の大きな発見を成し遂げた。彼の主要な功績は、解剖学的な研究をもとにして、心臓（肝臓ではない）が血液循環の中心であり、動脈と静脈の出発点であることを定義したことである。

一五九三年、チェザルピーノは教皇クレメンス8世の侍医としてローマにいたが、血液循環の実験をして、体のどの部分であれ、静脈の上を紐で結ぶと、末梢部から中枢にかけて腫れが現れること、瀉血のように、静脈を開くと初めに黒っぽい静脈の血が流れ出し、やがて赤い動脈の血が出てくることを証明した。それは、大動脈とその支脈を通じて血液を心臓から末端に送る流れとは逆の求心的な血流が存在することの具体的な証明であった。結論は血管の組織には二つの反対の流れがあるということである。

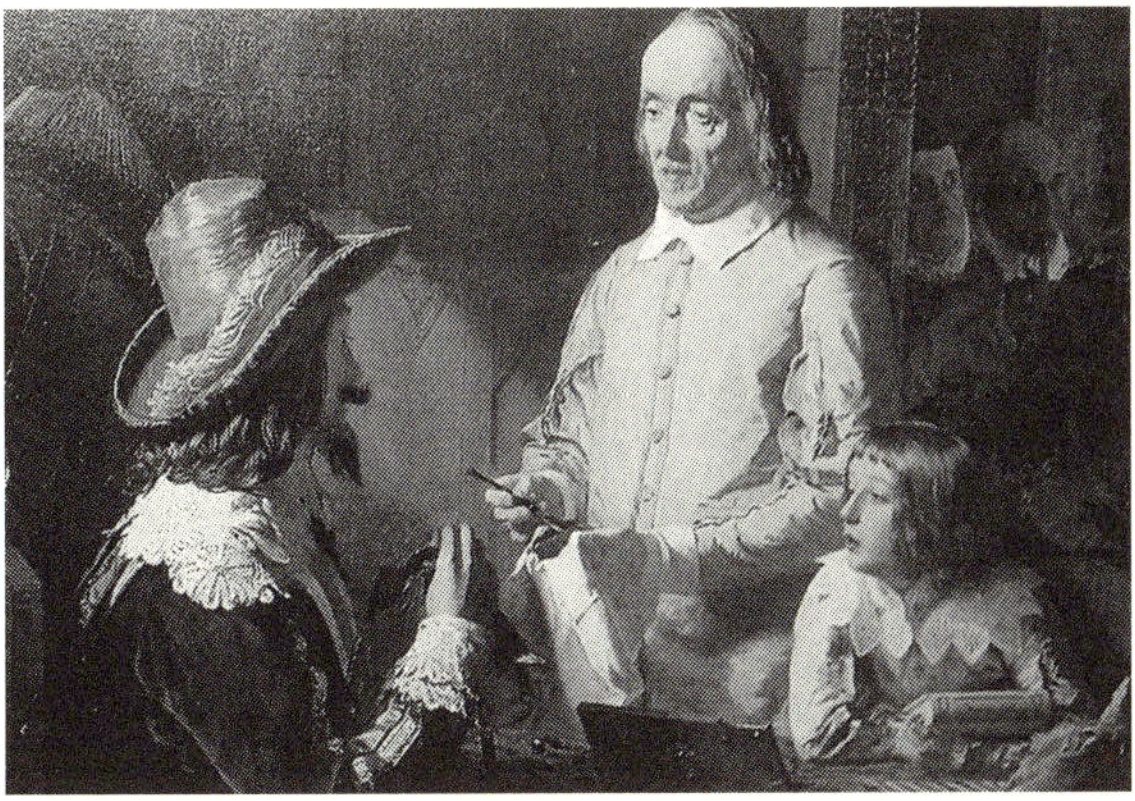

英国王チャールス１世に血液循環の説明をするハーヴェイ
（R. ハナー画。ロンドン、王立内科大学）

アンドレア・チェザルピーノのこのように革命的な発見が研究者たちから熱狂的に評価されたと考えるのは誤りである。確かに、たちどころにその成果を理解して両手をあげて歓迎した人たちもいたが、そういう〈改革者〉たちは、ガレノスの説に執拗にしがみつく大多数の保守主義者たちと長い間衝突しなければならなかった。多くの人を巻き込んだ論争が起こり、それは次の世紀の終盤まで続いたのである。

しかし、ハーヴェイによって始まる「循環」の概念は、実際には不完全なものに終わったということを強調しておく必要がある。彼は血液は最終的な動脈の末端に達した後、小脈に戻る前に組織の中に拡散すると考えた。しかし一世紀後にマルチェッロ・マルピーギにより、動脈と静脈の末端を結びつけて二つの系統の真の接合の輪を構成する毛細血管の存在が発見され、そこでハーヴェイの立てた循環説は終わりとなるのである。

6章　17世紀の医学

16世紀の医学の関心が主として解剖学に絞られていたとするならば、主要な部分における種々の器官の構造が解明されたいま、これらがどのように機能するか、すなわち生理学に関心は移った。こうして17世紀には生命現象の一般的解釈に関する二つの主要な傾向がしのぎをけずることになる。具体的には、生物学的現象（正常であれ病理的であれ）に関する解釈において、「イアトロ物理学」（物理的医学）と呼ばれることになる方向性と、「イアトロ化学」（化学的医学）と呼ばれることになる方向性との二つである。第一の学派はガリレオ・ガリレイの理論に示唆を得て、生命のすべての現象を構造的な作用に結びつけて解釈しようとし、第二の学派は化学的な作用によって説明しようと試みたのである。

「イアトロ物理学」は身体を機械のようなものとみなし、その機能を機械的な働きと考える。それは数世紀後の今日、特に筋肉の動きと呼吸や消化の現象に関して依然有効である。「イアトロ」とは医学と他の分野の混合領域を指す。

この学派の代表的人物は、前述のサントリオに加え、アルフォンソ・ボレッリがいる。彼はメッシーナ大学の数学の教授の時、発熱を伴うある伝染病に対抗する最適な手段の開発を、他の研究者

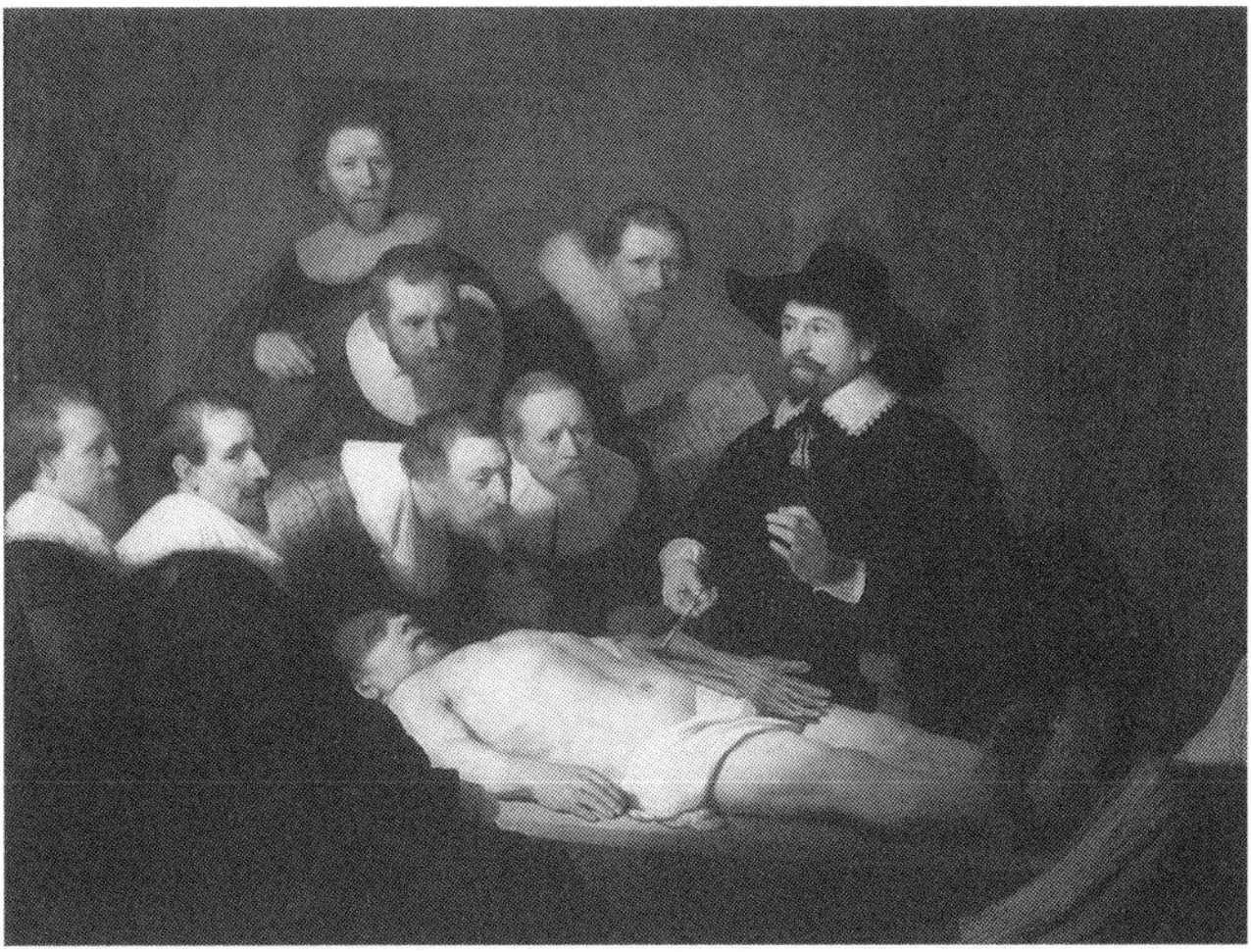

レンブラント画「トゥプル博士の解剖学講座」（マウリッツハイス美術館）

とともに依頼される。彼は報告書『シチリアの悪性熱病の原因について』（一六四九）の中で、この発熱は毒性の微小な分子が「蒸発」し、土に帰る作用によるものと考えた。それまで考えられていたように、熱が気象条件や天体の影響によって発生するという説を退けたのである。そしてこうした熱に対抗するためには硫黄の蒸気を用いるのがよいと説いた。

しかしボレッリの考察はさらに先に進む。彼はたとえば胃の中に食物を固体から液体に変える「腐食性の液」が存在すると主張し、胃液の発見と塩酸の分離に発展する研究を先取りした。さらに動物の運動に関する極めて重要な考察も行った。すなわち、筋肉の活動は「能動的な物質」によるものであるのに対して、腱と線維は受動的で支持体として働くに過ぎないというのである。血流に関する考察も興味深い。すなわち、動脈から静脈への血流の連続性は動脈壁の弾力的な反動によるもので、吸気の際の呼吸器の筋肉の収縮は胸郭を広げ、肺の中に生まれた空間を埋めるために空気が入り込み、収縮が止むと胸郭が狭まって呼気が生じるという。

ボレッリの名声が非常に高まると、スェーデンの元女王クリスティーナは彼の治療を受けるためにわざわざローマに赴いたこともあった。

イアトロ物理学のもう一人の著名な人物は教皇クレメンス11世の首席侍医を務めたダルマチア出身の若いジョルジョ・バリーヴィ（一六六八～一七〇七）であった。彼は筋線維の極微の構造の研究をして、不随意筋と随意筋を初めて区別したのをはじめ、唾液、胆汁、血液の生物学的様態の研究などに腐心した。自らの学派に忠実だった彼は、健康は体内における能動的固体（線維）と有機的液体との間の均衡に条件づけられると確信していた。

一方、イアトロ化学の代表的人物はベルギー人のヨハン・ファン・ヘルモントであった。彼は発酵の現象をあらゆる生理学の基礎に置いた。彼は「ガス gas（二酸化炭素）」と「ブラス blas（すべての物質の変化を支配する目に見えない霊的なエネルギー。パラケルススのアルケウスに相当する）」という造語を用い、その理論はその二つの用語の概念をめぐって展開された。さらに、溶解の過程における「飽和」の語を最初に用いたのは彼であり、また溶けた物質が「破壊された」とみなす考えは誤りであることを初めて宣言した。

発酵がすべての生理的な推移、および病理的な経過の根源にあるとする彼の理論は医師たちの間に広く反響をもたらし、やがて「イアトロ化学派」と呼ばれる学派が組織されることになる。

この学派のもう一人の優れた人物はフランスのフランソア・デュボア（一六一四〜一六七二）であり、彼は名字をラテン風にシルウィウスと変えたが、ちょうど一世紀前に別のデュボア（ジャック）が同様のことをしたため、フランソアは非常にしばしばこれと混同されてきた。

シルウィウスは、塩《えん》は酸と塩基の化合の結果であることを発見し、化学親和力の概念を数世紀も先取りした。彼によれば、すべての生活現象の基礎となる発酵は、唾液と膵液と胆汁の三つの基本的な体液から発するものである。しかし彼は彼の師の所説に加えて、血液から尿が形成されるような分泌作用の基礎となる「発泡」あるいは「沸騰」の概念を打ち立てた。発泡作用によって血液の塊から微小な細片が離れ、次いでそれが集積して尿を形作るというのである。

しかしシルウィウスは化学と並んで解剖学もおろそかにせず、殊に脳に関する彼の発見は少なからぬものがある。教鞭をとっていたライデン大学では医学診療の教科の補助的科目として、解剖室の実習などの新しい内容を取り入れた。

イアトロ化学派は17世紀の医学知識の発展に著しく貢献し、18〜19世紀のさまざまな変動の中でも生き延びた。近代医学の多くの面にその足跡は刻まれているのである。

一六六七年六月一五日、フランス人の医学者、哲学者、数学者ドニは、その時自分がしていることによって20世紀の最も先端的な技術の公式のパイオニアになるとは思いもよらなかったことだろう。二〇回も連続でなされた瀉血の結果極度の衰弱に陥っていた一五歳の少年に、九オンスの牝ヤギの血を直接注入したのである。これが史上最初の輸血であった。

好結果に勇気づけられたドニは、一人の健康なボランティアの青年に金を払って、二〇オンスの牝ヤギの血を輸血した。青年は「強い熱」の感覚と「色の濃い尿」が出たほかは悪い反応は現れなかった。この才気ある医師は疑いなく正しい道を踏み出したと自覚していた。しかし三人目の対象として輸血を行ったスウェーデンの貴族は、瀕死の状態だったのだが、直後に死亡した。

やがてイギリスにも同じ道を行こうとする者が現れた。同じ一六六七年の一〇月、フランスからのニュースに勇気を得て、若い生理学者ローワーが「脳が少し熱すぎる」聖職者に輸血を行った。初めに八オンスの血を腕の尺側皮静脈から瀉血し、銀の細管を使ってその静脈を牝ヤギの頸動脈につないだ。こうして哀れな聖職者の静脈に七分間で一四オンスの牝山羊の血が勢いよく流れ込んだ。数日後、患者は「とても具合がいい」と言った。ローワーは彼の実験結果をできるだけ早く公表しなければならないという焦りを感じていた。というのは、フランスで「ドニとかいう者」が輸血を最初に行ったのが自分であるという名誉を横取りしようとしていたからである。

ほどなくドニは、スウェーデンの貴族の面白くない死に方を一向に気にすることもなく、ある精神障害の男の妻を説得してその男に輸血をすることになった。一六六七年一二月一五日、「精神を静める」べく、「飼育された牡の子ヒツジ」の大腿部の動脈から五〜六オンスの血を輸血した。二ヵ月間は順調だったが、その後、躁病の発作が再発した時、再び輸血を行ったところ、次の日の夜患者は死亡した。しかし裁判の経過はあいまいであり、一世紀半にわたって輸血の発達の道を閉ざすことになってしまった。

事実、この精神障害者の妻は、個人的な動機からこの新しい方法に邪魔をしようとしていたパリの医師にそそのかされて、ドニ医師を告訴した。しかし公判の結果明らかになったことは、患者は輸血によって死んだのではなく、なんと、妻自身がヒ素をもって毒殺したという事実だった。

パリの医師協会はとりあえず、大学医学部の承認なしに輸血することを禁止するよう刑事裁判所を説得した。一〇年後、議会の法令と教皇の勅書により、人体に対するいかなる輸血も違法とされることになった。

こうした理由によって、この分野の研究が再開されるのはようやく一世紀半も後のことだった。多分それでよかっただろう。さもなければ、血液型の不適合に対する無知、無菌状態の欠如、実験者たちの思い込みなどによって、さらにどれだけの犠牲者が生まれたことか。だから輸血の実験の再開の後、一連の成功例が伝わると、医師たちは歓喜して、たとえば発疹の症状など、あらゆる病気に輸血を施す始末であった。

17世紀の中頃まで、イギリスの王立協会は自然科学よりも文学により密着していることで知られていたが、「オックスフォードの生理学者」と呼ばれるグループのおかげで、一段と医学に関わることになった。その一団の一人トーマス・シデナム（一六二四～一六八九）は後に「イギリスのヒポクラテス」と位置づけられ、医学知識の歴史上ひとつの終止符を打つ存在となった。

シデナムは病気というものは、生体の中のすべての有毒な物質を血液の中に取り込んでその生体を解放させようとする〈なにものか〉、つまり健康を取り戻し安定させるためのひとつの方便であると考える。のみならず彼は、「年間の体調」、つまりたとえば肺炎は冬の初めと終わりに起こりやすいといったように、有機体全体に特定の病気を準備させるある種の隠れた本能とか、気象や地球のさまざまな条件に左右される「感染体質」という理念を信じていた。

彼は患者の病床で専門的で解りにくい説明を披瀝したがる他の医者たちとは一線を画し、症状についての直截な意見を述べて最も手早い治療法を見つけることを心がけていたため、医者として名声を博した。

医者の職能において、医学の基本的かつ至高の目的は病人を治すことだというヒポクラテスの理念に忠実な現実的な良識を再発見する必要性を認識させた点は、シデナムの功績である。さらにもうひとつの功績は、医学を臨床的な観察と個人的な経験を重んずる方向に戻したことである。このように、イアトロ物理学派とイアトロ化学派がそれぞれの立場に固執して対峙している間に、シデナムはヒポクラテスに立ち帰り、患者の近くにいて、「まず土台を築く前に家を建てない」という必要性を主張したのである。

彼はまた痛風に対する薬として初めてキナの木の樹皮を用いた人でもあった。これはペルーの原住民が古くから熱や筋肉痛のために使っていたものを、一六三三年、アウグスティヌス修道会士アントニオ・デ・ラ・カランチャが持ち帰って広めたものである。

最初の顕微鏡を実現させたのはオランダのミッデルブルグの三人の眼鏡職人ハンス・ヤンセン、その息子のザッカリア、ハンス・リッペルスキーである。ヤンセンの試作品はすでに17世紀の初め頃、何人かの研究者たちが顕微鏡に関心をもち始めていたオーストリア、イタリア、イギリスで有名なものとなっていた。他の二人がつくったものは、もう一人のオランダ人で英国のジェイムズ1世の数学の家庭教師であったコルネリウス・ドレッベルが一六二五年にロンドンで少なくとも二つの凸レンズを備えた顕微鏡を製作しており、その発明をもとにしたものだった。しかしそれより数年早く、一六一九年にナポリの天文学者フォンターナが二つの単純な顕微鏡を合成させた機器をつくったという事実もある。

多くの発見や発明にありがちなことだが、事実は「藪の中」であり、必ず「先に出る」者がいることは確かである。しかしとにかく、ガリレオ・ガリレイが最初に顕微鏡観察の意義を十全に理解し、顕微鏡を科学的な器具として用いたということは否定できない。すでに一六一〇年、「小眼鏡」と称する器具を製作し、それで非常に小さな動物の器官を観察し、一六四四年に、「ヤギのように大きなハエ」を観察してその体に体毛と鋭い爪があることを報告している。

その数年後、イタリアのアッカデミア デイ リンチェイ会員のデミシャーノという科学者がこの器械に「顕微鏡」という名をつけ、それが定着することになった。

しかし顕微鏡による検視の先駆者を語る場合には、アントン・ファン・レーウェンフック（一六三二～一七二三）の名を落とすわけに行かない。彼の本名はトニスゾーンといったが、籠作り職の生家がデルフト「獅子門」の側の角《かど》にあったため、オランダ語で「獅子の角」を意味するレーウェンフックの名で呼ばれるようになった。アムステルダムの小間物屋の店員として奉公した後、「金の頭」という商標で生地、リボン、ボタンなどの小さな店を開いた。かたわら長年にわたりデルフトの市議会の守衛を務めて金を貯め、また四〇年以上もワインの容量の検査官として働いた。しかし彼が本当に熱を入れたのは顕微鏡の製作であり、自分で磨いたレンズを木と金属の二枚の板に挟んだものを組み立てた。布地の細い横糸を検査するのに使ったのである。それが手元にある限り、何時間も小さな顕微鏡に目をくっつけて過ごした。

まず初めに、彼は観察の結果を非常に説得力のある言葉で友人たちに書き送った。しかしもしもレーウェンフックが卵胞の発見者であるレグネル・デ・グラーフの友人でなかったら、それらの手紙は失われてしまったか、しかるべき反響は得られなかったかもしれない。実はグラーフが当時の最も重要な科学アカデミーであるロンドンのローヤル ソサエティに、レーウェンフックが他のいかなる顕微鏡よりも優れたものをつくったことを報告したのである。彼の観察に対する正当な評価を得るためにローヤル ソサエティの他に適当な機関があるだろうか。

五〇年以上の間、レーウェンフックは二〇〇通以上の書簡で目覚ましい観察の結果をローヤル ソサエティに送り続け、それは後に四巻にまとめて出版された。

レーウェンフックは、哺乳類の赤血球は丸く、両生類のそれは楕円形であることを示すのに成功した。自分の指の血を少し採って顕微鏡の下に置き、「水に似た透明な液の中に浮く小さな赤血球」を識別した。それから血球の塊をほぐしてみると、ひとつひとつの血球は青白く見えることに気がついた。ひとつの血球の大きさは一粒の砂の二万五千分の一ほどであると考えた。その後、彼は白血球の存在も発見した。

レーウェンフックはまた、牛乳の成分を顕微鏡で観察し、酢の中で変化する微生物に驚嘆し、随意筋と水晶体にある横紋の構造を明らかにした。彼はその時代の最高の顕微鏡を所有することができた。自分でレンズを研磨し、四〇〇個以上の器械を製作し、そのつど完成度を高め、一六〇倍までの拡大に成功した。

さらにレーウェンフックはローヤル ソサエティに数多くのイラストや報告書を送った。しかし彼の最も重要な発見といえば、一六七五年の滴虫類（繊毛虫類）の発見である。歯の間から採取した湿った滓を観察していた時、勢いよく動いている「ネーデルランド地方の全人口よりも多いある種の微生物」をみつけたのである。

もうひとつの重要な観察は精子についてである。ドイツのハムの一人の学生が、「病気の女性」から感染した男性の精液の中に精子を発見したと報告してきた。しかしレーウェンフックはそれは人間の生体のミニチュアであると信じ、精液の中にすでに小さな生きた人間が存在するかのような絵をかき、これがその後一世紀以上も続く論争を全ヨーロッパの学界に巻き起こしたのであった。

彼はまた、一六七六年一〇月九日付の手紙で、人間の体内には細菌と原生動物が生息する可能性があることを記している。しかし、それらを病気となんらかの形で関係づけることはなかった。一六八三年九月一三日付の別の手紙には、動く細菌、球状細菌、レプトトリックス、スピロヘータの図解が含まれている。九一歳で死去する前に、レーウェンフックは二六台の顕微鏡をローヤル ソサエティに寄贈した。それらを丹念に包装して注意深く発送したが、ロンドンには二五台しか届かなかったという。

医学の発達におけるもうひとつの大きな前進は、モデナの医師ベルナルディーノ・ラマッツィーニ（一六三三～一七一四）によって開発された職業病に対する対応である。

名高い『職業病』において、当時は最も主要なものであった軍人を含む五二の職業に関する肉体的および知的な労働に結びつく病気について考察し、適当な予防と治療の方法を指示している。そこに至るまで彼は長年にわたり、文献ではなく、実際に工場や貧しい農家など、どこにでも出向いてこれらの病気を研究していた。そしてこうした直接の経験によって、農民や工員の医療の社会的なむずかしさを実感した。つまりこうした人たちは、長期の療養によって唯一の収入源である労働を離れたり解雇されたりすることを恐れ、病気を申告することに消極的だったのである。

ラマッツィーニには、肺の疾患に罹《かか》りやすいガラス吹きや鏡の製作の仕事に携わる人の労働条件は比較的思わしくないように見えたし、墓掘り人も中毒や感染に罹りやすいと思い、彼らに対する保護と援助を主張した。また公衆便所の清掃人も有毒ガスの発散や感染症の危険にさらされているのでマスクの使用を勧告した。さらにラマッツィーニは「軟膏外科医」と呼ばれていた人たち、すなわち梅毒患者の皮膚に水銀軟膏を塗って治療していた人たちが罹る水銀中毒についても詳細に記述している。それについては患者自身が薬を塗るのが望ましいと考えた。また、鉱山夫や大理石職人が埃を吸い続けることによって罹る肺の疾患にも関心をもっていたし、タバコの煙の吸入が原因となる被害に対して執拗に警告した人でもあった。

ラマッツィーニはパン職人と粉屋を診察して、しばしば鼻炎や喉頭炎を併発するアレルギー性気管支喘息の臨床像を描くに達し、今日ではダニの一種と容易に判定できるような「微生物」の存在が原因であると考えた。また、彼が六〇歳を越えてから取り組んだ農夫の肺疾患の研究も奥深く、それは黴の生えた干し草、藁、大麦などの穀物や野菜の埃を吸うことに原因があると考えた。そういう病気を防ぐためには収穫物をよく日に干し、腐敗を避けることを提言した。鍛冶屋や金メッキ職人が強い光のために患う眼病の頻度にも注目した。印刷工については、典型的な職業病というべき鉛毒を認めた。煙突掃除人は絶えずタールと接触するため陰嚢の癌に罹り易く、タバコ工場の女性は呼吸器を冒されやすいことを観察した。

今から三世紀以上も前にラマッツィーニは、予言者のように、より人間的な労働時間、より健康的な環境条件、働く母親の保護、労働災害の予防といった今日では社会的な要求として絶対的となったさまざまの法律や規制の必要性を予見していたのである。

7章　18世紀の医学

医療の哲学

一般に考えられるように、哲学は科学と無縁ではない。のみならず、しばしばその方向性の指標となる。たとえば18世紀初頭のドイツの医者で哲学者でもあったシュタール（一六六〇〜一七三四）は、「ロマンティックな」思考によって、身体の健康はもっぱら「霊魂」に由来すると主張した。霊魂によって活性化されている身体から離脱した時、霊魂は死に、腐敗する。それに対し、霊魂が単に変質しただけの時は病気が起こる。そして病気の症状は霊魂がそれを苦しませている要因から解放されるための運動の表現にほかならない。もし霊魂が自力で解放されないなら、そこで医者が瀉血その他あらゆる方法で介入しなければならないと彼は言う。しかし彼はアヘンは霊魂を眠らせるとして決して患者に与えなかった。

シュタールのこの霊魂主義から発して、ホフマン（一六六〇〜一七四二）の霊魂・機構主義へと思考が展開していく。ホフマンの出発点はやはりあらゆる存在の生命の源泉としての霊魂である。彼は『体系的合理医学』において、霊魂は人間の血液の中にあって生命と感覚をもったエーテルであり、脳が神経を利用してこのエーテルを体全体に配給すると述べている。

しかしこうしたあからさまなアニミズム的理念の一方で、彼は力学にも重大な価値を置き、特に心臓と血液の運動を重視して、その法則は人間には到底知ることができず、仮説としてのみ成立するような「崇高な」力学に属すると考えた。人体は水力による機械のようなものであり、その生命はすなわち運動であり、その活力を正常な緊張状態に保っているのは脳のもつ生命力であるというのである。

そしてこうした緊張を正しく評価するところから出発して、エディンバラの医師カレン（一七一二～九〇）の次の理論が続くことになる。彼は、緊張が最も正常な時に健康な状態が生まれると考える。さらにそれは確かに脳から発した神経的な衝撃の産物には違いないが、外的な刺激の干渉をも受けると考えるカレンの理論は、後に続くブラウン（一七三五～八八）の新説に基礎を与える。そのブラウン理論によれば、器官の興奮性が適当に反応するような刺激の正確な受容に健康は左右されるはずである。反対に、病気は生体の興奮性の過剰あるいは欠乏に起因し、すなわち刺激に対する反応のしかたに応じて、「昂進」か「衰弱」かの状態が決定される。昂進状態に対しては鎮静剤、衰弱状態に対しては興奮剤の投与という治療が行われるのは明らかである。

この説から派生したのは、この時代のイタリア医学の最も特徴的な人物の一人、ラゾーリ（一七六六～一八三七）の理論である。彼はブラウンのいう興奮状態を「刺激質」、衰弱状態を「反刺激質」と呼んだ（反刺激理論）。

18世紀の医学の重要人物はオランダ人のヘルマン・ブールハーフェ（一六六八～一七三八）である。パドヴァ大学における彼の講座には全ヨーロッパから研究者や学生がつめかけた。

ブールハーフェは「イアトロ化学」と「イアトロ物理学」の双方の理論を集約した折衷主義者と位置づけられる。すなわち、生命は体内の固体と液体の運動の結果であり、病気は二つの成分の運動の変化なのだと彼は考える。もし原因が固体の変化にあるならば、病気は悪性の有機物の発達あるいは構成組織の大きさや位置の変更に起因し、もし液体の中で変化が起これば、病気はなんらかの要素の過剰かもしくは彼が「刺激物」と呼んだ、酸、塩分、辛味、香料、脂肪、アルカリ、ビスコースなどの成分の比率のアンバランスによるものだとした。

しかしこうした理論的な面ではなく、彼は医学が基本的に志向するものは患者のケアであるというヒポクラテスの原理を断固として支持していた。要するに、まず初めに病人を診察し、病気の内容について考察し、そして理論を彫琢することが必要と考えた。

18世紀の初め頃、医学は大混乱の状態にあった。ギリシア医学がまだ全盛で、その後蓄積された新しい発見や見解と融合させようする努力は まったくなされなかった。そうした中でブールハーフェは新しい医学理論を打ち立てようとしたのである。

彼は、血液の中の赤血球はすべて自壊して6個の黄色の球に分かれ、それらがさらに顕微鏡で見えないほど小さな半透明の6個の球体に分解されると考える。導管は以下のように分類される。

1. 動脈　最も小さいものは一回につき1個の赤血球を通過させる
2. 血清の毛細血管　1個の黄色の血球を通過させる
3. リンパ管　半透明の球体を通過させる
4. さらにより小さい毛細血管　特別の粒子を通過させる

この偉大なオランダ人学者は、血流の速さ、血管の角度や直径、血球の量や形態、血液の粘度などの要素を慎重に考慮しながら生命現象を解明しようとした。炎症は小さな動脈の収縮あるいは血液の変異に続いて血液が濃くなることに起因し、発熱は心臓の活動の増加あるいは毛細血管の抵抗から生じるのではないかと考えた。

数多くの正常な現象、あるいは病理学的な現象についての研究調査に加えて、ブールハーフェは尿素の分離に成功し、その利尿的特性を確認する。天才的ともいうべき酸の製法を発明したり、彼もまた、無駄ではあったが、金属から金を得ようという錬金術を試みた。

樽を叩く医者

近代の科学技術の達成以前に、病気の正体を判断するのに最も有効と考えられていた方法のひとつは「打診」であった。すなわち、特に胸部や腹部など、体の特定の部位を指で軽く叩いて、音調が正常かなんらかの病状を示すかの反応を聴き取ったのである。大きくいえばこの方法はヒポクラテスの時代にすでに知られていたのではあるが、科学的な根拠に基づいて成文化したのは、18世紀のウィーンの若い医学者レオポルド・アウエンブルッガー（一七二二～一八〇九）であった。それはまことに幸運から生まれたことだった。

彼は幼い時から宿屋を経営する父親にワインの樽を指で叩いて中身の量を調べることを教えられていたので、彼の耳は最も些細な音響の変化を聞き分けるように慣らされていた（ヴァイオリンも弾いた）。だから医学生として病人の診察をするようになった時、父親の酒蔵での経験を生かすことが彼にとって最善だったのである。

レオポルドの医師としての出発はウィーンにあるスペイン病院であったが、そこで樽を叩いて得られる反響の解釈の能力が実を結ぶことになった。毎日何時間も患者の胸や腹を叩いて、音の調子や強さのわずかの違いを聴き取った。七年間にわたって特に心臓と肺の疾患の場合のこうした音調の変化を観察し、それらの結果を人間の病理解剖学のデータや動物実験の資料などと比較検討し、最後に『新考案』と題するラテン語の小論文にまとめた（一七六一）。

しかしその時代の医師たちは、アウエンブルッガーの観察の重要性とそれを活用することによって得られる利点をまったく理解しなかった。のみならず、非難と中傷を彼に浴びせかけ、病院を退職して引退を余儀なくさせたのであった。

こうして彼の業績は忘れ去られてしまったが、五〇年ほどしてようやく（一八〇八）、ナポレオンの侍医だったコルヴィザールがわずか数十ページ、一二〇〇語ほどのアウエンブルッガーのラテン語の論文を再発見し、フランス語に翻訳して原文の四倍の長さの注釈をつけて発表した。その時から「樽を叩く医者」は凱旋の行進を始め、大学においてもその方法が教えられるようになったのである。

巨人モルガーニ

この時代、多くの医学者が出現したとはいえ、イタリアのフォルリ生まれのモルガーニ（一六八二〜一七七一）の著書『疾病の所在と原因について』の刊行によって初めて、病理解剖学が真の近代的な意義をもつこととなる。それは臨床医学の構成部分となり、したがって「検死の結果が臨床カルテの最後の行を占めることになる」わけである。要するに、まだ生きている病人の臨床的な記録は、死後の検査に継続し、それが生前のデータの確認につながることになるのである。

モルガーニの論文は、多くのデータに基づいて系統的に整理された病理解剖学的検査の最初の実例を集めたものであり、まず先にそのおのおのの疾患について、患者に現れた症状、実施された治療の詳細な経緯が書かれ、ついで臨床診断と死因検査との関係についての理論的な議論が置かれている。つまりここから病理解剖学は科学として出発することになる。

モルガーニは、正常な組織と病的な組織の解剖学的相違を研究して明らかにし、それぞれの解剖学的な変質がいかに機能の異常に対応するかを説明した最初の学者である。

この偉大な医者によってなされた多くの発見のひとつは、肝硬変(これについては聴診器を発明したフランス人レネックが詳述している)に伴う腹水の溢出のメカニズムについてである。ある日、いなか道を歩いている時、モルガーニはヒツジを買いにきた肉屋たちがあるヒツジは高い値段で、あるヒツジは大変安く買っているのを見てその理由を尋ねると、肉屋たちは「安いヒツジは肝臓が硬くて腹に水があるからさ」と答えた。

ヒツジの腹が膨れているように見えなくても、教育のないその肉屋たちはヒツジの左のまぶたを押し上げるだけで彼ら流の「診断」のやり方を知っていたのだった。すなわちまぶたが赤ければヒツジは健康であり、もし青ければ病んでいるというのである。目の前で青みがかった結膜をもつ一匹のヒツジが解体され、それが確かに硬い肝臓と水の溜まった腹をもっているのを見た時、疑い深げな若い医者は肉屋のいうことを信じないわけにはいかなかった。そこから、肝硬変と腹膜の中の水との密接な関係の発見が生まれたのである。

モルガーニはまた、脳卒中は脳を形作る物質の損傷ではなく、脳の血管の変質によって起こることを確認した最初の一人でもあった。さらに、脳腫瘍と心不全について初めて論文を書いている。彼は病気について説明する場合、ある時にはイアトロ物理学派の理論に基づき、またある時には互いに相乗作用のある化学的変化と物理的影響にも言及した。伝染病の蔓延は菌の感染によって起こることを確信していた。

『疾病の所在と原因』の刊行は大成功を収め、四年間で四版を重ね、英語、フランス語、イタリア語に訳された。

修道僧科学者

18世紀の医学の進歩において見逃すことのできないもうひとつの貢献として、モデナ生まれの修道僧でパヴィーア大学の自然史の教授、ラッザーロ・スパランザーニ（一七二九～九九）の業績をあげなければならない。その最も重要な研究は、自然発生、人工授精、消化に関するものである。

18世紀には、死んだ有機物から極小の生物が自然発生的に生れることがあるというアリストテレスの説に大部分の人が賛成していた。「微生物は雨水が混ざり合った一種の腐敗物（燃焼物といった方がよいかもしれない）から生れるように見える。腐敗物は焼成されたものの残滓にほかならない。」と書かれている。

この説を初めて打破したのは、レーディ、キルヒャー、ヴァリズネーリ、マルピーギといった人たちであり、彼らは液体の中でなんらかの生物が煮沸によって破壊されたあと、空気に触れることがなければ無菌状態であることを確認した。

しかし一七四五年に発表された英国の自然科学者でイエズス会信徒ニーダムの論文『微生物に関する新発見』では、自然発生の存在を証明している。すなわち、あらかじめ用意した肉片と野菜の混合物を水で満たしたフラスコに入れて高温に熱する（ただし沸騰はさせない）。それからフラスコをコルクで塞ぎ、数日後、中身の数滴を顕微鏡で調べた。液体は滴虫類《てきちゅうるい》でいっぱいだった。この微生物は、フラスコが蓋をされて空気との接触がなくなってから自発的に発生したのである。この研究によってニーダムはまもなくロンドンのローヤル ソサエティの会員に指名された。

しかしスパランザーニはニーダムの実験になんらかの不都合があると思い、納得しなかった。彼は初めニーダムと同じ方法で実験を繰り返してみたところ、当然のことながら同じ結果が出た。しかし次に実験法に工夫をこらしてみた。すなわち、首の長いフラスコに例の混合物を入れ、沸騰させて空気を追い出してから首の部分をバーナーで閉じた。するとまさにスパランザーニが予期していたとおり、液体は完全に無菌状態となり、自然発生は存在しないことが証明された。

スパランザーニはそれだけに止まらなかった。たとえば受精の研究である。これについては彼は「既成論」の立場をとっていた。すなわち、他の多くの人たちと同様に、卵の中にはあらかじめ形作られた種子が存在し、これが精子と無関係に成育することができると信じていた。精子はその頃「精虫」と呼ばれ、細胞であるとみなされず、正真正銘の小動物であり、受胎には不必要なものと思われていた。したがって、スパランザーニが後に受胎は精子の存在なくしては起こり得ないことを証明した時、「精子」ではなく「種をもった液体」と記述するのである。彼は人間あるいは種々の動物（馬、牛、犬、ヒツジ、ウサギ、魚、サラマンダー）の射精により、あるいは精巣から直接採取した精子、または死亡直後の男性の精嚢や、残酷だが生きた犬、ウサギ、ヒツジなどから取り出したものを使って調査を始めた。彼は非常に熱心だったので、雄のヒキガエルが雌と交尾しないように、体の後ろの部分を臘で塗ったタフタで塞ぐというようなことをした。

進取の気象に富んだ修道僧は最後に雌犬の人工授精に成功し、二〇〇年も早く試験管ベイビーを完成させたのである。

18世紀の後半でもまだ胃中での食物の消化は、胃そのものの収縮の結果食物が千切られすり減らされること、あるいは発酵作用を起こすことにほかならないと考えられていた。スパランザーニはこの種の解釈の根拠をまったく信用せず、二六四回もの実験の結果、すでにガレノスが一五〇〇年以上前に想定したこと、すなわち胃の中の食物が胃壁そのものから分泌するなんらかの「液汁」の作用によって化学的な変化を生じることを証明した。

スパランザーニは初め消化が筋肉の収縮によるという従来の説を証明しようとして、強靭な胃の筋肉を備えた鳥を研究した。キジ目のいくつかの種類の鳥に、穀物の粒を両端が開いた細い金属管の小片に差し込み、針金でつないで一定の位置を保つようにして呑み込ませてみた。すると普通に呑み込ませた粒が必ずふやけるのに対して、このように「保護」されたものは常に変化しないことがわかった。これは、胃の収縮がたしかに食物のある程度の「咀嚼」を引き起こすとはいえ、そのあと、知らず知らずのうちに液汁の作用を受けるかもしれないということを物語っていた。

そこでスパランザーニは二本の試験管に胃液を満たし、そのうちの一本に鶏肉の細片を入れ、もう一本には麦の粒を砕いたものを入れた。それから胃と同じぐらいの温度を与えるためにその試験管を腋の下に三日間挟んでおいた。それは胃の熱がおそらく消化に必要な要素だと考えたからである。すると三日目にまさに期待していたとおり、肉はほとんど胃液に溶け、残りは柔らかくなっていた。完全な「消化」のためにはあと一日で充分のように見えた。

動物実験に満足して人間で実験しようと思った時、彼はベストなのは自分の体で試してみることだと考えた。そこで彼は子牛の肉の細片を容れた小さな木製の管を飲み込み、自然に消滅するのを待った。一九時間後に排泄され、肉は完全に消化されていることが観察された。こうして、体内の食物は胃液の化学的作用のみによって消化され、つまりこの消化の過程で胃壁の運動が関係することはないと結論づけられた。

その他の進歩

生命現象に関する知識に関してスパランザーニは目覚ましい進歩を遂げたのであるが、この時代の他の多くの研究者たちが医学の進歩に決定的な貢献を果たした。しかも、ある学校において一人だけの教師が傑出し、新しい研究や発見を代表していた時代と異なり、18世紀においては「発見」は特定のエリートではなく、いよいよ共同の作業になり始めていった。

生理学の分野では、ブールハーフェの最も優れた弟子のスイス人アルブレヒト・フォン・ハラー（一七〇八～七七）が現れ、生理学と医学史に関する有名な論文を書いた。彼はイアトロ化学派とイアトロ物理学派の二つの流れが激しく対立する時に登場したのだが、そのどちらかに与《くみ》するのではなく、解剖学的観察と生理学的実験に研究の基礎を置いた。

彼は実はバーゼルの上流階級の間では文学者としてよく知られており、医学者としての活動にはあまり信頼されていなかったのだが、それでも大部分の時間を生理学の実験に当てていたのである。しかし解剖学者、生理学者、植物学者として有名になり、創設まもないゲッティンゲン大学の教師に迎えられた。その発表論文は、解剖学に関する四本、植物学に関する七本、百科事典的のもの二本を含む五七六本に及ぶ膨大なものである。発生学、とりわけ胚の成育の速度に関する研究も有名である。八巻からなる『人体生理学要綱』では種々の器官の機能と化学的構成について論じ、神経筋組織の生理に関する重要な報告がなされている。五六七回の実験によって、興奮性はすべての筋肉組織のもつ特性であるのに対し、感覚は神経組織の特質であることを証明している。

この時代のもう一人の偉大な人物はフランス人のザヴィエ・ビシャ（一七七一～一八〇二）であり、結核のためわずか三一歳で死んだ時、すでに解剖学と生理学の研究で名を馳せていた。もっぱら解剖学、生理学、病理解剖学のデータに基づく研究方法を開発した。彼は研究熱心なあまり、次の日すぐに仕事にかかれるようにと、死体置場で寝ることもしばしばだった。ある年の冬だけで六〇〇体以上の死体解剖を行ったこともあった。彼の研究から医学におけるフランス学派は出発し、それは近代医学の発達に決定的な重要性をもつことになる。

18世紀において病気の発生に関する微生物学的理念（すなわち多くの疾患は伝染によるのではないかという思惑）は新しい展開を見せ、体液説的な理念からの完全な脱却に向かい、それは次の世紀に完結することになる。この新しい見解の旗手はこの時代の最大の自然学者の一人であるパドヴァ大学教授ヴァッリズネーリであり、今日では細菌学と呼ぶことのできる理論の主唱者であった。その説によれば、ある種の病気は、組織の線維や血液の構造を変質させる力のある「破壊的な酸味、あるいは溶解性の塩分」をつくる「極小の虫」の作用によって起こるに違いないとしている。彼は早くから「細菌毒素」の概念を直感していたことになろう。

この説はただちに医学者の間のみならず民衆にも説得力をもち、大衆はそういう「虫」の作用を確信し、必ず恩恵をもたらすだろうと考えた。

その時代、スパランザーニは自発的発生説をまだ改めていなかった。だから彼によれば、細菌は腐敗した体液から自発的に生成され、それが外部から体内に入って組織を冒すことによってしばしば病気の発生の原因となるという。あるいは病気は「伝染性の有毒物質」が生み出した「毒」によって引き起こされることもあるとされた。

「有毒物質説」の創始者はローマ出身のランチージ（一六五四〜一七二〇）であり、彼は教皇インノケンティウス11世の腎臓結石を治療し、その後クレメンス11世とインノケンティウス12世の主治医となった人である。ランチージは沼の中の水が少なくてそれが熱で蒸発するとヘドロとなり、それが発酵して植物の腐敗や昆虫の死を招き、そこから発散した特殊な有毒ガスが風で遠く運ばれて人間の血の中に入って病気を引き起こすと考えた。だから沼や湿地の干拓が必要となるのである。

ランチージは『沼地の毒の発散について』（一七一七）において、マラリアは蚊が刺すことよって起こるが、その刺し傷が死を引き起こすのではなく、傷から有毒な液が体内の管に入り込むことで起こると述べている。

いまや病理解剖学と細菌学が優位となったように見えるが、それでもなお完全なものとなるために一世紀を要したのはなぜかが問われるだろう。事実は、一般にいまだにガレノス説や中世の学説などにどっぷりと漬かっており、近代医学のヴィジョンを打ち立てたモルガーニでさえも、『理論的医学の創設』においては先人の思考法から離れず、ヒポクラテス、ガレノス、アヴィセンナなどの注釈を行っている。

偉大なるジョン

18世紀の特徴的な出来事は、外科医の職業的権威が高まったことであり、すなわち、それまで同列にみなされていた理髪師と区別されて、内科医と同じ高さに引き上げられたことである。しかし外科学も他と同様に、特に技術面で著しい進歩を遂げた。この時代の偉大な人物をあげれば、フラヤーニ、ブランビッラ、ポット、ショパール、ハンター兄弟などがいる。

このうち、ウイリアム・ハンター（一七一八～八三）は産科医として英国女王シャーロットの息子（後のジョージ4世）の出産に立ち会ったばかりでなく、解剖学の専門家でもあり、とりわけ涙管や輸精管を発見した人である。一七六八年、ロンドンのグレイト ウィンドミル街に教室と解剖室を備えた大きな家を建て、自然史博物館を造った。

しかしウイリアムの活動は一〇歳年下の弟ジョンに妨げられることになった。彼は二〇歳の時にウイリアムの解剖を手伝い始めるのだが、兄よりも有能で、いくつかの新しい解剖学の発見を行った。嗅神経、三叉神経、妊娠した子宮内の動脈の推移、鳥のリンパ管の存在などの分野に関わるものである。

やがて家庭の不和と職業的な嫉妬心が兄弟を仲違いさせる。ジョンはますます外科学に熱心に取り組んだが、博物館の準備に対する情熱も捨てることなく、可能な限りの金をつぎ込んで、死ぬまでにこの時代としては膨大な金額である七万ポンドを費やした。この博物館の目玉のひとつは、バーン・オブライエンというアイルランドの大男の頭蓋骨である。彼はジョン・ハンターが自分の頭蓋骨に興味を示していることを知ると、死後自分の体を鉛の箱に入れて海に投げ込むように遺言を書いた。しかしハンターは友人たちから無理をして借りた五〇〇ポンドで関係者を買収してそれを手に入れてしまった。

一七七六年、ジョン・ハンターは王室付きの外科医に指名され、八九年には軍の主任外科医となった。とにかく彼の名声はその腕のよさと独創的な技術に基づいていた。たとえば、ある膝窩《しっか》の動脈瘤のケースで初めて大腿動脈の結紮《けっさつ》を行った。この手術は彼が自分で行った牡鹿の角の発達に関する実験からヒントを得たものだった。つまり、半分発達した角に血を送っていた頚動脈の一本を結紮したところ、角は初め完全に乾いてしまったが、一週間後には急速に発達した平行する動脈の循環のおかげで自然の熱を取り戻すことを観察していた。

しかしハンターはもうひとつの業績によって医学史に名を残す。

一七六七年に、淋疾の「毒」は梅毒の菌と同一かというやっかいな問題を解決するため、ある淋病患者の膿汁を自分の体に接種したのだ。すると驚いたことに、淋疾のみならず梅毒にも罹ってしまった（梅毒は水銀の治療で三年半かかって治癒したと思われた）。そこで淋疾と梅毒の毒は同一であることを証明することができたと彼は考えた。しかし事実は、偶然ではあるかもしれないが、ハンターが膿を採取した患者が、二つの疾患をもっていたのであり、彼がそれに気づかなかったということなのである。

この世紀には、女性生殖器の解剖学と生理学の進歩、より確かな症候学と鉗子の普及によって、産科学もまた一層科学的な性格を強めることとなった。

治療法の進歩

治療法に関しては、かつてないほどの寄せ集めになっていた17世紀の薬学の見直しの作業に特徴がある。リンネが着手し、その一派が継続するいわゆる「薬草検閲」であり、科学的に無効な薬草を除外する処方の改善の始まりであった。

それと同時に、すでによく知られたアヘン、ライ麦、チョーセンニンジン、ヒマシ油、バルサム液、水銀、ヒ素といった薬物の特性がより詳しく研究され、さらにキナの木に代わるセイヨウトチの木、クアッシアといった代用物や、吐根、コーヒー、ダイオウ、ヒメハギ、ベラドンナ、ジギタリス、タール、オシダ、酒石英など新発見のものを含む新しい薬品が医者の薬棚に加わるようになった。

さらに、新しく以下のような「特製の薬」が登場する。

昇華物をベースとしたファン・スウィーテンの水薬（これはモーツァルトも服用した）、強壮剤としてのフラワーのヒ素入り水薬、同じく強壮剤のピアソンの水薬、酢酸鉛溶液の湿布液あるいは鉛毒液として知られるグーラールの水薬など。同時に、イヌサフラン、タバコ、ヒヨスなどの成分が治療に使われるようになった。

ワクチンの発想

この世紀の終盤、もうひとつの重大な進歩が伝染病予防の分野で達成された。すなわち歴史上最初のワクチンの出現が、グロースターシャー基地の軍医、エドワード・ジェンナー（一七四九～一八二三）の極めてラッキーともいえる観察から生まれた。

彼は、一部の農民たちが牛痘に罹った牝牛の乳を搾る時に感染し、数日後、手に小さな膿胞が現れるが、すぐに乾いて治ってしまうことを観察していた。そしてその後、彼らは人間の罹る天然痘に対して完全に免疫となったのである。

しかしジェンナーは一六八〇年以来、牛痘に罹った牝牛の乳房に現れる発疹はすべて一様ではないということに着目していた。すなわちすべてが乳を搾る人の手に伝染するが、一種類だけが天然痘から免疫にさせるということである。その種類を彼は「真の牛痘」と呼んだが、それは膿胞があまり発達しない場合だけ免疫性を与えるのであった。

しかしヒトにとってそれは初めての経験ではなかった。すでに12世紀に中国では天然痘の罹患者の膿を取って粉末にし、細い竹の管を使って鼻孔に吹き込んで伝染を予防することが行われていた。またアジアの他の地域やアフリカでは天然痘の被膜を呑み込んだり、あるいは直接血管に注入したりすることがなされていた。「人痘接種」の方法は次第に急速にアラビア、ペルシア、トルコ、ギリシアなど周辺諸国に普及していった。

この18世紀のヨーロッパで六千万人以上の天然痘の罹病者が出ていた。いずれの国でも住民の八〇パーセント以上がおそかれ早かれこの病気の危険に晒されていた。その四分の一が死亡するかあるいは盲目となったり顔形が変わったりした。そこで特に貧困層の死者が増え続けていることを考えれば、アジア式の人痘接種の方法はそれほど有効ではなかったということだろう。

ジェンナーはそれに反して、感染に対する可能な予防法として、バークリーの農夫たちが牛の膿に感染しながら天然痘に決して罹らなかったというデータをもとに、人間の膿などではなく、感染している牝牛から採取した膿を利用することを思いついた。

一七九六年五月一四日は医学史および人類にとって運命的な日となった。天然痘が発生していたバークリー近くのある農場で、感染していた乳搾りの女サラ・ネルムズの腕からジェンナーは少量の膿を採取し、八歳の少年ジェイムズ・フィップスの腕にそれを接種した。一週間後、少年は脇下の鈍痛を訴え、接種したところに小さな発疹が現れ、少し熱が上がり、頭痛が起こったが、しばらくして治ってしまった。七月一日、ジェンナーは人間から取った天然痘の膿をジェイムズに接種してみたが、反応がまったく現れなかった。実験結果は決定的であった。少年は免疫化されていたのである。その後同じことをもう一度行ったがやはり無害の結果が出た。

この発見を公式に報告する前に、ジェンナーは二年間にわたってこの方法を試み、結果を克明に記録した。そして一七九八年、七五ページ、四点の図版入りの『イギリス西部地方、特にグロースターシャー地方において確認され、牛痘として知られる疾患の原因とワクチン接種の効果に関する調査』という長い標題のパンフレットを自費で印刷した。しかし、医学の分野においてもすべての新研究に対して絶対的権威をもって判定を下してきたローヤル ソサエティのメンバーは、ジェンナーの論拠では総会をまったく説得することができず、出席者のだれ一人として自分の子供に接種を受けさせようと思わないだろうと通告してきた。

種痘が偏見と妨害を乗り越えて世界的な規模で採用されるまでには長い年月がかかったが、他でもなく、その恩恵によって、20世紀の末に天然痘は完全に撲滅されたのである。

動物の磁性

18世紀の末頃、ヨーロッパではいかなる病気であれ、非常に早く治すことができるのではないかという希望と幻想を多くの人に与えた新しい学説が衝撃をもたらした。それはオーストリアの若い医学者フランツ・アントン・メスマー（一七三四〜一八一五）によるもので、すなわち適正に活用すれば健康状態を保たせたり病気を治療したりする効用のある「動物の磁性」の存在を信じて患者に対応した。

しかしそれが詐欺的行為であるというような同業者からのいやがらせのため、彼はウィーンを去ってパリに移住することを余儀なくされた。

ヴァンドーム広場にあった彼の瀟洒な診療所で診察を受けるには何ヵ月も待たなければならなかった。やっと順番がきて中に入った人は、部屋の中央に長さ約一・五メートル、深さ三〇センチほどのたらいの周りに数人の人がいるのを見た。たらいは少量の硫酸と鉄屑の入った「磁気を帯びた」水で満たされていた。鉄屑は磁化を強めるためのものである。

たらいからは何本かの曲がった鉄の棒が突き出ており、そこに患者たちの体がベルトで結びつけられ、彼らはそのベルトを通して鉄棒の磁気を受けたり、あるいは隣の人の親指と直接に接触することや、ピアノやガラス摩擦楽器などから空中に発散される磁波からも磁気を受けることができた。こうするうちに、薄紫色のヴェールをまとって杖を持ったメスマーが登場し、自分の「磁気の流れ」を伝達するために杖で患者の一人に触れた。

するとこの男は身をよじり始め、その動きがソークルの全員に伝わっていった。それが「治癒」の前兆の「発作」であった。

しかしパリの医師たちはフランス王ルイ16世に請願書を提出した。王はそれを受けて、「医学協会」の四人と「科学アカデミー」の五人のメンバーからなる委員会を指名し、メスマーの所業の徹底調査を命じた。調査委員会の出した報告は以下のように決定的にネガティヴだった。

「磁気は何をも生産しない。そして自然の磁性を有する流体の存在を証明することは不可能である。したがって、この存在しない流体は無意味である」。

こうした不利な認定にもかかわらず、よくあるように、メスマーのスタディオを訪れる迷妄な患者は長い間後を絶たなかった。そしてフランス革命となる。

ロベスピエールが政権につくと、メスマーは一切の権威と膨大な財産を失って逃亡せざるをえなかった。八一歳で世を去った時、もうだれも彼を思い出す人はいなかった。

8章　19世紀の医学

18世紀末に、骨、筋肉、諸器官の肉眼で見える様態などの図解――かなり正確なもの――がなされたのに対して、次の世紀に入ると解剖学の研究は、顕微鏡による観察と組織学的分析を中心に進めることになる。そして同時に、組織と細胞の細密な構造に関する知識を深めることを目指した比較解剖学の分野の知識が急速に増大する。活躍した人物としては、あまり名をはせることもない多くの学者の中では、コルティがよく知られている。イタリアのパヴィーア出身の彼は、哺乳動物の内耳の中に音を知覚するための器官の存在を発見したことで医学史に名を残し、それは「コルチ器」と命名された。

もう一人のすぐれた人物、パチーニは学生時代から重要な発見をしたことで有名な解剖学者である。すなわち、わずか一九歳の時に、粗末な顕微鏡を頼りに、指の皮膚の中に触覚を脳に伝達する神経末端「パチーニ小体」が存在することを明らかにした。ついで一八五四年、フィレンツェにコレラが蔓延した時、第二の発見をした。患者の血液、排出物、腸の中に彼が「ビブリオ菌」と名づけた無数の微生物が活動しているのを観察し、それらが腸壁の吸収組織を破壊する働きをしていることを直感した。そのことは彼がコレラの病原菌を特定したことを意味する。学会はこの直感に決して無関心ではなかったのだが、細菌学が正式に発足するのは数十年後の一八八四年、コッホが同じビブリオ菌を再発見して「コンマ菌」と命名するのを待たねばならなかった。

ドイツ人ヘンレもまた19世紀の顕微鏡解剖学を代表する一人であるが、伝染病の感染の問題にも取り組んだ。加えて顕微鏡のほか、死体解剖、臨床的観察、実験室での検査等に基づいた「合理的医学」の熱心な推唱者であり、そういうものなくしては医学は単なる絵空事に終わると彼は考えていた。

一八六〇年以降、解剖学の研究は特に組織の細密な構造についての知識を深める方向に向かった。この世紀前半の偉大な顕微鏡学者たちの業績のみならず、組織学・細胞学的な検査法が精密になり、また着色などの新しい方法が考案されたことなどもそういう方向性を強めるのに役立った。この時期の重要な人物に、シュルツェ、ヒス、インシュリンを造成する膵臓の「島」の発見者であるランゲルハンスがいる。さらに特記すべきはイタリアのブレーシャの医学者カミッロ・ゴルジであり、「銀染色」という天才的な方法によって、神経細胞から分離して互いに堅く結び合う繊維の推移を、顕微鏡で確認することに成功した。硝酸塩をベースとしたこの「黒い反応」は、歴史的に見れば、望遠鏡が天文学において果たしたものを神経学において行ったことになるが、それによって、神経組織の細密な構造に関する多くの謎が最終的に明らかにされたのである。この発見によって一九〇六年、スペインの神経学者サンティアゴ・ラモン・カハルと並んで、ゴルジに生理学医学部門のノーベル賞（以下、ノーベル賞）が与えられた。

体の単位

新旧理論の見直しは、特に生物学の分野で盛んだった。とりわけ、細胞に関する理論は顕微鏡の技術の改良に伴っていやおうなしに再検討が迫られた。そして細胞核のある組織と同様に成長し、栄養を摂取し、増殖する能力をもったまったく核のない組織が存在するのではないかという仮説は、それまでの観察から抜けていた核や、着色剤に対して核のような形で現れる組織の存在が示されることによって誤りであることが明らかとなった。

一八六八年、初めてジュリオ・ビッツォーゼロが、脊椎動物の体内に存在する核のない細胞（たとえば赤血球）も、本来その進化の初期の段階には核を有していたことを証明した。それは細胞の基本要素としての核、および原形質の理念を確認するものであった。

ビッツォーゼロは19世紀後半のイタリアの最大の病理学者とみなされる。二六歳で早くもトリノ大学の一般病理学の教授となり、イタリア最初の組織学の講座を開いた。血小板の発見（一八八二）と血液中の細胞を数えるための「クロム細胞計」の発明もまたビッツォーゼロに帰せられる。

特効薬

一方、ドイツでは細胞と組織の形態学に関する優れた研究者エールリッヒ（一八五二〜一九一五）が現れた。彼はとりわけ、すべての生物学的変化のプロセスは、さまざまな物質間の、また特に酸素との化学的親和力に支配されるという認識など、貴重な医学知識を開拓した。しかし最も重要な功績は感染に対する処置に関するものである。

フランクフルトでエールリッヒはすでに若い頃、人体の組織に入ると魔法のようにあらゆる種類の病原菌を破壊する力のある一種の薬のようなもの、「特効薬」による「自己殺菌」を想定していた。これはある意味では抗生物質の発明に先駆けるものである。研究室で彼は、着色剤を使ってマウスを人工的にトリパノソーマ・エクイヌムに感染させ、トリパノソーマ病（眠り病）に対して、克服することまで行かないまでも、対抗することのできる混合物、赤トリパンをつくるのに成功した。さらに日本人秦佐八郎と協力して、梅毒の薬としてヒ素をベースとした「サルバルサン606」を開発したが、これは毒性が強いことがわかったので後に「ネオ・サルバルサン」に代えられた。

もう一人の記憶されるべき偉大な病理学者は、特に腎臓病の研究に取り組んだイギリスのブライト（一七八九〜一八五八）である。彼は腎臓病は高血圧としばしば関係があると早くから考えていた。

彼の最大の功績は、以前から知られていた種々の症候を関連づけて共通する由来を求めたことである。近代的な方法ではなかったが尿を綿密に検査して、アルブミン（蛋白質）の存在を確かめることに成功した。すなわち、スプーンに取った少量の尿をローソクの炎で熱してできた凝固物によってアルブミンの存在が明らかとなったのである。

ブライトおよび他の研究者たちは、19世紀の後半には病理解剖学に関する大きな収穫となり、最終的には教義として認定されることになる道程を着々と準備していた。

いまやこの教程に専心する医師たちが携わる大学の研究所や講座が続々と生まれる。すなわち最初の大学の講座は一八四九年のヴュルツブルグと一八五六年のベルリンにおけるものであり、オーストリア、フランス、イタリアがその後に続いた。

イタリアではパニッツァの視神経とその退化の研究や、マンテガッツァによる動脈の平行循環の発見が重要である。炎症の現象、伝染病（とりわけ結核と梅毒）、心臓脈管系や呼吸器の疾患、腫瘍、消化管の疾患、神経症など、さまざまな病気の作用の基本が明らかにされたのはこの時代であった。

要するに、病理解剖学が医学全体の中で名誉ある地位をようやく占めることになったのである。そして、後述するように、この世紀後半には偉大なる人物たちが数多く輩出する。

前進する生理学

19世紀とともに生理学は抽象的な形而上学的考究から化学・物理学・自然科学の領域に進むことになる。その数十年前にガルヴァーニとヴォルタによる電流の発見から出発して、動物の電気の現象に対する一連の研究の道が開かれた。とりわけ、生理学的実験があらゆる探求の基本的要素であることを直感したフランソア・マジャンディー（一七八三～一八五五）をはじめとするフランス学派の功績が大きい。

それより前の大きな功績はナポレオン・ボナパルトによる。すなわち第一総督の時代、それは混沌の時代であったが、医学教育の改革を行い、博士の称号のない者は医療行為に当たることができないようになった。それは医師たちを多少混乱させたが、最高の評判を得ていた者も含めて多くの医者たちが試験を受けなければならなくなった。

全教程を修了し、博士論文を提出した最初の一人は、パリに移住していた熱烈な共和党員の息子だった。科学アカデミーのメンバーの前に現れたフランソア・マジャンディーは、インドネシアのジャワからもたらされたある毒が動物に及ぼす結果を説明した。それは実験薬理学の到来を示すものだった。以来彼は実験生理学に専念し、実験的に立証されない一切の所説を斥けた。

19世紀の最大の生理学者の一人に彼を加えるにふさわしい研究として、嚥下、消化管、小脳切開の効果、液状の薬の特性、心臓脈管系の活動に関するものなどがあげられるが、なんといっても最大の功績は、脊髄の前根は運動神経であり、後根は知覚を司ることを証明したことである。

もう一人のすぐれたフランスの生理学者クロード・ベルナールは、近代生理学のみならず、近代薬理学の創始者とみなすことができる。彼の最大の関心は「実験生理学」に向けられ、化学物質を媒体として器官や組織の特性を分離することを可能とする「生理学的死体解剖」の方法を明らかにした。彼の主要な研究は、胃、肝臓、膵臓の機能や血管調節運動神経の特性に関するものであり、とりわけ膵臓や胃液の消化機能、声帯の神経分布、神経の温度調節などの研究と発見により、一八五四年、パリ大学医学部に彼のために新設された一般生理学の講座の教授となった。そこにおいて一八五七年にはグリコーゲンの分離に成功し、下顎腺の求心性神経が血管拡張性のある繊維を含むことを発見した。

同年ベルナールは南米先住民の使う毒矢を研究し、それが体全体の筋肉の神経末端を麻痺させることを証明した。その前年、赤血球が血液の呼吸作用を司り、血液中の酸素は溶解しているのではなく、血球自体に存在するなんらかの物質に結びついていることを発見していた(後にホッペ＝セイラーが特化するヘモグロビンである)。

ベルナールのすべての経験はひとつの「推理」から出発していたのだが、彼はそれを現実化し、できれば論証したいと考えた。すなわち、初めに「推測」があり、それに対して合理的な説明がなされるわけだが、それはつねに証明されなければならない。調査研究は、生命を含む種々の自然現象、複雑な個別性と総合的な決定論という二つの基本的な要素に根差す現象、を解明するのに役立つ。生理学の研究は解剖学を無視してはありえず、したがって生体の解剖による直接の観察に根差している（そこで動物虐待に反対する団体の熱心な運動家だった彼の妻ファニー・マルタンと仲違いし、一八七〇年に離婚した）。

パリとウィーンに完全に限定されていたフランスとオーストリアの医学界とちがって、ドイツ医学はベルリン周辺のみならず、多くの他の地点に活動の拠点をもっていた。

こうした「拡張」のパイオニアだったミューラーは鋭い観察者であり実験精神にも富んでいたが、生理学の分野では、たとえば網膜による色彩の視覚、声帯、声音に関する研究などの点で彼に負うものが極めて大きい。また、おのおのの感覚器官が特定の刺激に対応するとする「特定神経効果の法則」も彼の研究に負うものである。

組織学、化学、発生学、腫瘍学の分野でのミューラーの研究もさらに興味深い。それらは哲学的な合理性、すなわち生物学のさまざまなセクションの間の論理的な整合性が医学には不可欠であるという確固とした信念に基づく研究なのである。ミューラーはクロード・ベルナールとともにこの時代の最大の生理学者とみなされ、理性的な精神が生命の「第一動機」であり、自然形態の構造は偶然の結果ではなく、神の創造精神の賜物であるという考え方を、シュタールと共有していた。

生理学におけるさらなる顕著な進歩が、ミューラーの教え子のヘルムホルツによってなされる。彼は大学の卒業論文ですでに神経細胞と神経の間の解剖学的関連の発見を報告していた。そしてわずか二六歳の時に、熱、光、電気、化学現象など、すべての形のエネルギーは互換性をもち、しかも混然一体とならないことを数学的に証明した。

とりわけヘルムホルツは筋肉の収縮の研究のためにグラフを用いる方法を導入したり、カエルの運動神経への刺激の伝達の速度を測定したことなどの功績をもつ。聴覚と視覚の機能に関する研究も記憶されるべきである。しかしなんといってもヘルムホルツは、眼底を調べるための検眼鏡の偉大な発明によって記憶されている。

19世紀の後半の生理学は、もはや単独の研究者ではなく、設備を備えた大学の研究室で組織された研究グループによってなされる実験によって、新しい発展を見ることになった。そういう研究のテーマはますます専門化され、血液、凝固、循環、食菌作用、呼吸、内分泌腺といった特殊なものとなっていった。

19世紀の偉大な生理学者の一人としてルードヴィヒがいる。彼はライプツィヒに生理学研究所を創設したが、そこには世界中から研究者が集まった。心臓の隔膜の神経細胞の発見、三叉神経の舌枝の中の下顎腺に向かう分泌神経の存在、交感神経の分泌作用の確認、血液ガスの測定に使う水銀ポンプの発明、血流の速度を測るための装置……などが彼に負うところのものである。

一八六五年にライプツィヒ大学の生理学の教授になった時、分離した器官を潅流によって生存を保つ方法を発見して発表した。さらにその後、心臓の抑制神経を発見し、延髄の血管調節運動の中心、すなわち脳と脊髄の間にある神経組織を初めて特定した。

解剖を始めた最初の頃からすでに、彼は当時支配的だった生命理論に断固として反対し、つまりなんらかの神秘的な生命力の存在を否定し、完全に測定可能で再生可能な化学と物理学の法則にすべての関心を方向づけた。こうした彼の姿勢が、尿とリンパ液の生成に関する物理学的理論に現れている。

ルードヴィヒの業績としては、特に循環の現象の研究におけるグラフの利用（キモグラフィー）の導入（一八六四）や、輸血とそれに関連する凝血、呼吸器の生理、薬効などの分野における専門的な研究などがあげられる。ライプツィヒの研究所の建物は大文字のE形をしており、平行した三つの枝状の部分はそれぞれ、身体物理学、生化学、組織解剖学の部門に当てられていた。

条件反射

消化の生理に関する研究に関しては、早くから国際的評価を得たロシアの学者パヴロフ（一八四九〜一九三六）もまた著しく進歩に貢献した。彼は胃と膵臓の分泌作用と、外的な刺激に対する動物および人間の反応を、有名な独特の実験によって徹底的に研究した。実験は生きた健康な動物を使い、唾液腺、食道、膵臓の中に人為的に異常な経路（瘻孔）を発生させたり、特に、胃の小さな嚢（パヴロフの小胃）を作成して正常な神経や管の接続を保ちながら、胃の分泌に対する化学的・神経的な刺激の影響を観察した。このようにしてパヴロフは、唾液腺の特性と呑み込んだ食物とに密接な関係があることを証明した。そして種々の酵素の作用を明らかにし、シェポヴォルニコフと共同で、十二指腸液からエンテロキナーゼという酵素を分離した。この一連の消化作用の研究により、パヴロフは一九〇四年、ノーベル賞を受けた。

ついでパヴロフは、唾液腺は食物の消化のためだけでなく、匂い、外観、食事の想像といった心理的な刺激に対しても反応することがあるという観察を行っていたが、そういう心的態度に関する大脳の機能について研究した。彼の研究方法はいまや記念碑的なものである。一匹の犬に餌を見せ、同時にメトロノームを動かして電灯をつける。数日後、メトロノームを動かして点灯するだけで犬は餌を連想し、餌がないのに唾液腺が唾液を分泌した。パヴロフはこの現象を「条件反射」と名づけ、なんらかの外的な要因が、無条件の反応との同一結果を与えることにより、身体組織の自然の活動との一時的な関係を築くことができるということを証明した。

一九一七年に権力の座についた共産政権は、パヴロフがいまや国際的に広く名声を得ているというイメージを利用するという意味合いもあって、彼の実験に関心をもち始めた。そして「全世界の労働者にとって極めて大きな重要性をもつ例外的な科学的功績により」、ソビエト政府は「パヴロフとその共同研究者に学問的作業を保証するための最も有利な条件をつくり出す」ことに携わる委員会を設置した。まもなくレニングラード（現サンクトペテルブルグ）に新しい大規模な生理学研究所が開設され、さらに六年後、こうした研究を専門とする「条件反射都市」が建設された。

フランスの医学者ブラウン＝カーセル（一八一七～九四）は、四〇歳の時にすでに生理学の歴史に名を残すに値する多くの研究と発見をしていた。最も重要なものとしては、脊髄の横断面、血管の交感神経、副腎の摘出、そして特に睾丸のエキスの投与などに関するものがある。この最後のテーマに関しては、彼自身がそういうエキスを一回だけ皮下注射しただけで「若返った」と公表したにもかかわらず、不幸にも、低次元の宣伝と商品化に手を貸すことになり、一時的に名声を損なう結果となってしまった。

この研究はその後、ロシアの学者ヴォロノフによって再開、深化され、チンパンジーの睾丸の組織を移植する彼の方法は、全世界で著名人などにも適用された。

比較的無名のフランス人医師ルネ・テオフィル・レネック（一七八一～一八二六）は、人体の深い秘密に迫るために何らかの助けになるような一切の事象に夢中になる人だったが、ある時結核に冒されていた肺に酸素を入れようと思ってルーヴル博物館の庭を静かに散歩していた。その時、二人の少年がかなり奇妙な遊びに興じているのが目に止まった。一人は一本の葦の一端を軽く叩き、もう一人は葦の反対の端に耳を当てて伝わる音を聴いていた。レネックはそのことがずっと気になりながら家に戻った。

翌日、彼は病院でいつものとおり身をかがめて患者を聴診した。患者はかなり太った若い女性で、その心臓と医師の耳の間に大きな胸があった。その時突然、レネックの頭にルーヴルの二人の少年のことがひらめいた。彼はカルテを取って筒のように丸め、自分の耳と女の胸の間に置いた。紙筒は胸から来る音を拡大したばかりでなく、その前には聞こえなかった別の音も聞かせてくれた。

大いに満足して診察を終えた医師は、その日のうちに歴史上最初といえるであろう聴診器を自作した。長さ二三センチ、直径三・一センチで両端を少し膨らませた形の小さな木の筒で、縦に細い溝をつけたものだった。しかしその翌日ネッカー病院ではレネックの同僚たちは彼の新しい「発明品」をからかい、すぐに「小筒」という名を与えて攻撃が始まった。

四年間にわたり、レネックは彼の音楽的に訓練された耳で（彼はフルートの演奏ができた）、健康な受診者と病人の聴診のデータを集めた。そして空気の通過、肺の運動、体液の蓄積、声の反響、心臓や太い導管などから発するさまざまな音を、心雑音、ラッセル音（水泡音）、鋭い音、グーグー鳴る音に分類して説明した。

一八一八年、レネックは科学アカデミーに調査結果を提出した。そして翌年、『間接的聴診に関する概論』を発表し、そこで正常な状態と病的な状態の聴診の結果の意味することを詳細に述べている。レネックは自分の研究室でその応急の器具を完成させ、「杖」と名づけ、一八一九年に、まだ心臓の鼓動、声、呼吸、ラッセル音などの各種の検査に対応する共用的なものではあったが、ひとつの装置を提出した。

聴診のデータの臨床的実態との一致、すなわちその信頼性は、レネック自身による死体解剖で確認された。そのことは病理解剖学の研究が最高に熱を帯びていたこの時代に、少なくとも医学界の最も進歩に敏感な人たちの間で、聴診器による診断の優位を著しく認知させることとなった。しかし初めのうちは、多くの医師の間ではこの器具は無関心や批判や悪口の的になったのも事実である。

医学の新しい方向づけとなるべき基礎が築かれ始めたのは19世紀初頭である。この時代に偉大な病理解剖学者のみならず、偉大な臨床医も登場した。フランスのビシャ、クリュヴェイリュイエール、アンドラルのほか、イタリア学派、イギリス学派の多くの代表者たちである。しかしこの分野を支配したのは、ドイツ医学に対抗的だった新しいウィーン学派である。

ウィーン学派に加わったのはスコーダ、ヘブラ、ゼンメルヴァイスといった人たちであるが、彼らはフランスの解剖学よりもモルガーニの学派に一層の示唆を受けている。事実、ウィーン学派の創始者であるボヘミアのロキタンスキー（一八〇四～七八）はモルガーニによって病理解剖学的な問題点を考慮することをわきまえるようになり、決定的な診断はそうした点に基づくべきだということを確信していた。ウィーン大学病理解剖学の教職を退いた時、ロキタンスキーはすでに五九七八六件の死体解剖を行っており、それに鑑察医としての検死が二万五千件加わることになる。

ロキタンスキーはこの種の学説に重要な貢献をした最初の人物であり、葉性肺炎と気管支肺炎を判別し、肝臓の急性黄色の萎縮について詳細に記録したほか、甲状腺腫や動脈の疾患、心臓の隔壁についても重要な研究を行った。有名な著書『病理解剖学綱要』は、肉眼と顕微鏡による診断報告書の極めて論理的で詳細な分類を扱っていて、のちにウィルヒョウが彼を「病理解剖学論のリンネ（植物学の大家）」と呼んだ。

細胞が主役となる

この時代のもう一人の泰斗は、病理解剖学研究のドイツ人ウィルヒョウ（フィルヒョウともいう。一八二一〜一九〇二）であり、彼は科学者としての活動と政治活動とを巧みに調和させた。二八歳の時、革命運動に参加するためにベルリンを離れて自由主義グループのリーダーとなり、プロシア議会で革新的な代表者を務めた。

科学の領域でいえば、ウィルヒョウは臨床医学と病理解剖学と生理学の間には緊密な関係があると固く信じていた。最も重要な医学書に発表された彼の有名な『細胞病理学』は、「古代の神話以来現在まで継承されてきた」体液説に反対して、「すべての細胞は細胞から」という有名な公理を生み出し、病的な細胞は生理学的な基準に由来するかまたはその変換したものであるという概念を形成することになった。そのような理念は当時の医学思想にとてつもなく大きな反響を与えた。かくして器質的疾患は世俗的理論で支えられてきた個別的特殊性を失い、過剰な刺激や炎症が原因で生じた細胞の変形に基づく病変に必ず結びつくことが明らかにされたのである。

ウィルヒョウが取り組んで成果を上げた研究は数多い。すなわち、白血病に関する記述（一八四五）、脳動脈のリンパ膜の記述、膵臓のロイシンとチロキシンの相違、神経膠《こう》に関する最初の言及、神経の支持組織、などである。さらに、旋毛虫症、肺臓の細菌感染症、骨性獅子面症、二分脊椎、アミロイド腎症についても研究し、変形関節炎と痛風性関節炎とを区別した。

ウィルヒョウは生涯の間、政治活動、教務、死体解剖、そして彼自身が創設した雑誌『病理解剖学論集』のための執筆などでめまぐるしく活躍し、人類学者、考古学者、歴史家、衛生学者（ベルリンに完璧な下水のシステムを設置した）としても名を轟かせるに至った。しかし医学史の上では彼は偉大なる病理解剖学者として名を遺すのである。

細菌学の誕生

病理解剖学の進歩とともに、この世紀の末頃には近代細菌学の基礎が築かれることになる。イタリアにおけるその先駆者はアチェルビであり、彼は発疹チフスの原因は人間以外の他の生物の内部で発生し再発する能力を備えた「よく組織された特殊な成分」に認められると考えた。しかし、微生物学の真の父は、殊に外国ではあまり名を知られていないのだが、医学者ではなく法学を専攻したアゴスティーノ・バッシである。彼は微生物の存在を目に見える形で証明した最初の人であり、伝染病における細菌の作用が確認された新しい時代を開いたのである。

こうした分野に対する適性があったにもかかわらず、家庭の事情でパヴィーア大学の法学部に入学することを余儀なくされた彼は、医者としてはいわばディレッタントでしかなかった。しかし一八〇七年、わずか二四歳の時、法典の研究なぞは自分に与えられたものではないことを悟って法服を脱ぎ棄て、「個人および国家に大きな害をもたらす」〈斑点病〉〈はげ落ちた漆喰〉〈ヤマネ〉などと呼ばれていたカイコの病気の研究に没頭することになった。

他のさまざまな病気と同様に、カイコの「こうじかび病」は、特別な気候条件や餌の種類の結果によって自発的に起こるとそれまでは考えられてきた。しかしバッシがその証明をするために試みた実験の結果では、「感染した」状態を人工的に再現することはできなかった。そこでバッシは、カイコを病気にするのは外部から侵入する「虫」であろうと推測した。そしてそれを証明することに成功した。すなわち、「斑点病」で死んだカイコに鉄の釘を刺し、その釘で他の一匹のカイコに傷をつけたところ、このカイコが激しい「ヤマネ」に感染するのを確かめたのである。

事実、人間の体に忍び込んで病気を引き起こす目に見えない微生物の概念は、エジプトの医学書や古代中国の伝承の中に見出すことができる。かつてワッロー（前1世紀のローマの文人）も「第一要因」について述べているし、フラカストロはその存在を公然と支持している。しかし19世紀とともに、数千年も幕の陰に隠れていたこうした目に見えず捉えられなかった「小動物」が科学的研究の舞台に顔を出し、徐々に堂々と姿を見せて準主役ないしは主役の座を明らかに取り始めたのである。ファン・レーウェンフックが自分で組み立てた顕微鏡でそういう小動物のいくつかを垣間見、キルヒャーとスパランザーニがすでにそれらが多くの病気の発生の要因となることを直感したというなら、バッシが直接の病因として微生物を捉えたことが今日の知識をもたらす長い道程を開いたということができる。

それは少数の学者だけを熱狂させるような単純な科学の冒険ではなかった。この研究は医療現場にたちどころに結果を与えた。得体の知れない瘴気とか星の運行の影響とかを考慮することなく、医師は治療の方法を見つけることができるようになった。そして新しい細菌が続々と発見されるや、ある時期には、すべての病気が微生物によって引き起こされるのだと考えられるような状況になった。

手を洗う医者

細菌学の分野における決定的な進歩のひとつは、単に経験的なものには過ぎないとはいえ、純粋な実験室でなされるようなものとは程遠い分野で達成された。すなわち産科学である。19世紀前半の終盤、産科学と婦人科学は一般の医学の範疇から引き離されて、独立した専門分野として確立し、大学の教科のひとつとなった。それは主として麻酔と手術の技術進歩によるものだが、産褥熱の問題に切っても切れない名を残した一人の若いハンガリーの医師の業績に負うところが少なくない。

若い医師ゼンメルヴァイスは、ウィーンの総合病院で働き始めた時、ある奇妙な状況を発見した。クライン教授を長とする第一診療所とバルチュ博士を長とする第二診療所の二つの産科クリニックがあったのだが、クラインの方ではほとんど全部の産婦が高熱の後、死んでゆくのに対してバルチュの方ではすべてうまくいっていたのである。

この二つの診療所の間における死亡率の相違について、建物の構造や人の混み具合に至るまで、さまざまな原因が取り沙汰されたが、どの推論も問題の解明には不十分であった。ゼンメルヴァイスはなんとか突き止めようと決心し、手始めに、第一と第二の診療所で働く医師、看護師、学生をすべて交換してみた。すると驚くべし！　死は学生についていくように見えたのだ。翌月、バルチュの診療所では死亡率が著しく上がり、クラインのところでは減っていた。

なぜ熱が第一診療所で猛威を奮うかを説明できるような微生物の正体を推測するのとは程遠く、ゼンメルヴァイスは女性の出産の際の姿勢というようなばかげた可能性を考えた。しかしそれは無意味だった。

彼がもうその問題を放棄しようとした時に、友人の病理解剖学者コレチュカが死体解剖の際に手に感染したのが原因で数時間後に死亡するということが起こった。ゼンメルヴァイスにとってそれは大きなショックだった。しかし友人の遺体から検出した病理解剖学的データを執拗に調べている時、真実を直感した。

コレチュカの病状の進行といい、病理解剖学の全体的な状況といい、産褥熱で死んだ女性たちの臨床的状況および死体解剖の結果と完全に一致していた。それはすなわち、コレチュカの場合にも同じ物質的な要因が働いた可能性があるということである。学生たちは死体解剖を行ったのち、大急ぎで水と石鹸で手を洗い、汚い布巾でぬぐっていた。そして診療所に駆けつけて妊産婦を診察していたのである。さらに悪いことには、同じ患者が時には一〇～一二人もの学生に続けざまに診察を受けるわけで、それらが全員、死体を触って細菌のついた手を患者の子宮に差し込んで感染させていたのである。

それに対して第二診療所では助産婦たちがよりよく清潔を保ち、解剖室と接触がなかったので、同様のことは起こらなかった。

その頃の顕微鏡はまだ大したものではなかった。細菌についてはだれもが語りながら、だれも見たものはなかった。組織学はまだ着色の技術を知らなかった。したがって切開に立ち会った人の手から発する独特の匂いだけが判定の基準となることができた。そこでゼンメルヴァイスは、初め塩素をベースとした液体を用い、これが高価なので後には塩化カルシウムに変えて、全員に手を「脱臭」するように命じた。

結果はすぐに現れた。まだそういう予防をしていない五月には産褥熱による死亡率は一二・二パーセントであったが、予防を始めてから七ヵ月の間に急速に三パーセントにまで下がった。しかしまだそれでも高率であった。

それまでは消毒は一度に何人もの患者の検査をしなければならない者にのみ義務づけられていた。しかも当番の最初の一回だけ消毒するということである。患者と次の患者との間には水と石鹸で手を洗うだけでよかった。しかしこれ以後は塩化カルシウムによる消毒が一回の検査のたびに義務づけられることになった。

ついで、非常に減ったとはいえ、まだ多くの産婦の死亡が続くので、手術室から入ってくる場合でなくとも検査の度に手を消毒し、便器、膣拡張器、下着類など、患者と接触する可能性のあるすべての物品を消毒することが義務となった。

結果は想像するに難くない。ゼンメルヴァイスが診療所を去る日まで、産褥熱による死亡率は〇・五パーセントを超えることはなかった。しかしすぐに、さまざまな議論、批判、中傷が起こり始め、この若い医師はウィーンを去ってハンガリーに帰ることを余儀なくされた。しかも故国でも、ウィーンの騒動の噂はすでに広まっており、彼がブダペストの産科医院長となるまでには苦難の道を歩んで何年もかかることになってしまった。

しかしその後、イギリス、ドイツ、アメリカから、産褥熱の原因とその予防に関する彼の理論の有効性を認める見解が続々と届けられ始めたというニュースを、彼は充分に納得できなかった。というのは、ハンガリーに帰ってまもなく現れ始めた精神障害がますますひどくなり（のちにアルツハイマー病と診断されるであろう症状）、自分の反応をコントロールできなくなっていたからである。そしてある日、死体解剖の最中に突然怒りを爆発させ、友人のコレチュカと同じように、手を傷つけてしまう。感染は急速に腕に広がり、急いでウィーンに彼を運ぼうとした同僚たちの努力もむなしかった。

パストゥール博士の犬

新しく生まれた細菌学に関連する研究者の数は少なくないとはいえ、その代表的人物は、奇妙なことにバッシと同様に医者ではない一人の学者であった。ルイ・パストゥール（一八二二～九五）は化学者であり、リール大学の化学研究所長、科学学部長であった。

彼の最初の業績は、弱冠二五歳の時の卒業論文で、当時まったく新しかった結晶学を扱い、ある種の結晶は光を左方に、また他のものは右方に分極することを発見したことである。それは科学の新しい領域を開いた重要な発見というべきもので、化学物質の光学的特性とその分子構造および結晶構造との関係を扱った問題である。

やがて若い化学者は、ビートからアルコールをつくる業者から重大な経済的問題を解決するための難問を与えられる。非常にしばしばアルコールは醸成中に汚染していたのである。パストゥールは問題に取りかかるとすぐに、汚染を引き起こすのは特殊な細菌であることを発見した（それまでだれも細菌を見たことがなかったのである)。それは醸成のプロセスは化学的なものだけではなく、生物学的でもあるということを意味していた。製造業者はすべての糖分がアルコールに変質するように、樽に適当に蓋をして細菌の発達を防ぐことで充分だということがわかったのである。

パストゥールはまた、ワインとビールを摂氏五五度以上で処理することによって汚染を予防することにも成功した。これは「パストゥール殺菌法」と呼ばれることになる。

醸成のプロセスと汚染の要因の発見は、パストゥールにとって、化学者の過去から生物学者への橋が架けられたことになる。そしてこれは絹の製造業者たちがカイコを蝕む奇妙な病気のことで彼に相談した時に始まった。それはイタリア語で pebrina と呼ばれる微粒子病で、「コショウ」を意味する古いプロヴァンス語 pebre に由来するが、それというのも、この病気に罹ったカイコはコショウの粉に似た小さな黒っぽい斑点で体を覆われるからである。パストゥールはこの病気はカイコの卵に取りつく小さな楕円形の寄生虫の仕業であることを発見した。そこでカイコを飼育するには、顕微鏡で見てそういう寄生虫のいない卵だけを用いることを助言した。ほどなく繭と絹の生産はかつての正常な状態に戻った。

パストゥールはさらに、ニワトリの飼育に大打撃を与えていた「ニワトリ・コレラ」にも取り組まねばならなかった。彼は原因となるバチルス(彼の名に因んで *Pasteurella multocida* と呼ばれる)を分離し、いくつかの段階に分けて薄め、それを飼料に混ぜて与えてニワトリを免疫にさせた。

しかしなにより大きな名声を彼にもたらしたのは、狂犬病の研究であった。

狂犬病をもった犬に噛みつかれた者は逃げようがなく、水を飲もうとする力もむなしく、激痛のうちに死んでいった。恐水病ともいい、ヨーロッパでは何世紀も前から猛威を奮い、なす術もない病気だった。人々は恐怖にとりつかれ、犬はもちろん、犬に噛まれた人をも恐れた。

パストゥールは、薄めた「ウィルス」を健康な犬に投与して免疫化する、すなわち伝染に対する抵抗力をつけることが可能なのではないかと考えた（「ウィルス」は彼の考えでは単に狂犬病を引き起こす「毒」を意味した）。一匹の犬が感染したウィルスを別の犬に移す一連の操作の実験観察の結果、漸次ウィルスを稀薄化し、ついには犬が感染しない素材を得ることに成功した。

彼は二三匹の犬にまず、一四日間乾燥させた最も弱い素材を投与し、二日目には少しだけ強い、つまり一三日乾燥のもの……という具合に続けていった。そして二週間目の終わりには、免疫化されていない犬だったら致命的になるはずの一日だけ薄めた最も伝染力の強いものが投与された。一方他の一九匹の犬には対照実験のためにワクチンを与えずにおき、最後に一〇〇パーセント強いウィルスを投与した。これらの一九匹の犬がすべて死んでしまったのに対して、薄めた素材（ワクチン）を一四日間注射された犬の方は完全に健康な状態を示す結果となった。

そこで次にワクチンを受けた犬二匹と受けなかった二匹を選び、致死量が一〇〇倍の狂犬病のウィルスを両方に投与してみた。すると一ヵ月後、免疫化された犬は元気で中庭を跳ね回るのに対して、他の二匹はすぐに発病して恐ろしい唸り声をあげながら死んでいった。

ニュースはただちに世界をかけめぐった。「パストゥールが狂犬病のワクチンを発明した！」そして世界中から注文が殺到した。しかし製薬業界はそんなに大量の要請に応じ切れなかったし、すべての犬にワクチンを注射するというようなことは、実際問題として不可能だということもわかってきた。

そこで最善の方法は、犬にワクチンを注射するのではなく、犬に噛まれた人間だけに与えることだということになった。しかし一体どの人間で実験できるだろうか。犬に対しては安全で有効であっても人間に対してはまだそれが証明されていないワクチンに、だれが腕をまくる勇気があるだろうか。

その機会を提供してくれたのは一人のアルザスの貧しい女性だった。彼女は一三ヵ所も狂犬に噛まれた息子ヨーゼフ・マイスターをパストゥールのところに連れてきたのだ。パストゥールは彼にワクチン注射を施すことを決心した。一八八五年七月六日の夜であった……。

数日後、幼いヨーゼフはベッドの上ではしゃいでいた。そのニュースはヨーロッパ中に広まり、野良犬に噛まれた大勢の人がパストゥールの研究所に押しかけ始めた。

ロシアのスモレンスクからは二〇日ほど前に狂犬病をもった狼に噛まれた一九人の農夫がやってきた。そのうちの五人は絶望的な状態だった。革のベレー帽をかぶったこの異様な人たちの知っている唯一のフランス語が「パストゥール！　パストゥール！」であったが、あまりにも絶望的な調子で発音するのでパリ中の人々の心を動かした。一両日中に死ぬ恐れがあった。そこでパストゥールは生涯で最も無謀な決断をした。すなわち、時間を稼ぐために、朝と夜の一日二回の注射を行ったのである。

一九人のうち一六人が助かったというニュースを聞いた時、パリ市民たちの喜びが爆発した。群衆の歓喜はフランス中に、そしてヨーロッパ全体に広がっていった。

ロシア皇帝はパストゥールに「聖アンナ・ダイアモンド十字章」を授け、パリのパストゥール研究所の建設のための一〇〇万フランを贈った。これが世界で最も権威のある研究機関のひとつとなるわけである。

この物語の結末は苦々しいものである。一九四〇年、ナチスがフランスを占領していた時、親衛隊の一団がパストゥール研究所に現れ、この偉大な科学者の遺体が安置された礼拝堂に侵入しようとした。そしてその暴虐をみすみす見逃すのを嫌った番人はあえて自決した。番人は六四歳の男で、名をヨーゼフ・マイスターといった。まさにずっと以前、パストゥールが史上最初の狂犬病ワクチンによって命を救ったあのアルザスの少年であった……。

無菌法

グラスゴーの病院は遺憾なことに大部屋の不衛生な状態で有名であったが、それが無菌法の発見にふさわしい条件だったということができるかもしれない。一八六一年、若い外科医リスターは学生に向かって、「平常の条件における傷の化膿の発症と持続は（中略）、単なる腐敗作用によって起こる」と断言した。

彼はそれより前、単純な骨折ならば大した問題なく治癒するのに対して、表面に裂傷を伴う傷は化膿を起こし、時には壊疽や死に至ることを観察していた。さらに、外科医が引き起こした傷はほとんど必ず感染することも明らかにしていた。敗血症、すなわち感染は、傷の治癒の主要な障害であるばかりか、当然ながら、外科学自体のさらなる進歩を妨げるものだった。リスターは、膿は「閉じた」傷には生じないのだから、空気に触れることがその形成を助けるに違いないと確信した。

彼に謎を解明させた鍵は、発酵と腐敗に関するパストゥールの独創的研究の解読であった。つまり彼は、腐敗は発酵にほかならず、細菌の傷への接近を防ぐことで予防することができると理解したのである。

正しくは、感染を防ぐ物質の開発を研究したのはリスター一人ではなかった。彼よりも前に、同じ目的を追求し、それに適した物質の発見に成功した人たちがいる。たとえばパドヴァ大学のヴァンゼッティは、空気が傷に作用するのを防ぐため、膿瘍を水に浸すことを勧め、その後、日光で治療したし、ラルギは硝酸銀で傷を治療し、また不当にも忘れられている軍医トージは、三パーセントの昇華物を使って無菌化のために器具や傷を洗浄した。さらに一八六六年、イタリアのノヴァーラの外科医ボッティーニは、手術の部位の消毒のためにフェノールを用いた。フェノールによる無菌法の発見はリスターではなく、ボッティーニに負うものであることは多くの医学史家の知るところである。

リスターは一八六五年八月一二日（不確かだが）、外傷を生じた骨折の治療に当たって、初めてフェノールを手術部位に噴霧したとされる。しかし最初の目覚ましい成功は翌年の五月に成し遂げることができた。その方法は非常に簡単である。まずフェノールを浸した麻または綿の小布をピンセットで傷にあてがい、やはり液で濡らしたもう一枚の布を、今度は蒸発を防ぐために薄い錫か鉛の板で覆って傷の上に置いた。

この方法を九ヵ月適用した後、グラスゴー王立病院では敗血症、丹毒、壊疽の症例はもう現れなかった。しかしよくあることだが、大多数のイギリスの外科医はリスターの方法を認めず、採用を拒否した。わずかにドイツで、有名な皮膚移植の実験を行っていたティールシュが自分の診療所でこの方法を用い、一年間という短い周期において壊疽のケースがすべて消滅したことを確かめた。

しかしフェノールには毒性があり、皮膚を刺激し、揮発性があり、不快な匂いを発するなどの不具合を示していたので、ほどなくこうした性質をもたないか、少なくとも毒性が少なくてより大きい効果を発揮する他の物質が発見された。サリチル酸、チモール、安息香酸、スルファニル酸亜鉛、昇汞（塩化第二水銀）、ヨードチンキなどである。しかしとにかく、無菌化、消毒法を確立して普及させ、それまで手の届かなかった器官にもより大胆でより長時間にわたる外科手術の可能性を拡げることに貢献したリスターの功績は無視することはできない。そして外科医がつねに感染の危険にさらされていることを知らせて、無菌化への方向を示す発見をしたパストゥールの功績を、リスターも忘れなかった。一八九二年一二月にパストゥールの七〇歳の誕生パーティーがパリのソルボンヌで開かれて世界の科学者たちが集まった時、リスターはこのフランスの偉大な微生物学者にロンドンのローヤル・ソサエティの挨拶を述べるために広い会場を進んだ。そして外科学が彼に負う莫大な貢献を強調すると、パストゥールはフランス大統領の側を離れ、リスターと長い抱擁を交わしたのであった。

類似したものは類似したものを治す　ホメオパシー

ハーネマン（一七五五～一八四三）は医学生の頃からザクセンのいろいろな町で労働者の生活における最悪の衛生状態を観察し、雑駁で効率の悪い公衆医学の政策に対する侮蔑感を募らせていた。しかしすべての大学新卒者と同様に、なんらかの方法で医療を実践したいと思い、中毒に関連する諸問題についての論文を発表した。

しかし大勢の家族（一一人の子供！）を養うために、翻訳や一般向けの医学記事を書く仕事などをしなければならなかったので物事はうまくいかなかった。そういう論文のひとつ、『健康の友』の中で彼は、肉体的な壮健は多種類の薬品をたくさん飲むことではなく、自然の摂理への従順さや、とりわけ運動や屋外での生活によって得られるものであることを強調している。

ハーネマンはイギリスの医学者カレンが、マラリアの治療に広く使われているキニーネが、少量でもそれ自体が熱を生じさせることを観察したという情報を得ていた。そこから「病気は同じような疾患を発生させる傾向をもつ薬によってのみ治すことができる」という発想が生まれた。「類似したものによる治療」は、一八一一年に著した『医学のオルガノン』の中でホメオパシー（同種療法）として理論化される。「似たものは似たものによって治癒する」という基本理念を宣言したのである。

ハーネマンはキニーネをはじめとする多くの物質を自分自身に試して、そこで発生する症状を明らかにし、ついでそれらの物質をその症状が現れる病気の治療に適用した。たとえば喉の痛みを引き起こす猩紅熱には、喉の乾燥を与えるベラドンナを用いた。

ハーネマンのもうひとつの着想は、レメディの作用は薄めることによってポテンシーが増大するということだった。事実彼は、一ポンドの水に一滴の薬品を注ぐ場合、二時間ごとに水を二オンスずつ入れれば八倍以上の効果が現れることを観察した。こうして彼は、ゼロが二一個つく垓《がい》単位まで物質を薄めることに成功した。

病原論に関する彼の概念も奇妙なものであった。それは梅毒に由来するもの、体液が発生させるもの、疥癬が引き起こすものという三つの大きな範疇に分けられていた。疥癬に由来する疾患は三一種もあり、たとえば、くる病、癌、痛風、黄疸、喘息、白内障、失明などがあげられる。

ハーネマンはライプツィヒに住み、支持者や弟子を集めていったが、医者や薬剤師の側からの必ずしも友好的でない批判も受けて、そのためついにこの地を去ることを余儀なくされた。しかしケーテンの新しい職場でこの進取の気性に富んだ医者は急速に患者を増やしていった。そして妻の死後、ホメオパシーの病院の建設にも取り組み始め、コレラのホメオパシーに従事した。

多分自分の医学のおかげであろうが、ハーネマンは完全な健康を保ち、八〇歳で自分の患者だった三〇歳のフランス女性マリー・メラニー・デルヴィリと結婚した。パリでは大人気の医者となり、世界中の至るところで彼の理論がもてはやされるという幸運に恵まれることになった。

細菌学の進歩

コーンやエールリッヒといったブレスラウ大学の時代遅れの学者たちは、東プロシアのウォールシュタイン（現在のワルスツィン）市の嘱託医が「大発見」をしたと主張したことを真面目に受け取ろうとせず、むしろ揶揄するために会合を開いた。

ローベルト・コッホ（一八四三〜一九一〇）は新しいものに対する天性の好奇心の持ち主だったが、三〇歳の誕生日に妻から贈られたありふれた顕微鏡を使い始めた。興味に値すると判断したものはすべて観察したが、そのひとつは炭疽病と名づけられた奇妙な病気で、毎日数十頭が死んでいたあわれなヒツジの血であった。

コッホはやがて、この病気に感染した動物の血の中で動く、奇妙な黒い小物体が真犯人であると確信する。そこでその血を何匹かのネズミに注入してみると、数日後、もっと大型の動物に現れるのと同じ病変を示して死んでいった。

コッホが炭疽病の細菌を発見したというニュースは瞬く間に全世界に広まった。彼はその上、その細菌の伝染および特に残存は、温度と湿度の上昇に長期に耐えるその微生物を媒介して起こることを証明した。さらにこの病気を管理するための方法のひとつは、炭疽病で死んだ動物の死骸の適切な処理・廃棄であることを示唆した。

細菌の時代がやってきたのであった。世界中で正真正銘の「細菌探し」が爆発的に起こり、驚くような発見の多くはすぐに否定されてしまったとはいえ、なんらかの微生物の新発見の宣言が次々と寄せられた。なかには地球上のあらゆる病気の原因となる「汎細菌」を発見したと堂々と宣言する者もあった。

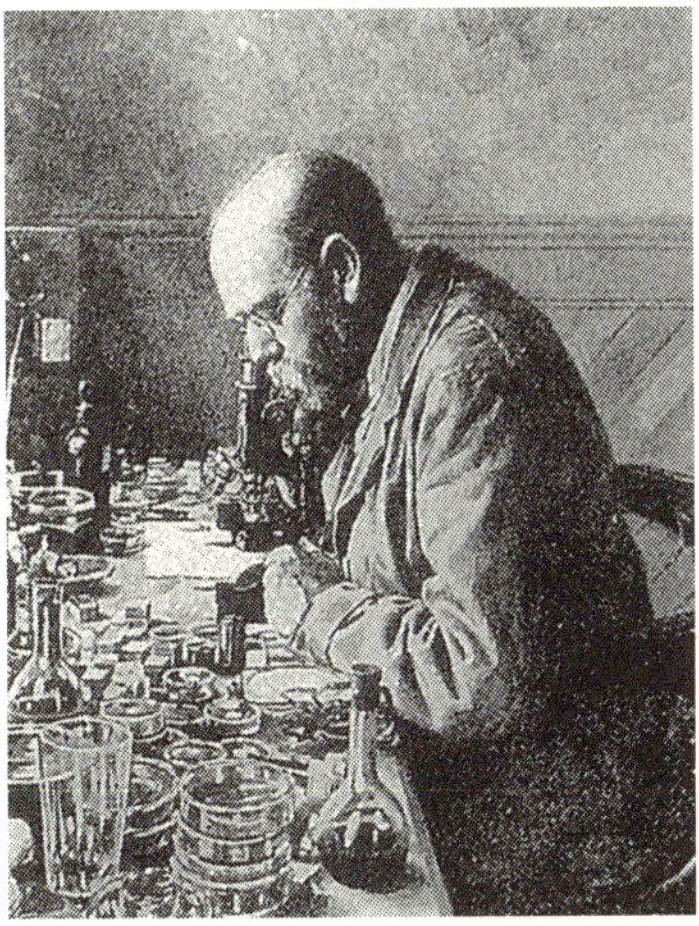

ベルリンの研究室で細菌を発見したロベルト・コッホ

しかしコッホは冷静に自分の道を進んだ。炭疽菌を発見すると次は、全世界で毎年何千人もの犠牲者を出していた19世紀最大の難病のひとつ、結核の原因となる細菌――そういうものの存在はまだ仮定であったが――の発見に向かった。もはや彼は自分で器具を製作したり培養の仕方を自分で考案したりする無器用な実験家ではなかった。ベルリン大学の教授として、当時としては設備の申し分のない研究室で、資金的な苦労もなく研究を深めることができた。そしてとりわけ、より堅実に理論づけされた細菌学研究の線上に、伝染病について語る上で欠くことのできない「コッホの四原則」と呼ばれる研究の原則を置いた。

それは以下の通りである。

1. 問題の微生物はその病気のすべての症例において存在し、存在を証明することができる
2. 微生物は純粋培養されるはずである
3. 純粋培養菌の動物への接種は、同一の病気を引き起こすはずである
4. 同じ微生物は新たにこの動物から分離され、純粋培養され得るはずである

コッホの業績に帰せられるのはさらに、細菌の培養と確認のための透明で固体化される培養基を準備したこと、ポテトで培養する方法を考案したこと、アニリンの色素での染色の技法を開発したこと、顕微鏡の標本（プレパラート）の直接写真を使用したことなどのほか、酸による脱色作用に抵抗し、顕微鏡で見ると青地に赤の小さな棒状に見える結核菌を最終的に確認した（一八八二年三月二四日）ことである。

結核菌発見のニュースがもたらした感動は世界中で絶大であった。なぜなら病気の原因の解明は自動的に治療にたどり着くのではないかと期待されたからである。しかし実は、ようやく六〇年後

になって、アメリカに帰化したロシアの微生物学者ワクスマンが、結核菌に対して特効力をもつ抗生物質ストレプトマイシンをストレプトミセス・グリゼウスから分離したのであった。

得意絶頂の時にコッホは誤りも冒した。一八九〇年のベルリンの第一〇回国際医学会議で彼は、結核菌から抽出した物質を含む液体「ツベルクリン」が結核を治すことができると公然と宣言した。しかしほどなく否定的な見解や死亡に至るケースの報告が届いた。

いずれにせよコッホは歴史上細菌学の最大の功績者の一人である。結核菌のあとまもなく、ミクロコッカス、コレラのビブリオ菌（一八五四年にパチーニが存在を確認していた）、トラコーマ（エジプト眼炎）の原因となる微生物を発見した。これらの功績により、一九〇五年のノーベル賞を受賞した。

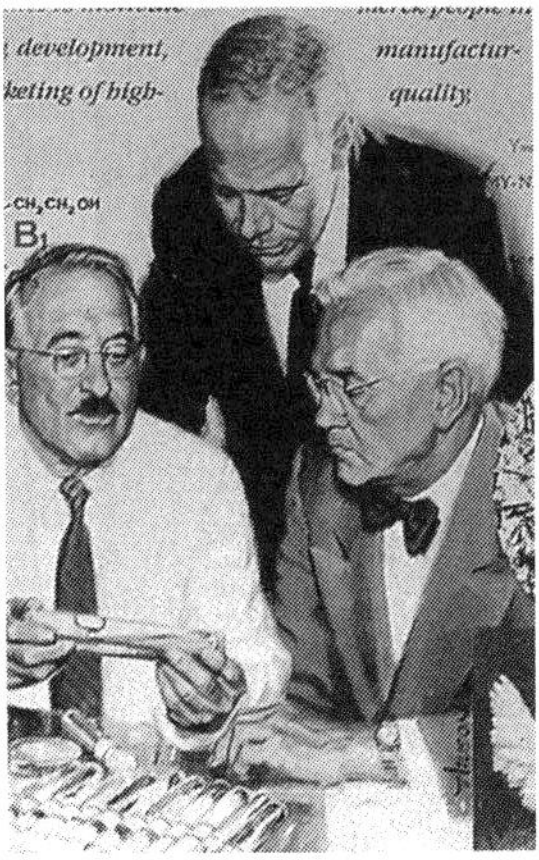

抗生物質の発見者ワクスマンとフレミング（手前２人）

19世紀までは外科医は、理髪師や経験だけが頼りの無知な素人と同類視され、内科医とは区別されてきたわけだが、そういう差別はようやく終わった。外科医は内科医と同列に並び、多くの著名な臨床医が外科学に専念することを蔑視することがなくなった。同時に、この分野の教育を行う学校がいたるところといっていいほど新設され、ついには大学教育の必須科目に取り入れられるようになった。

しかし、外科学の発展を促し、外科医が一層むずか

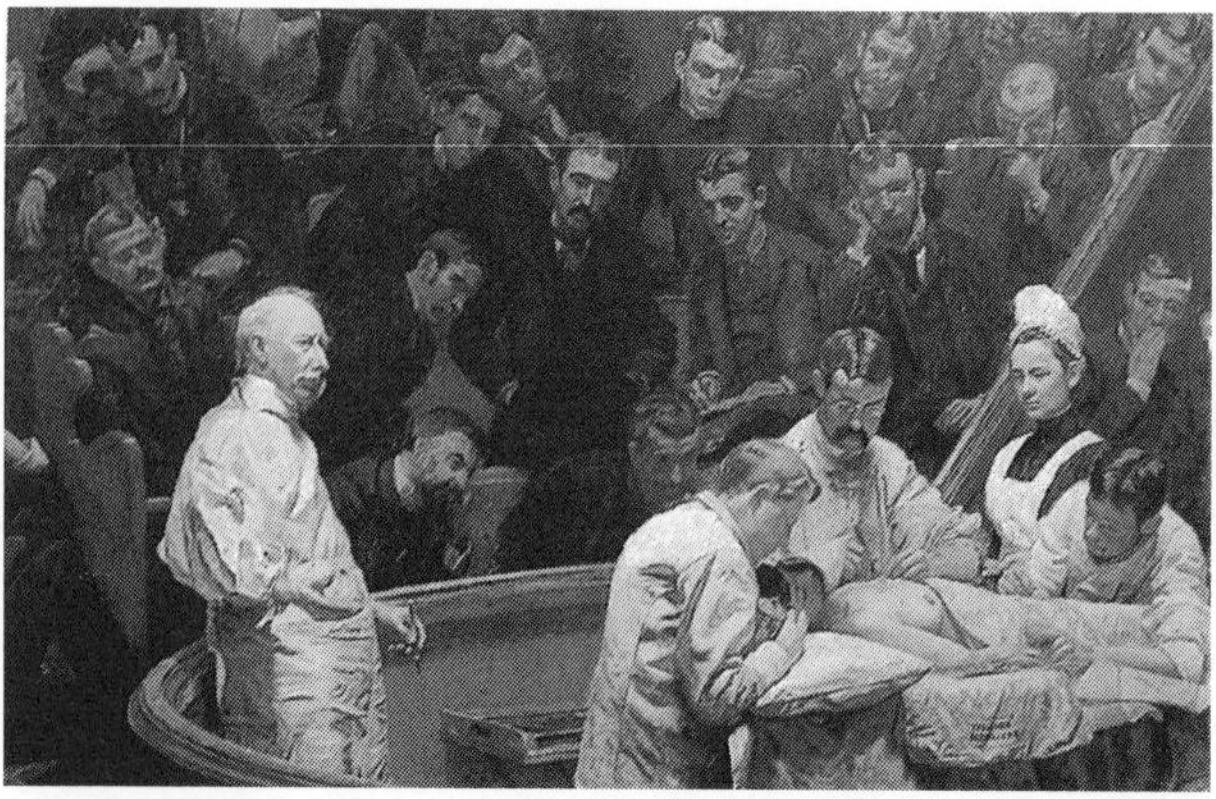

19世紀中頃、麻酔法の発達が外科学を進歩させた。トマス・エイキンズ画、アグニュー教授の臨床講義（米フィラデルフィア、ペンシルベニア大学美術館）

しい状況に立ち向かい、一層大胆で確実な手術を実施することを可能としたのは、特に無菌治療と麻酔法の確立であった。

しかしなにはともあれ、外科学の進歩は解剖学と病理学に基礎を置いており、これらの研究は殊にフランスにおいて進んでいたので、最初の偉大な外科医たちがフランス人であったことは偶然ではない。

そしてすぐにイギリス、イタリア、ドイツ、アメリカの学派が続いた。

19世紀前半には外科手術はまだ総合的な外科学の一部をなし、各部の専門は区別されていなかったのだが、やがて手術の技術的進歩と麻酔法の確立によって手術がより容易になるにつれ、外科医もまたそれぞれの分野で専門化するようになった。

こうして婦人科学、産科学、耳科学、神経外科学、腫瘍学などが生まれたわけである。

脳の発見

19世紀には他の学科と同様に、神経学が一般医学から独立し、大学における一科目として位置づけられた。神経組織に関わる解剖学、生理学、病理学の多くの問題が、カスティリオーネ、リーヴィ、ヴェルガ、マイネルト、クラフト＝エヴィング、ロンベルグ、ベアードなどの学者たちによって解決された。同時に、精神医学が、初めは神経学と平行し、徐々に独立した部門として発達した。イタリアのピエモンテではカルロ・アルベルト公が初めて精神医学を大学の教科として義務づけることを公布し（一八三八）、同時にトリノの精神病院に精神医学の講座を開設した。

国際的な名声を得たイタリアの精神医学者の一人にチェーザレ・ロンブローゾ（一八三六〜一九〇九）がいるが、彼はその後、現在まで続く大論争を学会に巻き起こすことになった「犯罪の人類的変質説」の創始者である。

ロンブローゾによれば、人間の遠い原始の祖先が犯罪者の中に生まれ変わるという。それで、犯罪者、暴力を振るう人、精神障害者は、必然的に識別される共通の身体的特徴を有するという。のみならず、正常な発達を遅らせたり妨げたりするクレチン病、ペラグラといったある種の病気は、しばしば凶暴な態度の原因となり得るような精神の変質を引き起こすというのである。

この理論は有名な著書『犯罪者』（一八七六）として発表され、そこでロンブローゾは肉体的異常と犯罪者の身体的特徴との間に存在する関係を強調している。

すなわちロンブローゾによれば、犯罪者は、隔世遺伝または後天的な変質に由来する肉体的、精神的、神経的な異常性の持ち主として正常人と区別される。てんかん、狂気、先天的なものという三つのタイプの犯罪者が存在し、基本的にはすべててんかん性に由来すると思われる。しかしそれとは別に、てんかん性とは無縁であって、擬似犯罪者、犯罪的傾向をもつ者、習慣的犯罪者という三つの範疇のどれかに属するいわゆる犯罪者も存在するだろう。

ロンブローゾはこの所説に基づいて、先天的犯罪者は矯正が不可能なのだから、唯一の有効な処罰は死刑であると考えた。そして彼は女性の犯罪の分野に研究を広げ、フェッレーロとの共作で『女性犯罪者』（一八九三）を著した。

この時代のもう一人の偉大な神経学者・精神病医はフランス人のジャン・シャルコー（一八二五〜九三）であり、彼はパリ大学医学部を卒業してまもなく、白血病患者の脾臓と血液の中の「菱形の結晶」を発見した。その後そのような結晶はライデンによって痰の中にも観察される（シャルコー＝ライデン結晶体）。シャルコーは三七歳でサルペトリエールという古い火薬庫を改造して世界で最大の病院のひとつとなった婦人養老院の医師となった。このため彼は「サルペトリエールのカエサル」と呼ばれた。

彼の関心の分野は非常に多岐にわたるが、最大の業績は神経学、とりわけ大脳皮質の位置特定とその運動中枢に関する研究である。

しかし特に有名なのは、いささか演劇的でショー的な彼の講義である。すなわち、台の上に複数の投光機を置いてさまざまな角度から患者に当てるようにしながら講義を行ったのである。診察を終えると患者を帰らせ、シャルコーはその疾患の病理解剖学的診断結果をスクリーンに描いてみせた。そういう講義のやり方はダンディーな紳士やおしゃれな婦人を含む満場の聴衆に深い印象を与えた。シャルコーはヒステリーは暗示作用によって生まれる神経症であるとみなし、それを催眠と対照させて論じた。ただし催眠の治療効果については彼はつねに懐疑的であった。

痛みとの闘い＝麻酔法

昔からすべての外科医の抱いていた夢は、患者に与える痛みをできる限り少なくすることであり、患者の方が要求するのも痛みを感じないことしかなかった。やがて、患者のさまざまな部位にアルコール、ケシ、あるいは催眠などを適用することによってある程度、感覚を弱めることに成功した。しかし19世紀の前半には、それらの効果の多様性や不透明性、あるいは麻酔処置が大抵の場合、表面的だったり、時間が短か過ぎたりしたために、問題の解決からは程遠く、一般の手術に適用するに値しなかった。

一七九八年のある日、鉱夫用のランプの発明者であるハンフリー・デイヴィは突然歯痛に襲われ、たまたま亜酸化窒素のガス（笑気）を吸い込むと痛みが消える経験をした時に、近代の麻酔の歴史が始まった。

「笑気」の効果は非常に早くから一部の人たちの間に知られていたが、長い間、科学的真実というよりはソークル間の遊びのようなものに止まっていた。ようやく二〇年ほど後に、イギリスの医師ヒックマンが興味をもち、亜酸化窒素を用いて最初の動物実験を行った後、一八二八年にフランス王シャルル10世より人間への応用の許可を得た。

しかしようやく一八四四年になってアメリカの歯科医ウェルズが自分自身とハートフォード（マサチューセッツ州）の何人かの患者の抜歯の際に笑気の麻酔効果を実験してみようと思った。彼にその考えを示唆したのはコルトンという化学の教師であった。コルトンは、笑気ガスの効果に関する平常の実験の際に、ボランティアで被験者となった一人が痛みを感じないばかりでなく、偶発的にできた傷にもまったく気づかなかったことを観察した。ウェルズはボストンのハーヴァード大学で医師団の前で進んで公開実験を行った。しかし、調合がまちがっていたのか、あるいはガスの状態が不適当だったのかわからぬが、最初にペンチで歯を抜こうとした瞬間、患者は鋭いうなり声をあげた。破滅的であった。部屋中の人が憤慨して立ち上がり、不運な歯科医を罵倒した。

この事件はさらに悲劇的な結末を迎える。大方の非難と悪口を浴びた上、まもなく歯科医モートンがエーテルによる麻酔法を発見したというニュースに追い討ちをかけられ、ウェルズはクロロホルムで自殺を遂げたのである。

その後まもなくコルトンはもう一人の歯科医スミスと組んで仕事をすることになった。スミスはウェルズよりも幸運に、真の外科手術の対象となるべき一人の患者に対して、笑気による麻酔と無痛の抜歯に成功した。

麻酔の歴史の第二幕に登場するのはエーテルという物質である。これは13世紀にすでにライモンド・ルッロが発見したとされ、ルネサンス期には「甘い硝酸塩」、すなわち精留されない硫黄エーテルとして知られていた。その頃は、この物質の麻酔の効能は偶然的なものとしか考えられていなかったが、ようやく一八四六年九月三〇日に薬剤師ジャクソンが歯科医モートンに進言し、翌日、モートンは初めて音楽家イーベン・フロストに無痛の抜歯手術を行った。

結果があまりにもすばらしかったのでモートンは、ハーヴァード大学の権威ある外科医の一人、ウォーレンがマサチューセッツ総合病院で癌の手術を行う予定だった若い患者に麻酔を施したいと願い出た。ウォーレンは同意し、モートンを招いた。手術の結果は目覚ましいものであった。腫瘍は取り除かれ、患者は「叫び声ひとつ上げなかった」。居合わせた人々は仰天した。

ともかく、この記念すべき出来事がアカデミー　オヴ・アーツ・アンド・サイエンスズに報告されると、それまで「すべての意識の欠如を伴う神経の離断」すなわち失神を意味するために漠然と使われていたアネセシア（麻酔）という呼称が、この新しい技術に対して英国の外科医グールド卿によって与えられた。

エーテルによる麻酔法は急速に全世界に拡がり、とりわけ長時間を要して大規模な手術を可能とし、外科学の進歩に決定的な貢献を果たした。しかし亜酸化窒素の時と同じく、エーテルの場合にも事はそうスムーズに運ばなかった。すなわち、この物質の驚くべき麻酔効果をモートンに示唆した化学者ジャクソンが再び登場し、アメリカ政府がエーテル麻酔の「発見者」としてモートンに一〇万ドルを贈ることを決めた時、第一発見者の権利を主張したのである。

論争は双方に加担するアメリカの世論を二分して何年も続いたが結論が出ず、賞はどちらにも与えられなかった。最初のエーテル麻酔を記念するためにボストンの公園に建てられたモニュメントにも名前が記されていない。最悪だったのはモートンで、長い抗争に疲れ果ててウイスキーを飲み過ぎて狂乱状態となり、ジャクソンからの悪意に満ちた中傷文書を読みながら卒中で倒れて死んだ。

麻酔の歴史にはそれほど劇的ではないが第三幕がある。その主役はもうひとつの物質クロロフォルムである。その麻酔効果を最初に利用したのは、産科部門でのエーテルの効果に満足していなかったエディンバラ王立病院産婦人科長シンプソンであった。

シンプソンはクロロフォルムの投与法を充分調整したのち、ある出産に使用した。それから二週間後、他の五〇人の産婦に適用して得られた最高の結果を市の外科学協会に報告した。しかし、クロロフォルムの麻酔についてもまた、非難と論争が立ち上がった。そういうすべての反論に終止符を打ったのは、奇しくもヴィクトリア女王がクロロフォルムの麻酔に頼って八番目の王子レオポルドを幸せに出産したニュースが流れたことだった。そして一八五七年、女王は再び最後の王女ビアトリスの出産に当たってクロロフォルムを受け入れた。それ以来、「女王麻酔」という言葉が使われるようになり、その使用はたちどころに大流行することになった。

赤十字の誕生

アンリ・デュナンは目つきが鋭く、貴族的な顔立ちの男だった。ジュネーヴのブルジョアの家に生まれ、若い時にヨーロッパ中とアフリカで貧者や病人の介護をして回った。そして一八五九年の六月、ナポレオン3世に会おうとしてイタリアのカスティリオーネ・デッレ・スティヴィエーリにやってきた。

しかし、数キロ離れたソルフェリーノの丘の上で、ナポレオン3世はピエモンテ軍を率い、オーストリアの皇帝になったばかりの二九歳のフランツ・ヨーゼフ1世の軍隊とイタリア独立戦争のために戦っていた。戦場には三〇万の兵士と二万五千の馬と一千の大砲が死闘を繰り広げていた。デュナンはその場に赴き、数千人の兵士が地面に横たわって苦痛でうめいているのを見た。彼が着ていたレインコートはすぐに赤い血で染まってしまった。

その戦場の悲惨な有様は、多くの言語に翻訳された『ソルフェリーノの回想』に強烈に描写され、この時代の人々の良心を揺り動かした。その数年後の一八六三年一〇月、ジュネーヴで一一ヵ国による国際会議が開かれ、中立的な救急態勢、病院、治療従事者の必要に向けた満場一致の宣言がなされることになる。

しかしそういう発想が無から生じたものではなく、「奇跡的に」具体化したのでもないことを知るべきであろう。そこに至る先駆者、あるいは今日でいうシンパの存在があった。偶然的な救助ではなく専門化され十分な装備をもった人員による即刻の救援という意味でのなんらかの組織の発想は、それより数年前、一人の女性が抱いていた。フローレンス・ナイティンゲールである。

クリミア戦争が勃発した時（一八五四年）、英国政府はドイツで看護師の資格を取ったフローレンスにトルコのスクタリの陸軍病院にボランティアのグループを率いて赴くことを要請した。彼女は喜んでそれに応え、わずかの日数で三八人の看護婦を集めて出発した。

スクタリの病院（実際には崩れかけたバラックの寄せ集めだったが）は汚く、基本的な医療器具も欠いていた。千人の下痢の患者がいるのに〈しびん〉が一〇個しかなかった。それだけではない。ナイティンゲールの革新的な活動は、女性の存在が兵隊たちの規律と患者の回復に有害である、と考えて我慢ならなかった将校たちに絶えず妨害された。

しかしこういう態度は、一一月九日のバラクラヴァ（ウクライナ）の戦いで短時日に一万人にのぼる負傷者が病院に収容されるようになった時から変化した。ナイティンゲールはその自己犠牲の行動からいまやすべての人たちから「生命の灯の婦人」と呼ばれているが、しばしば軍の厳しい規律を無視し、伝統的な介護の方法を改変してもっぱら自分のやり方で指揮をとりながら、負傷者や病人の看護を改善し、この病院での死亡率を一八五五年二月の四二パーセントから同年の六月には二パーセントにまで下げることに成功したのであった。しかしこの意欲的な看護婦はマラリアに罹り、生涯、その後遺症を抱えることになった。

こうした偉大な行為は、当然、彼女を国家的なヒロインにまつりあげた。そして英国に帰還すると、五万ポンドの寄付金をもとに、聖トーマス病院に最初の看護学校を創設した。

赤十字の組織の創設は一八六三年に遡るのだが、実際の部隊が構成されるのは一九〇四〜〇五年にかけての旧満州における日露戦争の時であった。その数年後イタリアでは最初の看護婦学校がミラノに設立された。

しかしデュナンよりも何年も前に同じようなアイデアをもっていた一人のイタリア人も記憶されるべきだろう。一八四八年のシチリア動乱の際に、ナポリ生まれのブルボン軍の外科医フェルディナンド・パラシャーニは、戦場における負傷者はどちらの側の兵士であるかは関係なく、即座の適切な救助を受けるべきだし、いかなる相手側の負傷者も敵とみなすことがあってはならないという信念と勇気をもって行動したのである。

しかしながらこの理念はあまりにも革新的なものと映り、勇気ある医師パラシャーニは「敵との内通」の罪で死刑を言い渡された。そしてナポリ王フェルディナンドとの友情によって最後の瞬間に処刑を免れたのであった。

蚊との戦い

19世紀の末頃になって、ようやく人間は千年来求めてきた解答を見つけることに成功した。ラヴェランがマラリア発生の要因をある寄生虫に特定したのである。しかしそれがどのようにして伝染するのかは依然謎に包まれていた。マラリアという病名の元となった「マラ・アリア」(mala aria)、すなわち地面から発する有毒な空気としての瘴気が原因なのだろうか？

20世紀に入って疑いの目は蚊に注がれることになる。しかし多くの蚊の種類の中のどれか？かくてローマ大学の動物学・比較解剖学研究所の長となってまもないグラッシ（一八五四～一九二五）は、今日ローマのフィウミチーノ空港のある一帯の野原で蚊の採集を始めた。

ほぼ同時に、インド駐在の若いイギリス将校ロナルド・ロスは地球の別の場所で、がたつくような顕微鏡だけを頼りに、赤血球の中で寄生虫が再生する仕組みを解明するのに成功した。それは大きな前進であったが新世紀直前にはまだ発見すべき多くのことが残っていた。

この分野ではディレッタントの域を出ないロスとは違って、グラッシは手探りで研究を進めるようなことはしなかった。蚊の種類の選択と除外に関してははるかに合理的な方法にしたがい、まださなぎや幼虫の段階から研究を始めて、蚊になっても決して人間や動物を刺さないことを確かめようとした。彼はマラリアは蚊のいる地域にしか発生しないが、蚊のいるところに必ずマラリアがあるわけではないという結論に達した。したがってすべての蚊ではなく、いくつかの特殊な種類がマラリアをもたらすと考えたのである。

グラッシ教授の選別は（彼は独眼で片目で顕微鏡を見たのだが）早くも結果を現した。一八九八年九月二九日、イタリアの低地にはびこる約三〇種類の蚊のうち、次の三種がマラリア寄生虫を感染させるタイプであることを発表した。ハマダラカ（羽に斑点がある）、アカイエカ、キンイロヤブカ（羽に斑点がない）。

農民たちが湿地や街角や家の中に夜だけ現れる白っぽい灰色の奇妙な蚊を「デカ蚊」と呼んでいたが、グラッシはそれがハマダラカであると特定した。

このグラッシの研究にボランティアで一役買おうとするソーラ氏という人物が現れた。彼は一ヵ月の間毎晩、三種類の羽に斑点のない蚊に体を刺されていた。しかし彼は発病しなかった。ある日グラッシ教授がマラリアに罹った患者の血を吸った「デカ蚊」を持ってソーラの部屋に入ってきた。十日後、ソーラ氏は身震いがして発熱する典型的なマラリアの症状に襲われた。

この時点で、インドとイタリアの間、すなわちロスとグラッシの間で、マラリアに関する知識の継続的な交換がなされるべきであった。一方ではロスが鳥のマラリアが蚊を通して感染することを発見していたし、他方グラッシは人間のマラリアの原因となる斑点のある蚊の種類について知っていた。

しかしここで優先権に関する喧嘩が起こった。特に一九〇二年にこの発見に対してロスにノーベル賞が与えられると、論争はその後二〇年間も続いた。

防衛の細胞

「食菌作用」が最初に問題になった状況はいささか奇妙なものだった。一八八三年のクリスマス前夜、イタリアのメッシーナ海峡沿いの家に住んでいた一人のロシア人が、小さなバラの棘をヒトデの透明な膜に差して止めたことである。つまり、ロシアの生物学者メチニコフはシチリアに政治亡命しており、自宅のサロンを研究所に改造していた。

彼はヒトデを使った実験をそれより前から始めていたが、ある夜、一本のバラの棘をヒトデに刺してから床についた。翌朝顕微鏡の下に現れたドラマはまさに魅惑的なものだったのだが、彼は実は期待していたとおりだったので驚かなかった。バラの棘は、外部からの「闖入者」に対して自らを守るために急遽生まれた無数の細胞に取り囲まれていたのである。メチニコフはやはり透明なミジンコでも実験を行い、新しい細胞の防衛的機能を直感した。これが針の形をした胞子を飲み込むと、まもなく細胞の強力な〈機動隊〉の一団に包囲されたのである。

彼は細胞的な要素によって引き起こされる同様の防衛的作用が、より優等な有機体でも実現することを直感し、〈外敵〉を破壊するそのような細胞の作用を「食菌作用」、そこで活躍する細胞を「食細胞」と名づけた。

メチニコフによれば、食菌作用は、脊椎動物および無脊椎動物の進化の全段階にわたって、動物界に血管系統が出現する以前から認められる炎症の基礎的な特徴であるとする。より高等な動物およびヒトにおいては、防衛の機能はより明確に区別された細胞に与えられている。すなわち、循環する白血球、毛細血管内皮の細胞、リンパ組織の大きな細胞である。

この所論によってメチニコフは一九〇八年、ノーベル賞を受賞することになるが、これをきっかけに、免疫的防衛の基礎となる複雑な機能に関する近代の概念に結びつく、すべての研究が動き出すのである。

エンドウを研究する修道士

アルトブリュン（チェコ・ブルノ県）の聖職者グレゴール・メンデル（一八二二〜一八八四）がエンドウの最良種を選ぶために、エンドウのさまざまな種類を味見する有名なテストを始めたのは一八五四年のことであった。修道院の庭師としての経験から、二種類の植物の交配から必ず雑種が生まれるこ

第1世代

〈緑・粗〉の種類は〈緑・粗〉しかつくらない（aabb）。

第2世代

〈緑・滑〉の3分の1は〈緑・滑〉のみをつくり（aaBB）、
3分の2は〈緑・滑〉と〈緑・粗〉をつくる（aaBb）。

第3世代

〈黄・粗〉はやはり3分の1は〈黄・粗〉のみをつくり（AAbb）、
3分の2は〈黄・粗〉と〈緑・粗〉をつくる（Aabb）。

第4世代

〈黄・滑〉は四種の子孫をつくる。すなわち、
1は〈黄・滑〉のみ（AABB）。
2は〈黄・滑〉と〈黄・粗〉（AABb）。3は〈黄・滑〉と〈緑・滑〉（AaBB）。
4は〈黄・滑〉〈黄・粗〉〈緑・滑〉〈緑・粗〉（AaBb）。

とを観察し、それら二種の子孫の中にそれぞれの形質がどのように遺伝されるかを追跡することにした。明らかにしようとしたのは以下の点である。

1. 第二代の血統の中に現れる異なった形態の数
〈優劣の法則〉
2. それら異種の形態が次の世代に伝達される方法
〈分離の法則〉
3. その数的比率
〈独立の法則〉

この研究の中でメンデルは七組の「対立的」形質の伝達に注目した。すなわち、色（優性の黄A対劣性の緑a）、形（優性の滑らかなものB対劣性の粗いものb）。

メンデルは第一世代（F1）の黄色で滑らかなエンドウと緑で粗いものとを交配し、すべて優性の形質（黄色、滑らか）のエンドウをつくることに成功した。

第二世代（F2）の新生種には四種の異なった組み合わ

せが現れたのである。すなわち、〈緑・粗〉、〈緑・滑〉、〈黄・粗〉、〈黄・滑〉である。

次いで、これらの中のどれがどのような割合で純粋であり雑種であるかを確定するため、これら第二世代のエンドウを別々に離して植えてみた。結果は右表のとおりである。

このことからメンデルは、両親の形質はオスとメスの生殖細胞（花粉と胚珠）の中で限定されると結論した。もし両親がある特定の形質について純粋であればすべての生殖細胞はこの形質を保有するはずであり、もしそれが雑種であれば生殖細胞の五〇パーセントは優性の形質を、他の五〇パーセントは劣性の形質を保有するという。

三万本のサンプルについて調べた結果をメンデルは一八六五年二月八日にブリュンの自然科学研究所に提出したが、近隣の人々を除いて科学界の関心を引きつけることはなかった。

落胆した彼はエンドウの研究を放棄し、気象の観察とミツバチの交配の研究に専念する。一八七一年にはブリュンの養蜂協会の会長となる。一九〇〇年になってようやくメンデルの研究報告は、アムステルダムのデ・フリーズ、チュウビンゲンのコレンス、ウィーンのチェルマクの三人によって別々に再発見される。彼らの研究の上に、未来の遺伝学の分野が構築されることになるのである。

ダーウィンの所説

チャールズ・ダーウィン（一八〇九〜八二）のビーグル号による最初の船旅は一八三一年一二月二七日から一八三六年一〇月二日まで続いた。その間、彼はカポベルデ、南米、ガラパゴス、タヒチ、ニュージーランド、オーストラリア、モーリシャス、南アフリカを訪ねた。この長旅の間、彼は自然史に興味をもち、特に、訪問した国々に現存する生物とおびただしい化石の間の関係について重要な観察を行った。とりわけ南米のガラパゴス諸島では、いくつかの種が異種でありながら相関性のある他の種と交替したことや、ガラパゴスの鳥類には生息の異なる条件に結びつく種の違いが存在することに注目した。ダーウィンにとって、生命の諸形態の「進化」の共通点は、最初から、さまざまな変化を通じて発生する血統の可能性と考えられた。この彼の確信を実証したのは、新石器時代以来、人間が人為的な選択によって植物と家畜において発生させた変異であった。

自然の選択による種の進化という概念をダーウィンは一八三七年に確立していたが、それに確固とした科学的基礎を与えなければならないことを感じていた。実は彼はマルサスの『人口論』を読み（そして批判しながら）、生き残るべき生物の数を調整するのは生き残りの必然性と余裕のみならず、それぞれの種の「選択性」でもあるという結論に到達したのであった。いいかえれば、環境の条件によりよく適応する生命の形態が生き残るのであり、そのことは次の世代に伝達される変化を内包することを意味する。

これが有名な『自然選択による種の起源について』(一八五九)において展開されたダーウィンの進化論であるが、ただし、一度発生した変化が伝達されるためのメカニズムについては説明することができなかった(その時点ではまだメンデルの法則が知られていなかったのである)。この本は発売と同時に売り切れ、第二版は翌年の二月に出た。それにしてもこのような専門的で相当に抽象的な書物が一般大衆の関心を引くというのは、その証言がヴィクトリア朝のイギリスおよび全ヨーロッパの知識人を驚かせるだけの大胆で挑発的な内容だったからである。

ダーウィンがいうには、世界の創造は聖書で語られるようにわずか六日間でなされたのではなく、現在の姿になるまでに何千年もが経過している。のみならず、現在の動物・植物、および人間そのものも創造の時のものとは大いに異なっており、しかしそれは変化し進化したものにほかならないからである。そしてこれは読者のやや短絡な結論ではあったが、以上の説からヒトは猿から進化したということになった。一八七一年に出版された『人間の由来』においてダーウィンがその説を確認したことによって騒ぎはますます大きくなった。

ローマ教会はこの説は聖書の伝承といちじるしく対立し、「人間の尊厳をいやしめる」ものだとして決然たる激しい態度で反発した。

とはいえ、ダーウィンの進化論は、化石に残された動物のさまざまな種の遷移や、ヒトの中にさえある原初的あるいは萎縮した器官・組織のように、それまでは断片的で個別的だったデータを一本の線に結びつけ、総体的にとらえるという意味において、科学的研究の混沌とした沼の中に投げ込まれた正しい一石のような存在となった。

科学的合理性はこのように純然たる信仰に取って変わろうとしていた。そしてこの19世紀後半のいわば熟成の時代には、ダーウィン説の支持者、推進者はますます増えて熱烈となり、時には著者自身の理論を変質させたり転換させたりするものも現れた。

同時に、一方では神の創造の事実が重大な危機に陥ると感じた反対者たちの団結も堅くなっていった。彼らにとっては、人間が神の姿に似せて創られたという特権を放棄し、猿に由来することを認めることは絶対に受け入れ難いことであった。

9章　20世紀の医学

影の探求者たち

X線の発見はまったくの偶然であったのだが、その重要性を即座に評価する能力をもった注意深さと識見のある人物がいたから可能だったのである。この場合の主役は一枚の感光板と、一本の鍵と、一本の真空管であった。

ヴュルツブルグ大学の物理学の教授レントゲンは、それらのものに電流を通してそこから発する陰極線、つまり現在のテレビのブラウン管に生じるのと同じものの状態を調べていた。教授はいつも予定表に挟むしおりの代わりに、机の引き出しの鍵を使っていた。一八九五年の春のある日、彼はその手帳と鍵をなんとなく机の上にあった感光板の上に置いた。なにかちょっと実験をした後、趣味としていた花の写真を撮るために研究所の小さな中庭に降りた。翌日、現像した花の写真の中に、鍵が写っている一枚があった。机の上の鍵である！

教授はこの不思議な現象について何ヵ月も考えたが説明がつかなかった。ただひとつ確かだと思ったことは、鍵を「印刷」させたのは陰極線ではないということだった。なぜならボール紙と銀紙で覆われていた真空管からそれが発せられることはあり得なかったからである。

レントゲンは夜おそくまで仕事する習慣をもっていた。そして運命の一一月八日の夜も、完全な闇の中で、真空管を銀紙と黒いボール紙で注意深く覆い、そこから発する放射線が通過しないようにして実験を行っていた。すると突然、部屋の奥に一種の鬼火のようなものが揺らめくのが見えた。それは電流を通す強さによって現れたり消えたりするので、彼が行っている実験と関係があるはずだと彼は直感した。闇の中を手探りで近づき、映写用スクリーンから不思議な光が発せられているのを見た。放射線を映しているのだった。しかしどんな放射線？

二つの仮説が考えられた。ひとつは、銀紙と黒いボール紙を通過する強い透過力を備えた「特殊な」陰極線、他は、「新種の放射線」ということである。それが写真用感光板の上に置いた鍵を「撮影した」あの放射線だったわけである。

レントゲンは数日間この同じ実験を何度も繰り返し、これはまさに未知の新しい放射線であるという結論に達した。そこでそれを「X線」と命名した。真空管のガラス壁に放射線が衝突することによって、特殊な性質を備えた一種の放射線が発射されることになるのであった。

鉛の重りの入った小箱を置いてみたところ、スクリーンの上にはっきりとその形が映った。他の金属の物体を置いても同じことが起こった。ほとんど本能的にレントゲンは自分の手を放射線にかざしてみた。そこで見たものは不思議に満ちていた。スクリーンには手根骨、中手骨、指骨が映っていたのである！　それはX線は柔らかい組織を透過するが、より密な骨は透過しないことを意味していた。

翌日、彼は妻アンナ・ベルタの左手をその不思議な放射線で「撮影」した。薬指に結婚指輪をはめた女性のしなやかな手は歴史上最初のレントゲン写真となり、速やかに世界中に広まることになる。

レントゲンは『新種の放射線』という簡潔なタイトルの短い報告書を、ヴュルツブルグの物理学医学協会に送った。さらに一〇〇部あまりのコピーを自費で印刷し、アンナ・ベルタの手の「写真」を添えてヨーロッパの著名な科学者たちに送付した。

二週間後、彼はベルリンの王宮に招かれ、国王ヴィルヘルム2世と数人の知識人たちを前に、新発見を報告した。まさに大勝利であった。その結果、一八九六年一月二三日、ベルリン物理学医学協会において満場一致でこの新しい放射線を「レントゲン」線と命名することが決定した。

このニュースはただちに日刊紙に取り上げられたが、物理学や医学よりも写真術のひとつの進歩として紹介された。そして爆発的な流行が生まれた。だれもがX線に当たり、自分の中身がどのようにつくられているかを見たがったのである。X線の機械がショーウィンドウに麗々しく飾られ、遊園地などでは自分の頭蓋骨の写真を安価で土産物として持ち帰ることができたりした。

やはり学会側のさまざまな反対があったにもかかわらず、この新しい技術はすぐに医学に幅広く応用されるようになった。X線ははじめは特に骨折や異物が見えることで診断の分野に限られていたが、第一次大戦に際しては体内の弾丸や破片などのある場所を調べるのに大いに役立つことがわかった。

しかしまもなく、X線の照射は、一時間ぐらい浴びる必要があったため、組織に害を与えることが判明した。そのため、一方では照射機の遮蔽幕の厳しい適用が要請され、他方ではこうした放射線のネガティヴな作用を有利に活用しようとする方向が現れた。つまり、最初に観察された有害的な要素は皮膚に関するもの（皮膚が赤くなったり毛が落ちたりする）だったので、X線の最初の「治療的」活用は、もっぱら女性の過剰な体毛の除去であった。しかしすぐにX線療法は、主として皮膚の腫瘍や乳癌など、他の疾患に適用されてゆくようになった。

しかしX線療法の初めの数十年には、医師の側も患者の側も、治療に用いる照射の量が多過ぎたり保護の方法の不備のためなどによって、害を被る場合が非常に多かった。しばしば処置の効果は本来の疾患そのものよりもさらに悪化させたり、時に有害でさえあった。

ことに第二次大戦中、X線は光源の段階（回転陽極管、高い原子番号の物質から得られる小さな焦点など）であれ、現像に関して（フィルム、磁気テープ）であれ、物理学、医学、工学の貢献によって急速な進歩を遂げ、映像の鮮明度や明暗のコントラストが大きく改良される可能性が生まれた。

こうした進歩は放射線の照射の量を減らし、映像を改善する必要に応じたものだった。

・立体映写法（ダヴィドソン　一八九八）

・キモグラフィー（ロゼンタールとゲット　一九一二）

・骨髄X線写真術（ダンディ　一九一九）
・脳室造影法（ダンディ　一九二〇）
・脳レントゲン写真撮影法（ビンゲン　一九二一）
・ストラティグラフィー（ヴァレボーナ　一九三〇）
・レントゲン写真（ド・アブロー　一九三六）
・レントゲン映画（一九四〇）

と平行して診断学が進歩を遂げた。

さらに一九五〇年以降、それまで暗室を用いざるを得なかった従来のX線診断に代わって、明度増幅器によってテレビ・モニターで太陽光線の下でも画像を見ることが可能となり、著しい進歩があった。そのことにより、患者にとっても手術者にとっても危険を伴わずに、X線の長時間の照射や、カテーテル法によって心臓と極めて小さな血管の組織を分断することが可能となったために、近代の心臓血管外科学が発達することになった。

電流の三つの位相をすべて利用することにより、変圧器はさらに改良され、セレンとケイ素の整流器が在来の熱電子管に代わり、さらに最近は無線の変圧器も登場している。

そして現代の電子技術とコンピューターの利用によって、人間の眼が認識し得る10～12度の陰影に対して、「灰色段階」の記録を無限大にまで広げる断層撮影法（CT）がさらなる飛躍をもたらすことになる。最近はより新しいデジタル映像が導入され、一層正確で、患者にとって危険の少ない方法による人体の研究が可能となった。

血の助け

戦場における最初の輸血はアメリカの南北戦争（一八六一〜六五）に遡る。しかし驚いたことには、四年間でそれが行われたのはたったの二回であった。

ついで普仏戦争（一八七〇〜七二）でも輸血が行われる。その方法は即座にフランス、オーストリア、ベルギー、ロシアの軍隊に取り入れられた。

しかし、人々の善意、勇気、希望にもかかわらず、血液の凝固や保存の知識の欠乏、血液型に対する概念のまったくの欠如、したがって提供者と受ける側の血液の互換性に対する無知によって、輸血が時には死に至る多くの失敗例を生む結果となった。それは一九〇〇年にラントシュタイナーが血液型を発見するまで続いたのであった。

カール・ラントシュタイナー（一八六八〜一九四三）はウィーン大学病理解剖学のまだ若い助手の時に、完全に健康な一二人の同僚の赤血球と血清の関係の研究を始めた。そこで何人かの血清が特定の他人の赤血球を凝固させることを観察した。最初の段階では血液をA、B、C（これは後にOとなる）

の三つのグループに分類した。事実、A型の血清はB型の赤血球を固まらせ、B型の血清はA型の赤血球を、C型の血清はA、Bのどちらも固まらせることに注目した。ついで一九〇二年、より希少なAB型を発見したのは彼の二人の協力者デ・カステロとストルリであった。

しかしラントシュタイナーが輸血における血液型の重要性を強調したにもかかわらず、医療従事者は少なくとも一〇年間はその意味を把握できなかった。たとえヨーロッパの文献を読む機会が少なかった（ラントシュタイナーの論文はドイツ語で書かれた）アメリカの医学者にとってはやむを得なかったとしても、ほとんどの人がドイツ語を知っていたヨーロッパの医師については理解しがたいことである。

血液型の発見によってラントシュタイナーは一九三一年のノーベル賞を受賞する。しかし彼の研究はそこに止まらず、七二歳の時に、血液の不適合の際に起こる重い「胎児・新生児溶血性疾患」の原因となるRh因子を発見する。さらに、脊髄性小児麻痺（ポリオ）はウィルス性の疾患であるという大胆な説を発表したのも彼の功績のひとつである。

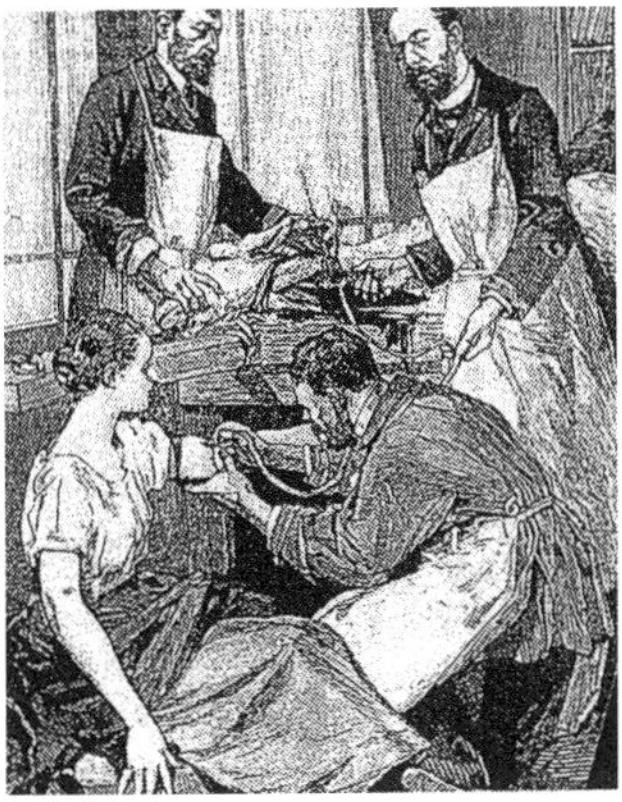

最初の輸血は動物（たとえばヒツジ）からヒトに直接行われた

ラントシュタイナーが研究を始めた最初の頃は、彼はメンデルの遺伝の法則を知らなかった。これは一九〇〇年にコレンス、デ・フリース、チェルマクによって再発見された。その一〇年後、ドゥンゲルンとヒルスフェルトが初めて血液型の遺伝の仮説を提唱し、数学者ベルンシュタインによって完全なものとなり、一九二四年、決定的に認証された。以来、血清遺伝学は身元確認に応用されることになる。

19世紀末には血液を凝固させないなんらかの方法の確定に結びつくような臨床経験が相次いだ。その結果、繊維を除去した血液、あるいは血漿のみを使用する方法に徐々に近づいていった。しかし信じ難いことに、人体への輸血に動物（ヤギ、子牛）の血を使うことに固執する人が少なくなかった。

凝血のメカニズムについて確かなことが何も知られていなかったのだから、研究者たちの想念は血液を固まらせないのに適した化学物質を探すことのみならず、輸血の器具のなんらかの物理的特性を利用しようと考えたのは当然である。一本の血管の内膜を他の血管のそれに直接つないで外面の介入を避ける方法は、一時期、この問題の解決になるように考えられた。それを実行したのはニューヨークのロックフェラー研究所で臓器移植の実験に携わっていたフランス人カレル（一九一二年ノーベル賞）であった。一九〇八年、産褥出血が止まらない生後五日の女児への輸血が彼に依頼された。一研究者に過ぎなかったカレルはためらうことなく、新生児の膝窩静脈と父親の橈骨の動脈をしっかりと接合した。調理台の上で行われた輸血は完全に成功だった。

しかしそれより一〇年ほど前の一八九八年、米国クリーヴランドの外科医クライルが同様に動脈と静脈の直接接合による輸血を実行していた。こうした直接的輸血の方法にはその後多くの修正がなされたのだが、それに伴う困難は膨大なものであり、たとえば輸血に必要な血液の量は一ないし一・五リットルを要するといったものだった。

第一次大戦の到来によって、新しい組成の貴重な血液抗凝固剤、すなわちブドウ糖のクエン酸ナトリウムの導入もあって、直接的または「媒介的」輸血から間接的方法への移行が始まった。そのことにより、遠く離れたあらゆる前線の基地まで血液を運搬し、何万人もの人命を救うことが可能となったのであった。

第一次大戦の終わりまでは、血液を保存するためにすべての軍隊がこの血液抗凝固剤を採用していた。しかしロバートソンよりも前に、ベルギーのフスティンはクエン酸ナトリウムの粉末を血液抗凝固剤として使用することを提案していた。そうすれば輸血液の量を最小限に減らすことができるわけである。

これらさまざまな血液抗凝固剤のおかげで、間接輸血はますます人気が高まっていった。大戦後の数十年間に全世界から集められた報告を元にして、スペイン市民戦争（一九三七〜三九）の際には技術がさらに改良されて広く用いられ、この時は初めて凍結血液が使われた。決定的な進歩は「血液銀行」の創設である。すでに一九一八年、ロバートソンは良好な状態で取り扱われた血液は二〇日間は完全に保存することができることを証明していた。以来、全世界で離れた場所での採血、保存、そして輸血のためのサービスが組織された。

しかし、血液銀行創立の大きな要望が生まれたのは第二次大戦が始まった米国においてであり、その時アメリカからヨーロッパおよび太平洋の前線に大量の血液を輸送する必要が切迫していた。

そういうわけで、血液の凍結、凍結乾燥、プラスマフェレシス（血漿分離交換）などの方法が発達したのである。

第二次大戦後、朝鮮戦争とベトナム戦争の経験により、輸血の方法はさらに完成し、大きく改良された。

無意識の発見

彼はウィーン大学医学部を卒業した後、長い間、脳の解剖学の研究をしていた。その間、コカインの眼に対する麻酔の効果を発見していた。

しかしジグムント・フロイト（一八五六～一九三九）はこの研究を放棄し、一八八五年にパリに赴き、ヒステリーおよびシャルコーが提出していたその治療法（催眠療法）の問題に熱中する。

その後、神経疾患に関する当時の治療法（催眠や電気療法）に失望してウィーンに戻り、フロイトは観念の自由な連想と夢の分析に根ざした独自の精神分析の方法を開発した。はじめはブロイヤーと組んで研究し、共著『ヒステリー研究』（一八九五）を刊行する。しかしブロイヤーは、フロイトが神経症の発生に性衝動が関与するのを過度に重要視することに批判的であり、彼から離れることになった。

正式な学会からは敵視されたとはいえ、ユング（ユンクともいう）やアドラーといった弟子に囲まれたフロイトは一九〇八年にザルツブルグで最初の精神分析学会を開催したが、その時は四二人が参加しただけだった。国際精神分析学会は一九一〇年に創立され、特に米国において発展した。オーストリアがナチに占拠されたことにより、一九三八年、フロイトはウィーンを離れ、ロンドンに亡命した。

精神的な機能疾患の初期の「精神浄化治療法」は、患者側の無意識または抑圧された経験の記憶の「意識の目覚め」に頼るものだった。この方法から正真正銘の精神分析への発展は、麻酔を用いる代わりに夢や自由連想の解釈や、隠された行為の分析という方法に向かった。

無意識の観念や思考は、固有名詞の忘れ、うっかりミス、字の書き違い、「検閲」（潜在意識に対する抑圧力）、迷信などのように、非常に多様な、しかも一見無意味な形で表現される。

しかしフロイトは、医師の人格自体が患者の口述内容の解釈を誤認するおそれがあり、優れたアナリストであるためにはまず自分の精神分析が必要であると考えた。

フロイトの理論によれば、精神の働きは二つの段階に分けられる。初原的な段階では夢、神話、快楽におけるような象徴的思考に現れ、二次的な段階は論理的思考、自己批判や現実的概念などに現れる。第一の思考は、人間の頭脳に恒久的に存在する要素ではあるが、決して表面に顕示されるものではなく、夢や幻想はもとよりだが、芸術的想像力や神経症、精神病の症状においても現れるものである。この第一の段階（エス）は、基本動機、すなわちリビドー（性的衝動）とデストゥルドー

（破壊的衝動）の源泉である。これは心の中に「自我」または「超自我」として内閉させている社会の要請と絶えざる闘争の関係に入ることになる。こうして生まれた葛藤が神経疾患を生み出すのである。

フロイトの理論はその後、彼の弟子たちからもさんざん反論され、多くの者が離脱していくことになる。最大の離反者はユング（一八七五～一九六一）であり、彼は一九一二年、リビドーの象徴性に関する著書の中で、精神分析の理論を神話の研究に応用した。その説はフロイトのみならずアメリカの精神分析学者たちからの激しい反駁《はんばく》を巻き起こした。論争がますます激化したため、ユングは公式の精神分析学会とたもとを分かち、一九一四年、「分析的心理学」の一派を創立した。

人格に関するユングの理論は、性的な概念を優位に置く限界をもつ精神分析から離れ、人間の行動を哲学的あるいは神秘宗教的な視点から説明しようとする試みである。ユングもまたリビドーの概念に依存するのではあるが、それをより多様な心理的作用の基礎である「非差異的」なエネルギーという意味で捉えようとする。心理的現象の定義づけは、とりわけエネルギーとエントロピーの保存の概念によって決定される。

ユングによれば、プシケ（精神）は、自意識、個人的無意識、集合的無意識という三つの等位のシステムの協同の結果である。自意識は知覚、思考、感情、記憶を含み、個人的無意識は欲望や以前は意識していたが、後には忘れてしまった衝動に関与する。そして集合的無意識は過去のすべての世代の累積的経験（古態型）の影響を内包するとされる。これらの要素のひとつである自我は、人格の総合と安定に責任を有するものであり、それが阻害されると神経症が生じ、ユングはその要因を個別化して正常な状態に修復することで治療しようとした。

アレルギー：ある不思議な物語

一九〇一年、モナコのアルベルト王子のヨット「プリンセス・アリス2号」の船旅の間にアレルギーの物語が始まった。

その時、王子はゲストとして招いていた二人の著名な医師リシェとポルティエに、噛まれると猛烈に痛いクラゲの調査をすることをもちかけていた。それは南洋に住む腔腸動物のプランクトンで、触れると発疹を起こす性質をもっている。二人は直ちにクラゲの繊維の水分あるいはグリセリンのエキスが、カナリアやウサギを使った実験で猛毒であることを検証した。

パリに帰ったリシェは、クラゲを入手するのは難しいので、確かな観点からクラゲに類似し、手に入れやすいイソギンチャクの触手を研究してみようと考えた。

イソギンチャクのすべての触手を本体から切り離し、グリセリンを入れたエキス（一キロの触手と一キロのグリセリン）を用意し、極めて毒性の強い液体をつくり出した。グリセリンがあらゆる有効成分を溶解したわけである。そうして、リシェはポルティエと共同で、犬を使ってどの程度の量が有毒であるかを調べようとした。ところがこの研究は予想外に長引くことになった。何匹かの犬は四～五日で死んだが、より長く生きていたのもあり、何匹かは最後まで死ななかったのである。

リシェはこの最後のグループに特に関心をもち、これらの犬は生き延びたのであるから、もう一度有毒物を与えてみようと考えた。すると予想しないことが起こった。二度目に投与した物質は完全に有毒となり、犬たちはたちどころに死んでしまったのである。

キー・ポイントとなる実験が「ネプチューンのように美しく、大きく、元気な一匹の犬」を選んで行われた。最初の投与では犬は完璧な状態を保っていたが、二度目には激しい反応を起こして死んだ。

リシェはこの現象を、「予防（プロフィラクシー）」に対置して、「過敏症（アナフィラクシー）」と名づけた。これはこの分野における一連の実りある研究に道を開いた実験結果であった。たとえばアルサスはウサギに血清を静脈注射して、一回目にすでに過敏症が現れるが、二回目にはそれがさらに激しくなることを実証する。こうして、「過敏症」の概念は、毒素や毒性蛋白質ばかりでなく、すべてのプロテインを包含するところにまで拡大された（アルサス反応）。

そのしばらく後フォン・ピルケーは、馬の血清の二回目の注射を受けた患者が数日後にじんましんと喘息に罹ることを発見した。彼は「アナフィラクシー」に代わってより適切な「アレルギー」（活動の変化の意）という用語を提案した。以後「アナフィラクシー」は非常に激しい時には死に至るアレルギー反応（過敏性ショック）に限って使われるようになる。この時点から特に現在の喘息の知識をもたらすような一連の研究が展開されることになった。

これより前、古代以来、喘息についてなんらかの解明が試みられたが無駄であった。しかしそこまで昔に溯らなくても、18世紀にベルナルディーノ・ラマッツィーニが喘息は小麦をふるいにかける人や水を使う労働者に非常に多く発生することに注目していたことは重要である。また、聴診器の発明者レネックは、喘息の原因として、「チュベローズ、ヘリオトロープ、腐ったリンゴのような」匂いや空気の条件の変化も軽視することはないが、特に「心の興奮」をあげていた。一方、アメリカのオリヴァーのように、喘息を「長寿には都合よい軽い不快」とみなす者もあった。

一八〇三年になってようやく真実が垣間見えるようになった。

すなわちライサイセンは気管支の壁に環状の筋肉線維があり、発作の際にそれがけいれんを起こすことを証明した。そしてたとえば筋肉組織のけいれんを抑える働きのあるアトロピンを含むチョウセンアサガオ、ヒヨス、ベラドンナなどの乾いた葉を燃やした時に出る煙が有益であることが明らかにされた。リシェ、アルサス、フォン・ピルケーたちの研究が生まれる前のことである。

今日では喘息は煩わしい病気であることには変わりないが、気管支喘息の基本的なメカニズムは解明され、患者は全治しないまでも、少なくとも質的に容認できる生活を営み、発作を予防できる可能性をもっている。

ウィルスとその周辺

ラテン語のウィルスという言葉は幾世紀にもわたって、生体でつくられて病気の原因となる毒を指していたのだが、19世紀の末からまったく別の意味をもつことになった。

それを弱めてワクチンとして利用することができる病原体という意味で最初に使ったのはパストゥールであった。事実、それまでは「ウィルス」という語には細菌も含まれており、可視的な「ウィルス」のほかに細菌濾過《ろか》器の極小の孔をも通過するほど小さな、顕微鏡でしか見えないようなウィルスが存在することが理解されるまでは古くからの意味がまだ残っていた。

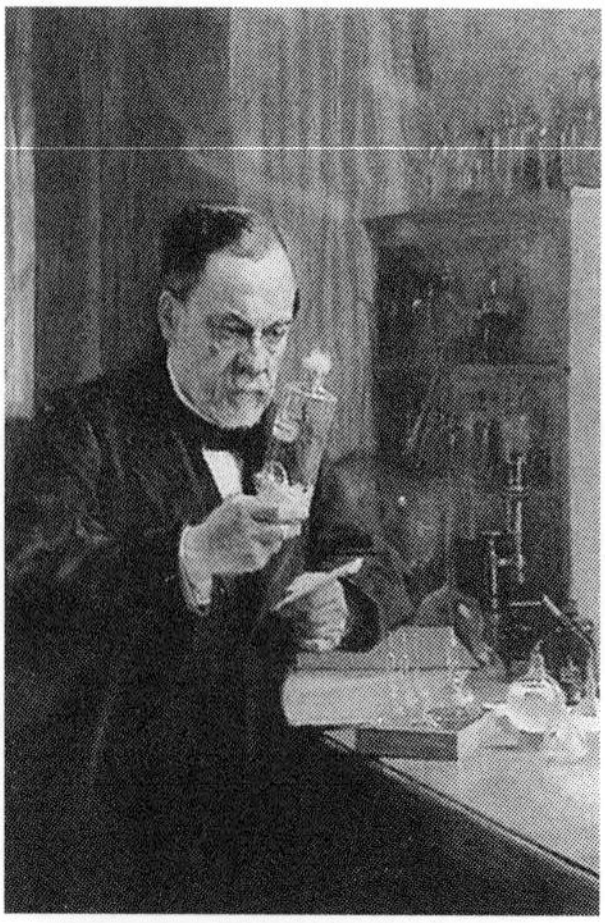

パリの研究所でのルイ・パストゥール（A.Ederfelt 画。パリ、パストゥール研究所）

そういう膜を使うことによって初めて、これらのウィルスが一ミリの千分の一の単位の大きさをもったものであることが確認された。その後徐々に、それらのサイズは最小で一〇ミクロン、すなわち一ミリの一万分の一（獣の口蹄病）から最大で二七五ミクロン（オウム病）までの幅があることがわかる。インフルエンザのウィルスは一一ミクロン、ポリオの場合は一二、狂犬病は一二五、天然痘は二二五ミクロンである。

一八九八年、レフレルは伝染性の口蹄病に関する実験中に、限外顕微鏡で検知されるウィルスが疾患を発生させる可能性があることを発見した。彼は口蹄病に特有の膀胱の内容を濾過し、いまや細菌や目に見える微粒子のないその内容物を牝牛に投与して、疾病を再発させることに成功した。

とにかく、20世紀の最初の三〇年間はウィルスはもっぱら動物と人間における発病の要因という観点から研究されたということができる。紫外線顕微鏡（一九二五）と電子顕微鏡（一九三八）の発明とともにようやくそれらを直接見ることができ、はじめてその形状や宿主の細胞との関係を研究することが可能となった。現在では一度宿主の中に入ると、ウィルスはその核の中の物質を利用して急速に発達することが知られている。非常な短時間のうちに膨大な数のウィルスが発生すると細胞は破壊され、そこから出たウィルスはすばやく他の細胞に転移する。

次いで考案されたウィルスの培養と、血液の中の抗体の観察のための方法は、とりわけウィルスの発生と変異に作用する要素を知ることを可能にした。

それ以来、以下のような数多くの疾患の原因となるウィルスが特定された。天然痘、オウム病、黄熱病、インフルエンザ、脳炎、はしか、水ぼうそう、かぜ、そして最近の脊髄性小児麻痺（ポリオ）、ウィルス性肝炎、エイズなど。

最も流行したウィルス性の病気のひとつ、インフルエンザは、第一次大戦の終わる少し前に数

〈ウィルスの研究と発見〉

1892	タバコのモザイク病	D.イワノフスキー
1898	獣の口蹄病	F.レフレル、P.フロッシュ
1899	タバコのモザイク病	M.W.ベイジェリンク
1900	馬のペスト	J.マックファディアン
1901	鳥のペスト	E.チェンタンニ
	黄熱病	W.リード、J.キャロル、A.アグラモンテ
	狂犬病	K.ラントシュタイナー、C.レヴァディーティ
1902	牛のペスト	C.ニコル、R.ベイ
	鳥の天然痘	E.マルクス、A.スティッカー
	ヒツジのペスト	A.ボレル
1903	狂犬病	P.レムリンガー、R.ベイ
1904	雌ヤギの感染症	A.チェッリ、D.デ・ブラージ
	豚のペスト	E.シュヴァイニッツ、M.ドルセット
1905	牛痘ワクチン	A.ネグリ
	犬のジステンバー	H.カレ
	感染性の貝類	M.ユリウスバーグ
1906	デング熱	P.M.アシュバーン、C.F.グレイグ
	天然痘	E.パーシェン
1909	ポリオ	S.フレクスナー、P.ルイス、C.ライナー、R.ヴィーナー、K.ラントシュタイナー、C.レヴァディーティ
1910	ウィルスの培養	A.カレル
	ニワトリの肉腫	F.P.ルース
	バクテリオファージ	F.H.デレル
1911	はしか	J.F.アンダーソン、J.ゴールドバーガー
1914	風邪	W.クルーゼ
1915	スピロヘータ・ヒクテロゲンス	ヒュウベナー、ライター
1918	スペイン風邪	C.ニコル
1919	ヘルペス	A.レーヴェンシュタイン、B.リプシュッツ
	インフルエンザ	C.ニコル、O.ルベイリー

〈ウィルスの研究と発見〉

1921	ヘルペス	G.ブラン、J.カミノペトロス
1923	リンパ肉芽腫性病	C.ガンマ
1926	ウィルス性脳炎	C.レヴァディーティ
1928	黄熱病	A.ストロークス、J.H.バウアー、N.P.ハドソン
1933	インフルエンザ・ウィルス	W.スミス、F.W.アンドリュース、A.リドラン
1935	インフルエンザ(培養)	F.M.バーネット
1940	B型インフルエンザ・ウィルス	T.P.マジル、T.フランシス
1976	エボラ・ウィルス	F.A.マーフィ
1985	エイズ	L.モンタニエ　R .ガロ

百万人の犠牲者を出した「スペイン風邪（スペインの新聞に第一報が載った）」によってひとつの悲しい記憶を残した。似たようなケースが中国やカンサスで何百もあって平凡に見えたので、はじめのうちはだれも問題にしなかった。ところが一九一八年八月、インフルエンザは本性を現し、突然、天災となってしまった。西洋文明そのものが危機に陥ったかに見えた。

一九一九年にしばらく弱まり、そしてまた最後に少し盛り返した後、感染は決定的に終息したが、それまでの死者は全世界で二一〇〇万人以上を数え、これは戦争による死者よりも多かった。

重大さという点でスペイン風邪と比べられる世界的流行病（パンデミック）は、五四二年にビザンティウムで発生し一億人以上の犠牲者を出して五〇年後にようやく収まった「ユスティニアヌスのペスト」と、東アジアで三七〇〇万、ヨーロッパで二五〇〇万人が死んだ「黒死病」（一三四七～五〇）である。概数ではあるが信頼すべき統計によれば、最近の四〇〇年間に、インフルエンザは一年ないし三年ごとに発生している。そしてヒルシュは一一七三年から一八七五年の間に、二年から四年おきに二九九回の伝染病があったと算定している。しかし、当然のことながら、これらの感染症の真の原因がインフルエンザであったことを認証するのは容易ではない（最初の「確かな」ケースは一八五〇年に発生）。

スペイン風邪ほどの規模の世界的流行病はその後起こらなかったとはいえ、インフルエンザは第二次大戦の前後にかなり激しいかたちで何度か現れた。最近では一九五七年の「アジア型」と一九六八年の「ホンコン風邪」が記憶に新しい。しかしスペイン風邪のような伝染病は原因を特定する研究を刺激せずにはおかない。

まず第一に、一八九九年にプファイファーによって発見されたヘモフィルスを原因とする、従来認められてきた推論を根本的に見直すことが始まった。その結果、この微生物は多くの患者に発見されず、逆に健康な人にも存在しながら発病させないことが判明したのである。

最終的に、一九三五年、スミス、アンドリュース、レイドローらが患者の鼻咽頭の分泌液の濾過物からA型インフルエンザのウィルスを分離した。次いで一九四〇年にいわゆるB型ウィルス（フランシス、マジル）、一九五〇年にはC型ウィルス（テイラー）が発見される。

ポリオの征服

少年の頃、米国に移住したポーランド生まれの医師アルバート・セービンは、脊髄性小児麻痺（ポリオ）のような重病が多くの犠牲者を出していることに心を痛めていた。そしてその原因となるウィルスを徹底的に研究し、ブリュンヒルデ、ランシング、レオンの三つの主なものを割り出した。

第二次大戦でイタリア戦線に従軍した後、米国に帰ってウィルスの研究を再開し、薄めた生きたウィルスをベースとしたワクチンの開発に成功した。初めに自分自身と若い妻のシルヴィア、および二人の協力者、メキシコ人のアルバレスと黒人技術者のヒューグ・ハーディにそれを接種してみた。そのだれもが発病しなかったので、刑務所の一〇〇人ほどの受刑者で次のテストを試みる許可を得た。

一九五二年のことである。人間への適用はすべて準備ができていた。しかしほどなくソーク博士が死んだウィルスによるワクチンを開発し、その産業的規模での製造が軌道に乗ろうとしていた。このソーク博士のワクチンの結果は必ずしも期待されたとおりのものではなく、一九五五年にはこのワクチンのために二〇四人ものポリオを発症させたのだが、しかし製造をストップすることはできなかった。個人の才能や独自性を賞賛する国に住んでいながら、セービンは自分の発見が証明されるのを確認するために外国に行かなければならなかった。すなわち彼はソビエト連邦に出向き、そこで彼のワクチンはただちに生産され、初めて広く採用されることになった。……当時、東西間に存在していた「鉄のカーテン」を越えてである。

産業的規模でその製造を始めた最初の国は、チェコ・スロヴァキア、ポーランド、ソ連、東ドイツであった。というのもそれらの国ではソークのワクチンの生産に入っていなかったので、初めからこの薄めたウィルスによるワクチンの産業化を決めることができたのである。

セービンのワクチンのおかげで一九六一年から六二年までの間、これらの国ではもはやポリオがまったく発生しなかった。その成功をあからさまに自慢するセービンに対して、ソークは彼が「共産主義者のシンパ」だと非難した。しかしまさに彼が帰化した都市シンシナティでセービン・ワクチンを接種した一八万一千人の児童の中から史上初めて一人もポリオ患者が出なかった時、全米で、そしてすぐに全世界でこのワクチンが採用されることになった。

治療法の革命

① サルファ剤

若いドイツの医学者ドーマクは、それまで知られていた化学物質の抗菌性の可能性を研究していたが、二〇年ほど前にウィーンの若い化学者ゲルモが合成した物質、パラアミノベンゼン・スルファミドを思い出した。ドーマクはこの分子の連鎖球菌に対する抗菌性を確かめ、うまい具合に調整することに成功した。この新しい合成物は初めストレプトゾンと呼ばれたが、後にプロントジルと命名された。理由は不明だが、この最初のサルファ剤が公式に報告されるのは、ようやく一九三五年になってからのことである。

まずはじめに、溶血性連鎖球菌を実験的に感染させた千匹のネズミがプロントジルの大量の投与によって救命され、次いでモルモットとウサギでも実験されたが同様の結果を得た。まもなく、パストゥール研究所で、トレフエル、ボヴェ、ニッティたちがすべての分子が薬学的に有効なのではなく、「スルファミド」的な部分だけが有効であり、したがってそれだけが使用できるということを証明した。

こうして「サルファ剤（スルファ剤）」が誕生したのである。

一九三九年、ドーマクにノーベル賞が与えられた。しかしストックホルムの受賞式に彼の姿はなかった。ヒトラーが彼への授賞を断固禁じたのである。このことからドイツの最初のサルファ剤の歴史は不可解な闇に包まれることになった。

② 抗生物質の先駆者

サルファ剤は確かに、必ずしも有効でない治療を、より新しく確実な他の方法に導く指標となった。

それ自身が細菌感染の処置におけるひとつの革命そのものであったが、それ以上にさらに驚異的な革命、すなわち四〇年代に未知の薬品の領域に属する抗生物質の登場という事件を予告するものであった。

「抗生作用」という概念はすでに20世紀の初頭、イタリア王立海軍の軍医ヴィンチェンツォ・ティベーリオによって考慮されるようになっていた。彼は四〇年後にアレクサンダー・フレミングが到達した最終ゴールに明らかに近づいていたのだ。

一八九五年、海軍衛生隊の下級医師としてナポリに住んでいた彼は、研究室で秘密に実験を行い、一切発表しなかった一連の研究結果を公表した。図表を用い、簡潔な文章で書かれた短い内容であった。

要約すれば、ティベーリオはアオカビ（*penicillium notatum*）という一種のカビとそれに関連する水性抽出物を培養し、それがもつさまざまな細菌（炭疽菌、チフス菌、コレラのビブリオ菌、球状細菌、ブドウ球菌、連鎖球菌、ホライモリ）に対する抗菌力の存在を明らかにし、「これらのカビの特性は、病原菌の生存と拡散に対する強い阻止力である」と結論づけたのである。

ティベーリオは数多くの動物実験において、彼がカビから抽出した物質の抗菌力を確認した。しかしこの種のニュースは研究室の狭い環境から外に出ることはあまりなかった。ヴィンチェンツィオ・ティベーリオの報告が掲載された「年報」は部数が少なく、特に海外にはほとんど達しなかった。彼はこのことを上官に話してみたが、彼らは当時のイタリア政府の植民政策による熾烈なアフリカ戦線に没頭していて、カビの話に関心をもつ余裕がなかった。その上ティベーリオは戦地でより必要とされていた。彼は軍艦に搭乗させられたのである。

ナポリに戻ることができてから、実験を再開したいと考えたが、研究室でまさにカビを取り扱っている最中に彼は心臓ショックで倒れた。

③　奇妙だ！

「奇妙だ！」。微生物学者アレクサンダー・フレミングは、使用人が三日前に捨てるはずだった細菌培養のカプセルの中に小さなカビがあって、それが一塊のブドウ球菌を消滅させてしまったのを見た時の驚きを同僚のプライスにこのように表現した。

〈*penicillium notatum*〉というカビがロンドンのパディントン区プレッド街のセント・メアリー病院の研究室の窓から入り込んだと公式記録は伝えている。しかし数年前、同じ病院で、喘息の患者の自宅から採取したカビの検査をしていた場所の上の階にカビが昇っていたのをヘア教授が発見したことがあった。

フレミングは一八八一年スコットランドのロックフィールドで生まれ、一九〇八年に大学医学部を卒業した。一九二二年、粘液、涙（レモンを絞って目に入れて涙を出してくれる人に三ペンスを提供した）、唾液、爪、皮膚、卵の白味の中に、ある種の細菌に対する抗菌性をもつ物質が存在することを観察した。それは一種の酵素であり、フレミングは「リゾチーム」と命名した。この発見は、「すべての生物には防衛のメカニズムが内在する」という彼の説を裏づけるものだった。しかしリゾチームは発病性の少ない細菌に対してのみ有効であることがすぐに明らかになり、この新しい物質に対する関心は徐々に薄れていった。

「不思議だ‼」とフレミングが叫んだのは、こう考えたからである。つまり、もし培養基に偶然カビが落ちて細菌が消えてしまったのなら、カビが細菌を破壊するなんらかの物質を含んでいることを意味すると。そこでこの物質を調べること、いいかえればカビからそれを抽出することに取りかかり、ついに完全ではないにしても成功し、この新しい物質を「ペニシリン」と名づけた。

しかしながら一九二八年という時代に、この物質を精製することは複雑で多額の費用を要し、そのためこの発見は数年間は眠った状態に置かれていた。

一九四〇年、フレミングはある医学雑誌で、オーストラリアのフローリーとドイツのチェーンというオックスフォード大学の二人の研究者が彼の発見を再発掘し、ペニシリンはある種の細菌に対して有効であり、しかも薬剤として無害であると証言しているのを読んだ。フレミングはすぐに二人を訪問した。

ナチの爆撃がロンドンを襲いつつあり、オックスフォードのラドクリフ病院でフレミング、フローリー、チェーンの三人はペニシリンについて熱心に研究していたが、状況はまったく不確かであった。戦争は切迫し、負傷者の救助のためにペニシリンを量産する必要性はますます切実となっていた。

人間に対する最初の決定的な実験は、一九四一年二月一二日にオックスフォードの敗血症の少年に対して行われ、患者は二四時間で快復したが、その後三人は最も安全なアメリカに出発し、より完全な段階の研究を開始した。一九四三年、エジプトのアメリカ第八艦隊の一五人の負傷者の手当てに充分なだけの量のペニシリンの生産に成功した。これを受けて、米国の武器製造担当省は大量生産に着手した。

その日以来、戦中戦後にわたり、この世紀の初めにエールリッヒが感染性微生物を宿主を損傷することなく殺すために必要だとした「魔法の弾」(特効薬)に近い奇跡的なカビによって数百万の人が救われたことだろう。フレミングはひとつの新しい時代、「抗生物質の時代」を切り開いたのであった。一九四五年、フローリー、チェーンとともにフレミングはノーベル賞を受賞したが、彼はもうひとつの重要な抗生物質、ストレプトマイシンの研究に取りかかった。

④ コッホを超えたストレプトマイシン

一八八八年、ウクライナの生まれで米国に移住したワクスマンは、地中の微生物の研究者として特に自然に地中に生息する細菌に興味をもち、一九四〇年、地面の土を分析して多くのカビの抗菌力を検出するのに成功した。研究生のB．ウッドラフと協同で、アクチノマイセス・グリゼウスからアクチノマイシンA(これに対して初めて抗生物質という用語を用いた)を分離したが、これは人間への適用はあまりも毒性が強いと思われた。ある日、一人の養鶏業者がラトガース大学(ニュージャージー州)に罹病した一羽のニワトリを持ち込んだ。砂嚢から採取した細菌を培養したところ、病理学者は白っぽい染みを見つけたが、顕微鏡で見ると、これはまさにワクスマンが研究に取り組んでいた微生物で構成されていることに気がついた。

その微生物は細菌を致命的に殺すストレプトマイセス・グリゼウスであった。ワクスマンは培養したものからストレプトマイシンと名づけた物質を分離するのに成功し、これはアクチノマイシンよりも毒性が少ないが、人間にはまだ強すぎるものだった。しかしこの新しい抗生物質は試験管の中では結核菌に対して有効であることを示していたので、大きな注目に値するものであり、それからこの物質の精製に成功した。モルモットの実験ですでに有効性を示していた新しい抗生物質は、メイヨー診療所に入院していた小人数の患者に予想外の効果を与えた。

ストレプトマイシンの純粋な状態での生産により、人間に対して少量で副作用が少なく、投与することが可能となった。次いで、ある観点からすれば本体の物質より優れているジヒドロ・ストレプトマイシンをつくるところまで到達した。ストレプトマイシンによって、一九〇〇年には四〇パーセントだった結核性髄膜炎の死亡率が一九四七年には〇・六パーセントにまで下がった。

ワクスマンは「世界に新しい姿を与えた一〇の特許のひとつ」と定義される特許による莫大な収入を放棄し、結核その他、人類が依然として征服できない疾病の化学療法の研究センターの創設や援助に大部分を譲渡した。ストレプトマイシンの発見により、彼は一九五二年、ノーベル賞を受賞した。しかしそれより数年前、ワクスマンは他のいくつかの発見も行っていた。すなわち、一九四九年にはストレプトマイセス・フラジアエ（母親のFradiaから命名）からネオマイシンを、一九五二年にはカンジシジンを分離したのである。

⑤ さらなる進歩

一九二〇年一〇月二〇日の夜、カナダ人の若い医学者フレデリック・バンティングは翌日の講義の準備として、膵臓についてそれまで調べたことを要約していた。一七七六年にドブソンは糖尿病患者の尿には糖分が含まれることを証明していたし、一〇〇年ほど後に、フォン・メリングとミンコフスキーが犬を使って、膵臓の除去は糖尿病を発症させることを観察していた。さらに、ランゲルハンスは膵臓の組織の中に、血液に直接流入する「酵素」をつくる繊維の集合体（後に「ランゲルハンス島」と命名される）の存在を発見した。

バンティングにとって、膵臓と糖尿病との間に関係があると結論づけるのに手間はかからなかった。これが糖尿病の秘密を解き明かし、何百万人もの患者に希望を与える鍵となったのは間違いないだろう。

バンティングは膵液を腸に送るための膵管を結紮《けっさつ》すれば、膵島（ランゲルハンス島）の細胞を除いては膵臓の衰弱をもたらすことをまず確認した。もしその根本的な欠陥に関与するのがこれらの細胞であるとすれば、その抽出物を投与することによって、糖尿病を治療することができる可能性があるとバンティングは考えた。

この研究を進めるために、彼はトロント大学の生理学研究所長から十数匹の犬と、若い医学生の助手、ベストの提供を受けた。バンティングとベストは一匹の犬の膵管を結紮した。数週間後、膵臓は衰弱して小指ほどのサイズになった。そこで彼らはその残ったものを鉢ですりつぶしてドロドロにし、濾過した。

一九二一年七月二七日一〇時だった。糖尿病で瀕死の状態の子犬がいた。バンティングはこうして採取した膵臓の抽出物をその子犬に投与した。劇的な期待の瞬間であったが、わずか数分後に犬は嬉しそうに尾を振り飛び回り始めた。ベストが一時間ごとに行った尿の中の糖分の検査は徐々に減少を示した。すなわち、五時間後には最初の濃度よりも七五分の一に減っていたのである。奇跡のようであった。

ところが喜びも束の間、子犬は次の日に死んでしまう。もっと他の「小島」（バンティングは「島」から抽出した物質を初めはこう名づけた）が必要だったのだろう。一匹の犬の生命を保つためには、他の八匹分の犬の膵臓が必要なのである。それだけの材料をどうやって手に入れ、その後、人間にどうやって使うことができるのか?

問題はすぐに解決した。動物の膵臓が廃棄される市の畜殺場に行くのである。こうして実験的に糖尿病を起こさせた多くの犬を使って研究が続けられ、前と同じように成功した。しかし必然的にその新しい物質を人間に対しても試みる時が来る。だれかが実験台に上がらなければならない。その男はジョー・ジルクライストといい、糖尿病が悪化した若い医者であった。彼に「小島」が投与された。後に彼は「治った後、私は実験室の最も貴重なモルモットや犬やウサギになった」と語っている。

ついでマックリードが「インスリン」と命名し、コリップが製薬化に成功した。トロントは時を経ずして何百万人もの糖尿病患者の希望の都市となり、インスリンの発見のニュースはただちに世界をかけめぐった。この発見により、一九二三年、マックリードとバンティングにノーベル賞が与えられた。しかし若いベストは前述のように決定的な貢献をしたにもかかわらず、授賞から除外された。

⑥ 相次ぐ新薬の登場

19世紀に世界各地で行われた研究により、過度の胃酸と十二指腸潰瘍の発症との間に直接の関係があることがわかった（十二指腸潰瘍は胃液が胃と十二指腸、あるいはそのどちらかの粘膜を「消化する」ので「消化性潰瘍」といわれる）。結果として20世紀の最初の数十年の研究者の努力は、極度に酸性の胃液の有害な作用を抑制する物質を開発することに注がれた。

そこで、牛乳原料の固形物、アルカリ性物質（デクストリン、炭酸カルシウムなど）、イオン交換樹脂、蛋白質の加水分解、カンゾウ、抗コリン薬、鎮静剤、ムチン、マグネシウム・ケイ酸塩、ペプシン、エンテロガストロン、エストロゲンなどの混合が研究された。一九一一年にシッピーによって考案された牛乳療法（ほぼ一時間ごとに牛乳を飲む！）も記憶されるべきだろう。

そして遂に消化性潰瘍の医療の舞台に、真に革命的で著しい効力を発揮する分子が登場する。H_2

拮抗薬である。

その発見の功績は主としてスコットランドのブラックによるもので、後に一九八八年にノーベル賞を受賞することになるが、彼は胃の粘膜の中に「H_2受容体」と呼ばれる微小な構造体があり、その中でヒスタミンが胃液の分泌を誘発する働きをすることを発見した。

そのことが刺激となって、この受容体を抑制し得る物質の発見を促進した（H_2拮抗薬）。そして一九七五年のシメチジンに続き、ラニチジン（一九七六）、ファモチジン（一九八〇）と展開する。さらにゾクサティディーナ、エティニディーナ、ニザチジンのような同様の働きをもつ物質が整備される。

より近年になって、消化性潰瘍の生成にはピロリ菌が推進役を果たすことがわかったが、それに対して最新の治療は効果を上げている。十二指腸潰瘍の発症をもたらす要因の知識と薬学の進歩のおかげで、数十年前までは外科手術に頼らざるをえなかったケースを九八パーセントも減らすことが可能となった。


最近の数十年間で血栓症に関する著しい進歩がなされた。薬学の研究は、血栓を破壊し、その骨格を構成する線維網を解体する効果のある薬剤の開発に向けられた。

そのためにストレプトキナーゼ、ウロキナーゼ、プラズミノーゲンの活性剤などの物質が取り上げられ、いずれも成功した。より最近では、分子量の低いヘパリンのような新しい抗血栓剤や、

t-PA（組織プラスミノーゲン活性化因子）のようなDNAの組み替え技術によって得られた、血栓を溶かす新薬などに大きな期待が寄せられている。こうした薬剤の慎重な使用により、梗塞やもっと複雑な血栓症に起因する死亡率のみならず、症状の二次的な進行の確率が際立って減少し、患者の生活の質が著しく改善されることになった。

ペニシリンの発明から始まり、細菌性の疾患の治療に今日まで次々と効果を発揮した多数の抗生物質に加え、最近数十年間で、抗生物質がほとんど役立たないウィルス性疾患に対して有効な一連の新薬が誕生した。その最たるものはインターフェロンであり、これは生体そのものの中で細胞がウィルスから自己防衛するために生産する物質である。一九六〇年代に若い二人のイギリス人研究者、アイザックスとリンデマンによって分離がなされた。それぞれが特定のウィルスに対して効能をもつ各種の抗体と異なり、インターフェロンは「非特殊性」であり、つまりすべてのタイプのウィルスに対して有効なのである。

その働きのメカニズムは特徴的であると同時に珍奇である。それはウィルスに誤った命令を発してその生成の規則を「欺く」のである。そこでウィルスはその発達を阻止し近隣の細胞への侵入を防ぐ蛋白質をつくる。

はじめの頃、インターフェロンは一グラムがなんと一千万ドル（原文のまま）もしていたが、現在では、細菌や組織が本来生理的に具備するのではなく、まさにインターフェロンのように治療に使用できる物質をつくり出す形に変えることを可能とした遺伝子工学や、いわゆるDNA組み替えの最新技術を活用して、安く大量に生産することができるようになった。

その他の大きな進歩は精神障害の治療に使われる薬学の分野でなされた。なかでもクロルプロマジンは精神医学における薬物治療の意味を根本的に変えたのみならず、精神分裂症患者の精神を正常化し、幻覚症状を軽減し、強度の不安を鎮静する明らかな可能性が示され、それまでは大部分患者の強制や隔離に根差していた通俗的な治療法を劇的に修正するものとなった。その意味でこれは革命的であった。

ある種の精神病的症候の治療にクロルプロマジンとレセルピン（古代インド人が長い間鎮静剤として用いていたインドジャボクという植物から抽出したもの）が導入された後、不安状態に対して非常に有効なメプロバメートが登場した（一九五四）。こうした進歩は最初は医師と薬学者との協力によって可能となったのだが、その結果、精神神経薬学という新しい研究領域が生まれ、それはそれで「向精神性」薬剤の構造の重要な知識のみならず、他の病理学的形態にも同様の効果をもつ薬品を割り出すための指標となった。同時に、ますます副作用の少ない新しい分子の合成が追求された。

精神不安や不眠の治療に非常に有効な物質としては、第一にベンゾジアセピンがあげられる。これは一九五五年にポーランド系アメリカ人スターンバックが最初に作成したものである。うつ状態の改善に絶大な効力を発揮し、クロルプロマジンりもはるかに毒性が少ないものである。

精神障害の治療におけるもうひとつの〈革命的な〉薬剤はハロペリドールであり、これをベースとしてさらに有効で安全な新しい分子合成が何百種も生み出された。

一九五三年、リオ・デ・ジャネイロのチャガスの研究室で、リタ・レーヴィ＝モンタルチーニはヘルタ・メイヤーとともに、癌細胞を含む「培養基」の中で生後八日のニワトリの胚の神経節を培養していた。それでこういう細胞の近くでは神経線維の生成が特に多量であることがわかった。そういう癌細胞の中に生成を刺激する物質が存在すると推測された。

若い生化学者スタンリー・コーエンは、神経成長因子（ＮＧＦ）の産生を促進する分画を腫瘍から精製することに成功した。コーエンとともにレーヴィ＝モンタルチーニはヘビの毒およびネズミの唾液腺の中に同じものがはるかに多量に含まれていることを発見した。一九五九年、彼女はＮＧＦを正常なネズミに注射したところ、各年齢別に検査対象としているネズミよりも六ないし一二倍の量の交感神経節の増加が見られた。

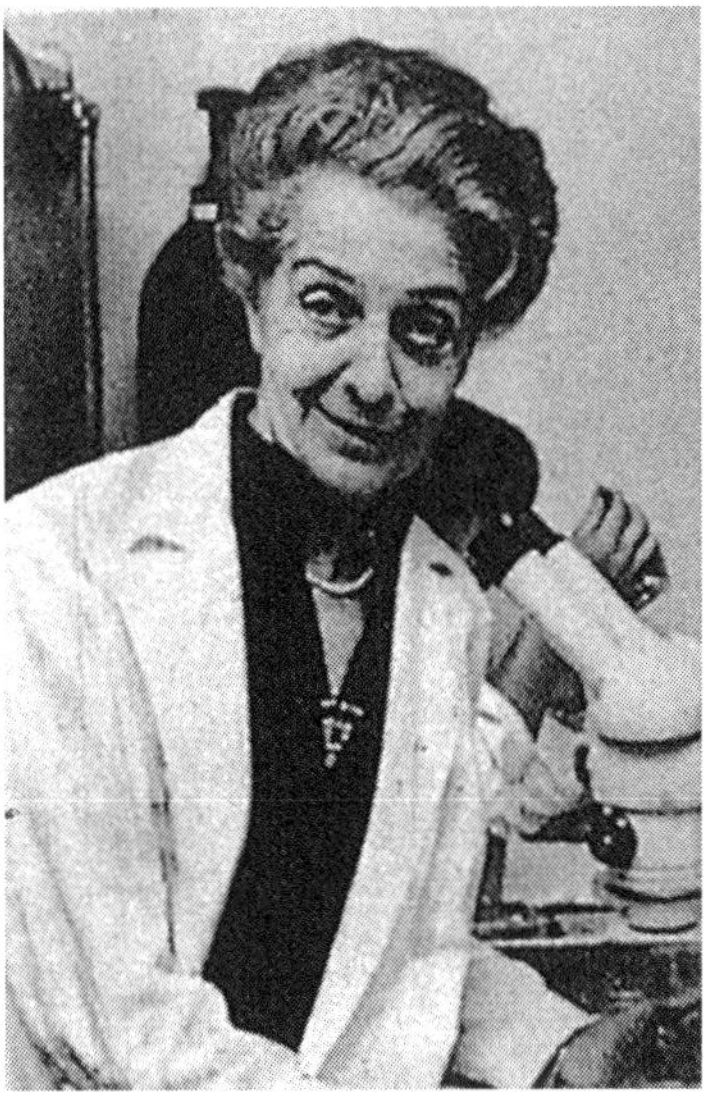

リタ・レヴィ・モンタルチーニ。1986年ノーベル賞受賞

現在ではＮＧＦの他の特性が知られてい

る。神経線維の生成と分化を促進するほか、神経線維がその標的となる器官に正しく方向づけられることを助ける。たとえば齧歯類《けっしるい》動物の脳へのＮＧＦの注射は、ＮＧＦの源泉の方向への神経線維の生成を伴うのである。

レーヴィ＝モンタルチーニはさらにアロウと協力して、ＮＧＦを生まれる前、あるいは生後ただちにマウスに接種すれば、副腎の細胞を交感神経細胞に変える働きがあることを証明した。神経生成の要因の発見は、神経節の生成と分化の隠されたメカニズムの知識に寄与するばかりでなく、治療の分野にも興味深い展望を開いた。すなわち、交感神経細胞の研究から得られた情報をパーキンソン病などの疾患の治療に役立たせることが可能と思われる。

最近の研究はＮＧＦに対する抗体を、外科的処置に代わって、交感神経の腫瘍の治療に用いる可能性をうかがわせる。

またレーヴィ＝モンタルチーニは、副腎の髄から分離して、ＮＧＦを入れて培養した未熟なクロム親和性の細胞は、交感神経の神経単位（ニューロン）の生化学的・形態学的な属性をつくり出すことを証明した。

神経細胞生成の要因に関する研究により、モンタルチーニはコーエンとともに一九八六年のノーベル賞を受賞した。

遺伝子の問題

グレゴール・メンデルは基本的な遺伝の法則を発見したのだが、「遺伝子」という用語は一度も使わなかった。この術語はようやく一九〇九年にヨハンセンが案出したものである。

遺伝子の特定は細胞の核内における「染色体」の発見、および果物につく小虫の遺伝的要素の伝達に関するモーガンの実験に結びつく。モーガンは、すべての遺伝子は特定の染色体の中で連続する直線上の配列にしたがって、確定した位置を占めることを発見した。

引き続いて人体には二三対（四六個）の染色体があり、それらはおのおの特徴の違いがあり、その特徴に基づいて1～23までの番号で分類されることが判明した。

それから受胎と生殖に関わる成人の女性細胞と男性細胞（配偶子）は体内のその他の細胞の半分の染色体を有することが確かめられた。ヨハンセンは染色体の中になんらかの化学物質が存在し、遺伝的要素の伝達はそれらの物質によると推定し、「遺伝子」と命名した。

具体的には、女性細胞（卵子）と男性細胞（精子）のおのおのには二三個の染色体があるのみで、性別を決定する第二三番の対では女性と男性でタイプが異なる。すなわち、卵子は二つの同類の染色体（XX）をもち、精子は二つの異種の染色体（XY）をもつ。胎児の性を決定するのはそれらの組み合わせによるのである。

遺伝子の複雑な化学的構造に関する知見は蛋白質に関する高度な研究のおかげであり、つまり三〇年代に信じられていたように遺伝子は蛋白質なのではなく、デオキシリボ核酸（DNA）の長い繊維状の分子であることが解明したのである。それからこの不思議な分子の形態と構造の確定に研究が向けられることになる。

五〇年代の初め、若いアメリカの化学者ワトソンとイギリスの物理学者クリックは、これまで知られていた知識に基づいて、DNA分子のモデルを図式化することに成功した。そしてDNAがこれほど広範な情報量を内包しているのは非常に複雑な分子構造を有するからにほかならず、その繁殖のメカニズムは必然的に非常に急速で確実であるはずだという前提から出発して、DNAの構造は蛋白質のように単一の螺旋形ではなく、二重のものであるという結論に達した。

ワトソンとクリックの「二重鎖」はいくつかの横棒が巻きついた階段状の形をしており、各段は回転軸に対して垂直をなしている。

階段の二本の「支柱」は糖分とリン酸塩が交互に構成する分子からなるのに対して、横棒は、アデニン、グアニン、シトシン、チミンに対応するAGCTの文字で示される化合物のグループでできている。二人の研究者は、AはGと、CはTとのみ結合し、他の組み合わせは不可能であることを証明した。これらの組み合わせは互いに補完し合うもので、「塩基」と名づけられた。四六個の染色体全体の中には三〇億の「塩基」が存在する。大きな染色体には最大で二億五千万、より小さなものには五千万ある。であるからすべての対をなす「塩基」が階段の多数の横棒のひとつを形成し、それらは異なった系列を構成することができる。DNAに含まれる情報は、あたかも文書に記述された意味が、単語を構成する文字の配列によって読み取られるのと同様に、その「塩基」の系列の状態に基づいているわけである。

ワトソンとクリックは、細胞の増殖の過程で、染色体は二倍に増え、二重鎖は二つに割れ、割れた二つの半分の部分に新しい細胞の中にある物質を利用して新しい半分が形成されることを理解した。DNAの半分の分子それぞれから正確なコピーである半分が生まれるから、プロセスの終わりには元の分子と同じDNAの二つの分子が生じるのである。

ワトソンとクリックおよびウィルキンスの三人はこの発見により、一九六二年のノーベル賞を受賞するが、これによって遺伝子の伝達のメカニズム、それらが伝送する無限の情報、それらに由来する無数の組み合わせといった複雑な問題が決定的に明らかとなった。

一九六〇〜七〇年の一〇年間に、DNAに登録された情報が、蛋白質を含む分子の総合体のすみかである細胞（リボソーム）の内部にある極小の構造体に移動する仲介者はリボ核酸（RNA）であることが確認された。

①　遺伝子治療

遺伝子の発見とともに、個別の染色体におけるそれらの位置を特定する試みが始まった。これは、ダルベッコ（一九七五年にノーベル賞）が想定した野心的な「ゲノム計画」の一環としての壮大な研究であった。検討されるべき遺伝子が数万もあるのだから、これはとてつもない作業である。現在までに約一万個が特定されている。「もしヒトのゲノムを一ページ平均一万字の本に印刷しようと思ったら、一千ページの本三〇〇冊になるだろう」とダルベッコは言った。

おのおのの遺伝子にひとつの遺伝的形質が対応するから、正常な体細胞の形質および精神的な形質のみならず、なんらかの病気、一個の〈優性の〉遺伝子の伝達あるいは二個の〈劣性の〉遺伝子の加乗に由来する「遺伝的」疾患が遺伝子と結びついている。のみならず、女性と男性の遺伝子の互換によって、さまざまな形をとる「誤り」が発生する可能性がある。たとえば、遺伝子の「欠陥」に基づく蛋白質、炭水化物、脂肪、ヘモグロビンの代謝に関係する二千種以上の疾患が知られている。

この結果、これらの疾患の要因となるすべての遺伝子の類別と特化がなされるまで、よく知られているものについては、患者の細胞の欠陥のある遺伝子を別の遺伝子に置き換えるという大胆な技術的対策が研究されている。

現代の「遺伝子治療」は一九九〇年、アンダーソンとブリーズが初めてヒト（四歳の女児）に免疫不全による重症の遺伝子を移植したことに始まる。これに続き、ほとんど間を置かずに同じチームが第二の実験を行い、一九九二年、ミラノのサン・ラッファエーレ病院のボルディィニョンによって三番目が実施された。その後すぐに、すくなくとも理論的にはこの種の治療法に最も反応しやすいその他の劣性形質の遺伝性疾患に広く採用された。

すでに具体的な結果を示し、治療法として期待がもたれている遺伝子の欠陥に基づく疾患としては、膵臓の嚢包性線維症、種々の貧血症、代謝の「誤り」（たとえばフェニルケトン尿症、高コレステロール、多発性嚢胞腎）などがある。現在では、ある場合には、癌に対抗する組織の強化のため、いわゆる「TNF遺伝子」、すなわち「腫瘍の壊死の因子」の遺伝子を患者に移植する方法がとられている。

臓器移植の時代

心臓外科学の真の意味での「デビュー」は一九三八年、グロスが前世紀末の経験を集約して、肺動脈と大動脈の間の動脈管開存症の手術を行ったことである。しかしそれに続く進歩は遅かった。というのはそのような先駆的事業に学会はあまり好意的でなかったからでもある。

同様の手術は第二次大戦の末期、多くの外科医たちが戦場において、抗生物質の発明と麻酔や蘇生技術の改良のおかげで再開することができた。

しかし心臓外科学の決定的な飛躍は、一九五三年にギボンが二〇年以上の研究の結果、人工心肺の製造を実現させたことにより、心臓の活動を一時的に停止させ、心臓にダメージを与えることなく長時間に及ぶ手術を行うことも可能となり、「閉じた心臓」の外科から「開いた心臓」の外科への移行がなされたことである。

一九五〇年の年末、カリフォルニアのスタンフォード大学のシャムウェイが、心臓移植の動物実験に着手した。また一九六四年にはミシシッピ大学のヘイリーが心不全で危篤の男性にチンパンジーの心臓を移植しようと試みたが、〈ドナー〉の心臓があまりにも小さすぎて一時間半後に男性は死亡した。

しかしいまや事は順調に進んでいた。

ケープタウンでもクリスティアンとマリウス・バーナード兄弟が、犬に対する心臓移植の研究を始めた。彼らは初めシャムウェイが考案した技術を採用した。すなわち、元の臓器をそのままの場所に残しておき、新しく移植する心臓との接合をしやすくする方法である。

一九六七年一二月三日の夜、クリスティアン・バーナードはケープタウンのフローテ・スフール病院の心臓外科の自分の部屋に駆け込んだ。長い間待ち続けた後、遂にドナーが現れたのだ。それは自動車に轢かれた二四歳の美しい女性デニーズ・ダーヴァルであった。脳波は数時間前から平で、心臓が止まるのを待つばかりだった。一分、五分、一〇分……一五分。そしてデニーズの心臓は激しく振動し始めた。だんだんと不規則になっていき、オシロスコープの波形は徐々に緩やかになり、遂に心臓は停

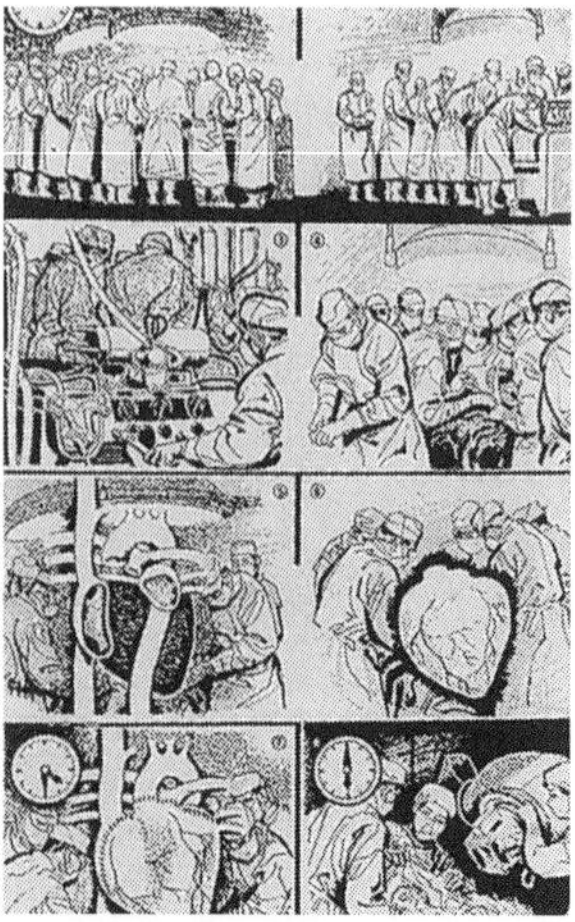

最初の心臓移植手術の場面を描いた〈マンガ〉

止した。二時一五分であった。

女性の心臓が取り出され、同時にA病棟にいた患者ルイス・ワシュカンスキーの心臓もである。いま手術の最もデリケートな部分が始まろうとしていた。デニーズの心臓をワシュカンスキーの胸に移植しなければならないのである。

バーナードはシャムウェイの天才的な方法を採用した。すなわち、接合を容易にし、それによって手術の成功率を高めるために、古い心臓の心房、つまり上部の半球部分をそのままの場所に残しておくのが望ましいわけである。一方で新しい心臓は心房を取り除かれてから第一の心臓の空き場所に取り付けられることになる。いいかえれば、デニーズの心臓の下部の三分の二がワシュカンスキーの心臓の上部の三分の一と接合されることになる。

バーナードはA病棟に運ばれたデニーズの太い血管を止めてから心臓を取り出した。ワシュカンスキーの心臓の心房はあらかじめ元の場所に残してあり、そこにデニーズの心臓が接合されるわけだ。このために彼は女性の心臓の上部を慎重に切開し、心房を取り除いた。ロドネイ博士がワシュカンスキーの心臓の空いた場所にそれを納め、バーナードが二つの心臓の「断端」を縫合した。

移植された心臓が自律的な運動開始の兆候を示すまでに何分かの不安な待機が続いた。ポンプが外されると、担当者が血圧の値を読み始めた。80・・80・・90・・90・・まだ90・・OK、90・・やった！　デニーズの心臓がワシュカンスキーの胸の中でもう一度生き始めたのだ。

これはマスメディアが毎日流すたくさんのニュースのひとつであったかもしれない。しかしこの成功は人類の科学的進歩の、真の飛躍を表すものだということを人々は即座に理解した。フローテ・スフール病院には瞬く間にジャーナリストやカメラマンたちが殺到した。世界中の最も重要な新聞社やテレビ局の特派員たちの姿があった。ワシュカンスキーの二七四病室に数メートルでも近づこうとして医者に変装したジャーナリストもいた。無数のフラッシュが焚かれ、歴史的な手術の主役と舞台が撮影された。

その他の各地の医療センターでも心臓移植が行われた。しかしすぐに、術後の生存期間の保証に関する期待外れの結果が人々の熱狂を冷え込ませた。不成功の原因は特に、手術がベストに行われても数ヵ月後に不可避的に起こる移植心臓の「拒絶反応」にあった。

心臓移植におけるこの不信は一五年ほど続いたが、サイクロスポリンの出現（一九八二）によって突然解決した。これは移植された心臓という異物の拒否反応を惹き起こす免疫的作用を弱める新しい物質である。

イタリアでは最初の心臓移植は一九八五年一一月一四日、パドヴァ病院のガッルッチによって行われた。その後、数百例が行われ、すべて成功している。全世界的には現在、「新心臓」の移植のおかげで満足できる状態で延命した人は数千人を数えることができる。

一九六六年四月二一日、アメリカのヒューストンで、血管外科医のド・ベイキーは、重い心不全を患う六五歳の男性に、心臓のあらゆる機能を促進するポンプを取り付けた。ポンプは潅流の回路によって、血液の組成そのものを変化させることなく、心臓の血のコンスタントな流れを保証するものだった。M．ドラッダーというこの患者に移植された「人工心臓」は、一定の長い時間心臓のすべての働きを実行するように設定された、重さ半キロほどのグレープフルーツ状のプラスティックの袋のようなものであった。

ついでド・ベイキーは、情熱と経験と熟練した技術をもって、バイパスと心臓外科の勇敢な手術を繰り返して行った。ドラッダーは手術後四〇時間で死亡したので、険しいとはいえそれでもなお道は開かれたのであった。

一九六九年、リオッタとクーリーは、移植のための心臓を入手するのに必要な時間だけ延命させようとして、末期状態の心臓病患者の男に人工心臓を設置した。結果はうまくいった。移植は六四時間後に実施された。

第二の例は一般にもよく知られているものである。一九八二年一二月一日、デ・フリース博士によって行われたジャーヴィック7型といわれる人工心臓の移植であり、患者はバーニー・クラークという六二歳の歯科医で、一五年前から医療では処置できない心筋の重病に苦しんでいた。手術後循環の状態がてきめんに改善し、多少の歩行ができるようになった。

クラーク氏は一一二日延命しただけであったが、その間に得られた経験はこの分野のさらなる研究と応用に貴重きわまりないものであった。近年「人工心臓」の装置に決定的な進歩がもたらされた。しかし現在のところさまざまな段階でのむずかしさが普及を妨げており、ドナーが少ないことと、つねに組織適合の問題があるにもかかわらず、心臓移植に頼ることを余儀なくされている。

心臓移植の相次ぐ成功は、他の器官や組織の代用治療に新たな道を開くことになった。勇気ある最初の試行から始まっていまや、全世界で何千何万という本来死を避けられなかった人間の手術を可能とするだけの高い技術的水準に達した。

腎臓移植の最初の成功例は、一九五四年一二月二三日にボストンのピーター・ベント・ブリガム病院においてメリルとマレー（一九九〇年にノーベル賞）の手で、一卵生双生児の間で実施された。患者は重症の腎不全で高血圧と心不全の症状をもつ二四歳の青年だった。

続いて血縁のない者同士の間で行われた移植の結果もまた大きな進歩を示した。七〇年代の初めまでは、種が同じでも遺伝子的に一致しない個体への腎臓の移植は、事実上不可能と考えられていた。それまでに行われた手術の結果では数日以内に移植臓器の拒否反応が起こることが避けられなかったからである。しかしその頃までは拒否反応を調整する免疫抑制治療法が実現していなかったのである。

ドナーとレシピエントの選択の基準、および予防、管理、手術の技術的方法などにおける漸進的な改善とともに、七〇年代以降、腎臓移植は徐々に全世界に広がり、ますます正確で成功率が高く、数十万のケースにも達した。臓器の提供者が増えるにつれ、腎臓移植の採用は透析患者の数を劇的に減らすことができるだろう。

それに対し、肝臓のような非常に微妙な器官の移植の試みははるかに悩ましいものだった。ようやく一九六二年にデンヴァーでスターツルが技術的には充分成功した肝臓の移植を行ったのだが、患者は手術後ほとんどすぐに死亡した。続いてスターツルとムーアがボストンで複数の同種の移植手術を実施し、これらの患者はともかく一ヵ月近く延命した。そこで政府は技術の完成まで三年間、この種の移植を禁止した。

一九六七年七月二三日に新しい展開があった。スターツルは新しく開発された免疫抑制剤を活用して、肝臓腫瘍をもつ一歳半の女児に移植手術を行った。女児は術後一三ヵ月も延命したのち死亡したのだが、それは手術が原因ではなく、それより前に起こっていた癌の転移によるものだった。

いずれにせよ、スターツルが肝臓移植の外科的な実現可能性を証明したにもかかわらず、死亡率の高さが普及の妨げになっていた。幸運にもサイクロスポリンの出現によって、一九八六年以降スターツルのチームはピッツバーグ大学のプレズビテリアン病院において三五〇件に及ぶ肝臓移植を不自由なく実施することができた。

その後、短時日で技術的完成度が高まるにつれ、七〇パーセント以上が一年以上の延命が可能となり、現在では大部分が手術後五年の生着の目標をクリアしている。

ヨーロッパでは最初の肝臓移植は一九六八年、ケンブリッジでカーンによって行われた。イタリアでは一九八二年五月にローマのウンベルト1世総合病院でコルテジーニによってなされ、続いてミラノでガルメリーニによる手術、そしてトリノ、ジェノヴァ、パドヴァ、ボローニャと続く。全世界では毎年約五千例の肝臓移植が実施されている。

骨髄の移植についても、はじめのうちは殊に激しい拒否反応のために非常に困難だった。現在では採取と移植の技術がはるかに進歩し、拒否反応が起こっても適切に鎮静することができる。この手術は特にある種の貧血症と白血病の治療に広く採用される。

免疫抑制治療の分野の技術的進歩と臓器の入手の状況改善により、角膜、肺臓、膵島（ランゲルハンス島）などの積極的な移植が可能となった。

心臓のインパルス

マッテウッチは心臓もまた骨格筋のように電気的な活動性を所有していることをすでに証明していたが、そうした先行研究の経験を参照しながら、一八七六年、マレーはパリで、心臓の正常な循環の間における電位計の変化の写真を初めて発表した。彼は心臓の活動の電流は平行線維の骨格筋と似た形を示し、刺激によって起こる収縮の波は電気的な現象を惹き起こして頂点から基点に向かって一定した形で動くことを観察していた。胸の中心から背中への分岐を利用して、マレーは心臓で発生した電磁力が体全体に関係する電界をつくることを証明した。電位の最大の差は基点と頂点の間にあり、この二点を結ぶ線は心臓の電軸を構成する。

マレーの経験は、数年前イギリスの生理学者バンダー・サンダーソンが行った食虫植物の運動の電気的性質の研究となんら抵触するものではなく、むしろそのおかげでカエルの心臓の電気的活動と同列に比較することができた。まさにこの研究成果をもとにして、一八八六年、ウォーラーが細い電位計によって初めて人間の心臓の電気的変化の軌跡を記録し、皮膚の中に侵入することなく、人体の表面から発するインパルスを表記することが可能であることを証明したのだが、それによって一連の研究が完結したことになる。彼は一人の男の胸の後部と前部に一対の電極（塩水を含ませたカモシカの皮を貼った亜鉛）を取り付け、それを小さく速い電位を記録することができるリップマンの電位計につなぎ、メーターの水銀柱の速い動きを観察した。心臓記録（カルジオグラフ）の一般的なレバーの動きに連動して回転する円盤上の水銀柱の動きを記録することによって、軌跡の記録が得られたのである。

その後ただちに医師たちは、心臓の鼓動によって発生する電流の波動の変化の意味を評価し、それによってそれまで説明できなかった心臓の機能的および構造的疾患の診断を形式化することができるようになった。

ところがリップマンの電位計はかなり操作が難しく、解答を得るのに時間がかかり、曲線を解釈するためには医師には無理な複雑きわまる数学的計算が必要だった。

20世紀の初頭、オランダの物理学者・生理学者アイントホーフェンはある心電図を前にして多くの困難のために頭を抱えていた。そこで一九〇三年、アイントホーフェンは弦電流心電計を導入することによって、一八九七年にアドラーが開発した有線の検流計を改良した。その器械では、心臓で発生した電流は二つの電極の間に張られた検流計の銀メッキをした石英のコードを通って電流に関する種々の振幅を伝導した。コードの両端は塩水を満たした容器に金属線でつながれ、器の中には患者の腕が浸されていた。光学的システムにより、心臓の電気的活動で誘導されたコードの波動は、回転する写真フィルムに投影され記録された。そしてこれらの動きの瞬間的な局面はフィルムと弦電流心電計の間に置かれたクロノメーターで表示された。

しかし心電図の軌跡と、それに基づいて仮定される病理解剖学的な病変との現実の因果関係を実証するに足る死後解剖の十分な例が得られるまでは、「正常」と「異常」の判断基準を設定することは不可能だった。

アイントホーフェンはまた、心臓の位置は、腕を広げた時の二本の手と左脚とを頂点とする正三角形（アイントホーフェンの三角形）のほぼ中心にあることを発見した功績ももつ。この三角形の範囲内で、心電図の以下の三つの主要な振幅が決定された。ＩＤ（手―手）、ⅡＤ（右手―左脚）、ⅢＤ（左手―左脚）である。ついで、それぞれについてアイントホーフェンは心臓の電気の伝導とリズムの機能的・構造的変動を説明した。

Ｐ、Ｑ、Ｒ、Ｓ、Ｔという記号で連続するプラスとマイナスの電波を表したのも彼であるが、このうちＰ波は心房の収縮を表し、Ｑ、Ｒ、Ｓ、Ｔ波は全体として心室の活動に関するものである。

脳の電気的性格

脳もまた心臓と同様に電気的な活動を内在するはずだという考えから出発して、ハンス・ベルガー（一八七三〜一九四二）は一九二四年、頭皮に電極を取り付けて人間の脳の電気を検出することに成功した。

彼は最初の脳波（ＥＥＧ）を、開頭手術をすべき一人の男性患者に対して実現した。その後五年間にわたり、彼の助手、家族のメンバー、病院の従業員、そして患者たちに多くの脳波の検査を実行して、より感度の高い検流計で脳波を記録する研究を続けた。

頭蓋骨と外皮を通過する電気信号は、必然的に一〇〇マイクロボルトという単位の非常に弱いものだったが、適当な増幅をしてうまく記録することができた。

ベルガーは、対象となる人間が目を閉じてベッドに安静に横たわっている時、脳波は一〇ヘルツの規則的な波長を示し、彼はこれを「アルファ波」と呼んだが、それは後頭部の頭葉部で最大となることを観察した。しかし検査対象がなんらかの刺激を受けると、脳波のリズムは最小の振幅で最大の周波数をもつものに変わり、彼はこれを「ベータ波」と呼んだ。同様なアルファ波の消滅の現象は、検査対象が目を開けるかまたは頭の中で簡単な算術の計算をしている時にも現れた。アルファ波の消滅をベルガーは「停止反応」と名づけた。アルファ波にせよベータ波にせよ、それは明らかに自律的・生物学的な根拠を有し、酸素の不足や麻酔の影響を受けるものであった。

「ベルガー律動」の存在は一九三五年にようやく公式に認定された。同じ頃、フェルスターとアルテンブルガーは、脳の手術に際して、硬脳膜、すなわち脳を包む外皮に直接電極を取り付けて腫瘍の位置を特定しようと試みた。

しかし脳腫瘍の研究におけるＥＥＧの適用に関して最大の衝撃を与えたのはアメリカのワルターであった。彼は一九三八年、自ら考案した三チャンネルの脳波計を用いて、腫瘍の周辺の遅い波長（デルタ波）の存在をつき止めた。

その八年後、彼は四例について、腫瘍は電気的には活力をもたず、周辺の組織だけがデルタ波の電位の変化を示すことを証明した。そして後に「シータ波」（五～七ヘルツ）について説明を与えたのもワルターである。

脳波測定のための機器は時が経つと、19世紀末の画像記録の装置によって得ることができた大雑把な事例に比べて種々の修正が行われた。

特に興味深いのはハンス・ベルガーが行った睡眠状態に関する研究である。彼は睡眠のさまざまな局面、殊に夢を見ている時に起こる眼の速い動き（ＲＥＭ）の際に電気的活動は変化することを証明した。そしてそれは、パヴロフによって提唱されていたように、睡眠時には脳の活動は完全に停止しているかまたは「抑制」されているという説を覆すことになった。

物理学と医学

一八四二年、オーストリアの数学者・物理学者のドップラーは星やその他の天体の運動とそれらが発する色と光の分析をしていたが、その時少なからず衝撃的なことを観察した。ある星が地球から離れていく時、その光の波長が増し、周波数が減ることを発見したのだ。その星が地球に近づく時にはその反対のことが起こる。

それから一世紀を経てようやく、大阪大学の里村茂夫がこの「ドップラー効果」を心臓病の診断に応用することを考えた。里村は超音波の束が変換器の方向に動く血液細胞の流れに出会う時、反射エネルギーは初めに発せられたのより大きい周波数を示すことを発見していた。血流が超音波の源から遠ざかる時にはその逆の結果が検証された。

具体的にはいわゆる「カラー フロウ マッピング」の技術が軍事目的に使われた機器からヒントを得て生まれた。すなわち飛行中の航空機は「ドップラー効果」を利用して、地上で動く物体の方向と速度が色で示されることによってその物体を識別したのである。日常生活において「ドップラー周波数の変化」は、最も典型的な例をあげれば、パトカーが近づくにつれてサイレンの周波数の変化が大きくなるという現象で理解されるだろう。ドップラーの概念は一九八五年にようやく医学に導入された。ドップラーの超音波検査器は二百万ヘルツから五百万ヘルツの範囲の発信周波数を利用する。より多くの血液が流れれば、ドップラー現象すなわち周波数の差はより大きくなる。現在はそのような結果が増幅器の活用によって音響的にも聴取できるし、周波数のスペクトルをグラフ的に分析して判断することも可能である。

ソナーとは第二次大戦中に海中の潜水艦を識別するために開発された機器であるが、これが心臓医療に初めて超音波（二万ヘルツ以上の周波数）を利用する道を開いた。

一九五四年、エドラーとヘルツはソナーを超音波心電図（エコー）検査に応用した。それは今日では変換器が普通皮膚の上に取り付けられるので無害な方法である。さもなくば、心臓カテーテルか、胃カメラか、間接手術用ゾンデに直接設置することもできる。

超音波心臓図検査によって現在では、心筋、弁膜、心臓の心腔、大動脈の最初の部分などの形態や機能のみならず、「ドップラー効果」によってこれらの器官内部の血流の速度も判定することが可能である。

それからわずか二〇年後に一次元の超音波心臓図検査を初めて臨床に使用することが可能となり、ついでほどなく二次元の表示となり、持続性、脈動などの変化に対応するドップラーの技術、さらに「カラー」へと進展した。

超音波心電図検査は、心筋梗塞あるいはその疑いのある患者の診断方法を根本的に変化させたのみならず、症状の進行を患者のベッドで追跡することを可能とした。要するに、それは冠動脈の閉塞の後、早急に血液循環が悪化する様子も観察したのである。

心臓カテーテル

一九一二年、ドイツの医師チームが一人の同僚および複数の患者の腕と脚の静脈にカテーテルを入れ、腕に入れたのを胸部に、脚に入れたのを下大静脈まで通したことがあった。しかし放射線不透過性のカテーテル、あるいはレントゲン写真の器具がなかったために、カテーテルの先端の正確な位置を設定することができなかった。

ヒトに最初に心臓カテーテル法を実施したのはフォルスマン（一九〇四〜七九）であったことが常識となっている。彼は自分自身の体で実験し、レントゲン写真で記録した。高度な危険に晒されるような方法ではないことを、彼は少なくとも六回実験し、心臓が停止したり不規則なリズムが現れたりしないことによって証明した。

フォルスマンは心臓医学の専門家でも実験家でもなかった。そのとき大学を出たばかりで、ベルリンに近いエーベルヴァルトで外科医として働いていた。一九二九年七月のこと、彼は自分の腕の肘の静脈に尿管カテーテルを挿入し、六五センチも奥に差し込み、それから歩いて放射線撮影室に行き、技師が彼の右心房にあるカテーテルをX線撮影した。

フォルスマンは心臓の救急医療の場合、必要な処置を直接心臓にまで施すことは必ずしも容易ではないという見地から考えて以上の方法を思いついたと語っている。そこで彼は静脈から右心房に直接カテーテルを通すことでそれが可能とならないかを試みようとしたのである。

フォルスマンはさらに、カテーテルを利用して心臓の内部の視覚化（心臓曲線）、造影剤を注射して動脈と静脈の管腔を視覚化（脈管グラフ）する試みも行った。

しかし心臓カテーテル法の重要性はすぐには評価されなかった。それどころか、のちにナチの医学実験に協力することになる有名で頑固なザウワーブルッフ教授は、フォルスマンに、お前はせいぜいサーカスで働くのがふさわしいといって診療所から追放した。実際、フォルスマンの手法は長い間沈黙に包まれ、一九四〇年にアメリカでカウンラッドとリチャーズが初めてこの問題について論文を発表した。

しばらくしてキューバにおいて、カステラノスとコルは、フォルスマンが自身と犬で失敗した心臓の心房や心室に放射線不透過性の液を入れて視覚化する方法に成功した。そして一九三一年には、ポルトガルでモニッツのグループが脳の静脈の視覚化に成功した。

心臓カテーテル法の実現によって、フォルスマンは一九五六年にノーベル賞を受賞した。

出産はイエスかノーか

アメリカの学者グレゴリー・ピンカス（一九〇三～六七）は、ウサギを使った一連の実験の結果、通常、下垂体（脳の基底にある小さな腺）から卵巣に達する刺激を中断すると、排卵が自動的に停止することを発見した。

こうしてピンカスは五〇年代には性ホルモンの分野の最高権威とみなされた。彼もまた世界に広がりつつあった人口の急激な増加を懸念していたのだが、妊娠を阻止し、出生を責任をもって計画することができるような物質の「発明」を、各方面から促されるようになった。

ピンカスは、受精した卵子の子宮内の着床の瞬間から血液中のプロゲストロン（黄体ホルモン）の増加が起こり、それが卵巣から他の卵子が放出されるのを防ぐということを知っていた。ブルックリンの婦人科自由病院妊娠クリニックの部長、ジョン・ロックとピンカスの出会いは決定的であった。ロックは、子供が欲しいのに婦人科の医師の有効な治療が得られない女性たちにおけるエストラジオールとプロゲストロンの二つの性ホルモンについて観察を進めていた。つまり、ピンカスの避妊に対して、ロックの方は妊娠に取り組んでいるというわけだ。しかしそれぞれの情報が融合することに、実は避妊薬の実現のための最大の重要性が秘められていたのだった。

ピンカスは複数のメスのウサギにプロゲストロン（5ミリグラム以上）を投与し、確実に生殖能力のある複数のオスと同居させて受胎させようとした。しかし受胎したウサギは皆無であった。そこで彼はロックと協力して何人かのボランティアの女性を選び、長期にわたって経口でプロゲストロンを投与したところ、やはり一人も妊娠しなかった（一九五二）。しかしプロゲストロンは高価であった。そこでピンカスは有機化学の教授マーカーが少し前に発見したことに希望を託した。それはプロゲストロンはメキシコ南部に自生するカベンサデモロ…蔓生植物の根から抽出できるというのである。

ウサギを使った実験によってピンカスは、プロゲストロンが優れた排卵抑止力をもち、19－ノルステロイドプロゲストロンが経口で効果をもつことを確信した。なかでもノルエチノドレルが合成製品として使えることを突き止めた。こうして最初の避妊錠剤が誕生した。

ピンカスはこの研究をより幅広く、米国以外で人口増加の問題に特に直面している国に応用しようと決めた。それはプエルトリコであり、一八九八年の米西戦争後スペインから独立し、米国への移民が急速に進んだにもかかわらず、人口がほとんど倍増していた。

避妊薬の偉大な実験の最初の舞台はサン・ホアンのリオ・ピエドラスであり、次は一九五七年にルマコで、三回目は同年一二月にハイチで行われた。調査は極めて慎重になされ、投与される錠剤の量、副作用の有無、性交渉の頻度、月経の状態その他が調べられた。プロゲストロンは10ミリグラムから始まり、ついで5ミリグラム、最後に2.5ミリグラムに減らされるかたちで一万六千人に与えられた。結果はまさに驚くべきもので、非常に高い成功率を示した。ピンカスはコペンハーゲンで開かれたステロイド・ホルモンの記念すべき国際会議で、堂々とこの結果を世界に発表した。

避妊薬の中でも特にプロゲストロンを含むものは、その後の数十年で大きく修正がなされた。現在はこの種のホルモン剤の投薬は、確実な避妊というだけでなく、女性の生理に伴う病状を改善し、子宮内膜症などを治療し、避妊のための少量投与も行われている。

試験管ベイビー

「ガラス器内の」受胎に向けた最初の試みは、一九四四年、ピンカスとともに避妊薬の研究に携わったアメリカの婦人科医ロックによって行われ、試験管の中でヒトの卵子に受胎させることに成功した。しかし引き続いて実施した実験はいずれも失敗だった。

一五年後の一九六一年、ボローニャの医学者・生物学者ペトルッチは多くの試験管での受胎に成功し、そのうちひとつの受精卵は数日間生存することができた。それに続いて彼は、当時の新聞が伝えているように、「生物学的ゆりかご」と名づけられた特殊な実験装置の中で卵子を精子と接触させ、それをある女性の子宮に挿入した。

実験者みずからフィルムで撮影した、前例のないこの「妊娠」のニュースは大きな波紋を呼んだが、とりわけこの実験の倫理的・宗教的な観点からの反応は否定的であった。ついで自発的に妊娠は中絶され、これはペトルッチが言い出したと思われるが、それで論争は終わりとなり、堕胎に関しての非難もやがて収まった。

しかしこの面での研究は他の国でも続けられた。一九六五年、イギリスの生理学者エドワーズ(二〇一〇年にノーベル賞)が試験管での受精に成功したことを発表し、その後一九七六年に同僚のステプトウとの協同作業で三五歳のシルヴィア・アレン夫人の子宮に受精卵を着床させることに成功した。この女性は五年も前から子供を欲しがっていたが、ラジオ番組でステプトウの話を聴き、彼のところに出向いたのだった。この場合もやはり激しい論争が起こったが、アレン夫人がほどなく妊娠を中絶したことが報じられるとすぐに静まった。

しかしエドワーズとステプトウは挫けなかった。一九七七年一一月一〇日、トラック運転手の妻で三〇歳のレスリー・ブラウンに同じことを試みた。その結果、翌年の七月二五日のデイリー・メール紙は五億リラの特約記事として、マンチェスターに近いオールドハム総合病院で最初の「試験管ベイビー」、しかもルイーズという名のかわいい女児が誕生したことを世界に発信した。

イタリアでは、一九八二年一月一一日にナポリの個人クリニックで「試験管ベイビー」アレッサンドラ・アッビゾーニョが生まれたことがテレビで報じられた。

そして徐々にこうした例は特別なものでなくなり、世界中で何千という数に上ってもはやニュースとならなくなったのである。

遠隔医療とヴァーチャル・リアリティ

① 遠隔医療

驚くべき航空技術の発達と、光ファイバーの発明により、地球市民の相互コミュニケーションが強化・完成された。最近数十年、医学もまたその恩恵にあずかり、社会保健、地域医療という従来の課題を根本的に解決する方法を獲得した。つまり、遠隔医療が生まれたのである。

それは臨床、診断、治療のデータの遠隔通信を利用して、離れた場所から行われる医療システムであり、データ通信と臨床行為の場との中間に位置するものである。主として電話通信網を活用することによって、音響信号にせよ、数的、画像的データにせよ、伝達が可能なのである。保健衛生の従事者（情報を提供、管理、改善、利用する医師、研究者、検査技師など）のみならず、市民、患者、潜在的患者などがそれを利用することができる。

一九六〇年代、遠隔通信を医療分野で活用しようという具体的な試みがとりわけアメリカで着手された。初めはそれは宇宙飛行士の心臓脈管系のデータのモニター監視に専ら集中しており、したがって軍部の統制下に置かれていたが、六八年以降生体臨床医学の分野における遠隔通信の実現可能性の研究は私的機関の手に移行した。

そこで電話線による心電図送信の最初の実験として、マサチューセッツ総合病院とボストン空港とが連結された。続いて緊急事態や大都市から離れた住民グループへのより良い医療救助を確保する研究が始まった。

今日の時点で真の遠隔医療といえるものは、一九七四年、保健事業の内容、利用法、効果を改善すべく、遠隔通信のシステムとネットワークを総合したデータ通信の採用によって実現した。イタリアでは一九七六年に「遠隔医療委員会」が設けられ、また同年、ボローニャで、マルコーニ財団により、病院から患者の家に直接心電図を送ったり、必要なデータを普通の電話回線で送信したり、それをオシロスコープで受信したり、冠動脈疾患集中治療室にテープで記録することができるシステムが実現した。そしてトリノとそこから六〇キロ離れたスーザとの間に救急医療のための遠隔通信の最初の実験が開始され、その後、同様の設備がイタリア国内の各地で実現した。

以来、イタリアに関する限り、遠隔医療は特別立法に支えられて半島全体に拡大し、その結果、より進んだ社会保健事業の普及、臨床的診断データの遠隔送信、遠隔診療、さらには専門的介助のネットワークが可能となった。

のみならず、地域のレヴェルでは遠隔医療は地域特有の現実を考慮して組織され、たとえば、一人住まいの老人のための遠隔介護や、視覚障害者のための各種のサービス、聾唖者のためのビデオ通信、在宅の心臓病患者や透析患者のための遠隔モニター観察など、さらには貧困者のための保健サービスの予約システムや設備投資などなどが実施されるようになった。

イタリアでは、イタリア電信電話株式会社によって、患者の心臓の状態のデータや心電図の遠隔送信、送受信できる機器、新生児の心肺機能の遠隔モニター監視などのシステムが実現された。

救助活動の迅速性に関する遠隔医療のもうひとつの実用的応用は、家屋倒壊、洪水、地震などの自然災害の際に大きく発揮される。最新の遠隔通信技術は、カーディオディプ、カーディオテレフォン、カーディオメモ、コンピューターによる心臓の遠隔診断、遠隔分析、遠隔心電図、遠隔脳レントゲン撮影、遠隔診療などの方法を活用して、心臓や血圧、検査結果などに関するような種類の違うデータをほとんどリアルタイムで送信する可能性を提供している。それらのデータは必要な指示の即時の伝達、あるいは人的・物的な派遣のために肝要なものである。

近い将来において遠隔医療は、通信衛星の利用、光ファイバー網、ブロードバンドの複数メディアなどと結びついた急速な発達が予想される。

②ヴァーチャル・リアリティ＝仮想現実

一九五〇年、「オート・テスト」という革命的な機器が市場に登場した。

つまり「プレーヤー」は、ハンドル、ブレーキ、アクセルを備えた自動車の運転席とそっくりの安楽な椅子に座り、そのすぐ前で高速道路や交通の多い都市部のビデオ（実景を撮影したもの）が映写され、実際に自動車の運転をしている感覚が与えられるものだった。その人の能力は他の車や障害物を避け、カーブを見事に回り、衝突をしないことにかかっている。

それはいわゆる「ヴァーチャル・リアリティ」、すなわち現実の中に本当に生きるような経験の最初の例であった。しばしば現実のシチュエーションに存在している夢の中で起こるのに似ている。しかし、夢においては、ヴァーチャル・リアリティと違って、批判的意識と自己規制に欠けるから、空を飛んだりどうすることもできずに高所から落ちたりといった人間の論理的思考の外の経験もあり得るだろう。

「オート・テスト」に続いて「センソラマ」と呼ばれるはるかに複雑なビデオゲームが現れる。ハンドルと座席があり、マンハッタンの交通の状況を撮影した立体映像のヴューアーを備えていた。しかしここでは「プレイヤー」は運転をさせられるのではない。ニューヨークの街路の雑踏に足を踏み入れた感覚を与えられ、騒音や、側を通る車のガスの匂いなどを感じさせられるのである。

こうした「ゲーム」に現れるヴァーチャル・リアリティが研究者の注目を引いた。

要するに「ヴァーチャル・リアリティ」という表現は、意味論の視点からすれば、「静的な運動」とか「動的な静止」とでもいうように、ひとつの矛盾である。ともかくそれは、ありそうな状況を現実に最も近いものとする可能性と理解することができる。

ヴァーチャル・リアリティについて語るための必要条件は、以下の三つである。

1．コンピューターによるヴァーチャル・リアリティの三次元表現。この可視的な表現に、ヴァーチャルの世界を一層現実に近づけるような聴覚的、触覚的あるいは把握可能な情報を付加することができる。そのためにはヘルメットやグローブなどような特殊な用具が使われる

2. リアルタイムの双方向性

3. 身振りや言葉によるのと同じような自然の人間的コミュニケーションができる人間を対象としたインターフェースのプロジェクト。キーボード、マウスといったコンピューター向きの典型的なインターフェース以上に、ヴァーチャル・リアリティの技術はデータ・グローブのような人間のために考案された特殊なインターフェースを提供する

航空、軍事、情報伝達、建築、科学研究といったさまざまな応用分野の中で、化学（分子のシミュレーションや変換）と医学はこうした研究から莫大な恩恵を授かりつつある。現在は、既知のテクノロジーと特にヴァーチャル・リアリティに関係する技術との総合により、人間がコンピューターを用いて視覚、聴覚、触覚の相互作用を行い、人間と機械のコミュニケーションを容易にし、とりわけ人間生来の行動能力を膨大に拡張し、知的探求の新しい手続きを構築することが可能である。

医学におけるヴァーチャル・リアリティの可能な活用法は、診断のみならず、治療、リハビリ、薬剤の開発に至るまで多方面にわたる。

外科学はその最たるもので、外科医の研修や特殊な環境における手術の実施などに利用される。

第一の面に関しては、ヴァーチャル・リアリティは外科医に対し、患者の生理組織の生体力学的な状態を模倣するモデルを提供し、それに基づいてヴァーチャルな（しかしリアリスティックな）操作をし、その後手術室で実際にその操作を行うことができる。若い外科医は、ヴァーチャルに一人の人間の手術をしながら間違いを修正し、だれの生命も危険にさらすことなく、さらには研修や実験のために使われる動物の犠牲と費用を減らしながら、こういう操作の技術に慣れることができるわけである。一方でベテランの外科医は、特別に複雑な技術に慣れることができるだろう。「ヴァーチャル腹部」というものも開発され、外科医は特製のヘルメットとデータ・グローブを着用して、その体内を「探索」したり手術したりすることができる。

ヴァーチャル・リアリティは狭い手術部位の三次元的・ホログラフィー的な画像を提供し、外科医の「触覚的な」接触をより少なくすることができるので、すでに革命的であったマイクロ手術の技術をさらに改良することを可能とする。のみならず、超音波の援用により、外科医はよりよい術前オリエンテーションと、手術対象の組織の形態の特性と実質に関するより詳しい情報を得ることができる（胎児の超音波三次元画像の発達により、胎児変形の診断のための精密で貴重なデータが得られる）。

ヴァーチャル・リアリティはまた、たとえば戦場とか崖崩れ、地震などの自然災害の場所のように充分な人数の外科医の派遣が難しい不慮の場合に、現地に設置するロボットの助けを借りて、遠隔の手術を行うために利用することができる。

こうした「遠隔外科学」（「デジタル・ドクター」というような言葉も使われているが）は今日では現実のも

のとなり、コンピューター、ロボット、光ファイバー通信、ヴァーチャル・リアリティなどの技術が、ハイテクを駆使した医学的診断と外科学に結びつくことを意味している。外科医が遠隔から世界のあらゆる場所に、人数に制限なくなんらかの手術を行えるような操作室がすでに作動している。彼らが用いる機器は特別のセンサーを備えており、診断医が画像から得られる三次元のデータをもとにして、コンピューターがきわめて正確に体内におけるそのセンサーの位置を記録することができるようになっている。そしてロボットが数千キロ離れたところでもリアル・タイムで、現実に手術を行いながら、手術部位でのその動きを完璧に再現するのである。

近い将来、組織や内臓の重大な損傷に対してだけではなく、微細な神経構造、眼、平衡障害をもつ半規管をはじめ、心臓に関しても現在のように活動を停止させる必要なく手術を行う可能性があるだろう。整形外科についていえば、たとえば鼻の形を変えたい人は最も気に入った「モデル」をあらかじめ選び、外科医はそういう特定の手術に関して自分の技術を磨くことができる。

さらに興味深いのはヴァーチャル・リアリティが身体障害者のリハビリや人工的補完に役立ち、彼らが運動したり、必要な仕事をこなすことさえできるような可能性を提供することである。たとえば、手を動かすことができない人が精巧な人工補完器の助けを借りたり、あるいはコンピューターのマウスの代わりに眼を動かして命令を与えたりすることによって細かな運動を行うことも可能だろう。また視覚障害者は空間の中の方向感覚について、高性能のマイクロ機器から得られる触覚的あるいは聴覚的情報を利用することができるだろう。

ヴァーチャル・リアリティは精神医学、とりわけ幼児に関するこの分野でも幅広い活用が見出だされる。

たとえば特別に制作したビデオゲームを使って、家族や医師との言語による関係（それ以外では不可能な）を定着させることができるような主題を設定したり、あるいはその子供の回復や外界への適応に特に利するようなヴァーチャルな環境に浸透させることができる。さらには、たとえば空を飛んだり落下したりするようなヴァーチャルな状況に沈潜している時に引き起こされる異常な感覚に依拠することによって、似たような感覚を与えてある種の麻薬（たとえばＬＳＤ）を「代用」させ、麻薬からの離脱を試みる方法が成立する。

この方法は、いわゆる「サイバーセックス」、すなわちヴァーチャルな性行為の基礎になるものでもあり、専門家の証言するところによれば、現実の性感覚が与えられるのみならず、多くの人にある種の抑制に打ち克ち、抑圧された衝動の解放をもたらすことができる。

日常生活、ことに医療に対するヴァーチャル・リアリティの応用は、極めて複雑で解決のむずかしい生命倫理の諸問題から免れない。なぜなら、それに関わる本人自体がその乱用の結果として人格の歪みを生じたり、仮想現実における非合法な目的のための思慮に欠けるオペレーターにはまって、心理的に支配されがちだからである。

アルツハイマー病

今日では一般市民でも「アルツハイマー病」という病名を知っている。ウィンストン・チャーチル、ロナルド・レーガン、ヘンリー・フォード、モーリス・ラヴェル、リタ・ヘイワース、フランク・シナトラ…といった著名人もこの病気に襲われた。しかしこの病気が突然有名になったのは、最初に報告されてからようやく六〇年後のことである。

一八八七年にベルリンで大学を卒業した後、アロイス・アルツハイマーは、ミュンヘンの高名な神経生理学病院の研究室長になった。精力的な組織学の研究者として（偉大な神経病理学者フランツ・ニッスルに師事）すでに神経学に関するさまざまの複雑な問題の研究で多くの貴重な貢献を果たしていたが、最も重要なのは、脳に現れる老人性のプラーク（斑）に関する報告であり、これによって「アルツハイマー・プラーク」と呼ばれることになる。

その頃少数の研究者は、すべての精神病がもっぱら心理的要因に起因するという固定概念に異議を申し立て、構造的、解剖学的要因の干渉も認めようとしていたが、彼もその一人であった。そして一九〇六年、記憶、行動に関する進行性の障害、うつ、幻覚症状に冒された女性の検死において、脳細胞の変質の存在を証明することに成功した。他のタイプの痴呆には同様の変質が見出されなかったので、アルツハイマーは（当時四〇歳）新しい病理として把握すべきと考え、わかりやすく「早発老人性痴呆」と命名した。

にもかかわらずこの「発見」は、科学界に大きな関心をもたらさなかった。しかしアルツハイマーはこれに挫けることなく、若いイタリア人の協力者ガエターノ・ペルシーニとともに、この新しい症状についての観察と研究を深めていった。しかしながら、細胞や組織の染色のこの時期の技術に限界があったため、この病状の組織学的仕組みを正確に説明することができず、一時期は名づけ親としての「アルツハイマー＝ペルシーニ」とこの病気が正しく呼ばれたが、やがて不当にもアングロサクソン風の読み方で「アルツハイマー病」と単純化された。

ヒトゲノム解析計画：一〇八〇億の言語情報

20世紀初頭、モーガンがキイロショウジョウバエの突然変異にX線が与える影響について驚異的な発見を行ったが、染色体の構造の研究は一九五六年まで徐々に進行し、この年、ヒトの染色体は二三対からなる四六個であるという結論に達した。その十数年後、染色体に関してはすでに六八個の遺伝子が確認されていたが、一九九〇年にはその数は一八八四になり、ＤＮＡの二千個の分節が確認された。

推定約一〇万個の遺伝子（約三〇億のヌクレオチドをもつ）を識別する作業の中で、ダルベッコ（バルティモアとテミンとともに、「腫瘍ウィルスと遺伝子との相互作用に関する研究」で一九七五年ノーベル賞）は、まさにヒトの遺伝子遺産の総体を識別し、個々の遺伝子の配列と、遺伝子情報のアルファベットである三〇億のＤＮＡ塩基の細密で完全な「地図」を作成するために、名高い「ゲノム計画」を構想した。彼はこのことを純然たる学術的研究として行ったのではなく、およそ五千種にのぼる遺伝性疾患の原因となる遺伝子を特定したいという思いだったのである。

ダルベッコは次のように述べている。「塩基は遺伝子のアルファベット文字である。もしヒトのゲノムを印刷しようとして、一ページ平均一万字とするなら、一千ページの本が三百冊必要となるだろう。この巨大な百科辞典の中には、人種的な遺伝の遺産、われわれの家族のアルバムが詰め込まれている……」

当初一〇〇・〇〇〇と推定されたヒトの遺伝子数は、現在のところより少ない（約三〇・〇〇〇～二四・〇〇〇）ことが解明され、それらの大部分について、正確な構造・配列を知ることが可能となった。

エイズの鞭

アメリカの雑誌『Morbidity and Mortality Report Weekly』一九八一年六月五日号に、いまや歴史的となったひとつの論文が発表された。ニューモシスティス・カリニという寄生虫による肺炎で死んだ五人の「新しい」伝染病患者のケースについてである。きわめて特徴的なことは、全員が免疫力の極端な低下を示していたという事実である。

翌月にかけてこの雑誌は次々と他のケースについての報告を載せたが、確かな診断を下すことはできなかった。そこでとりあえず、「免疫低下によるゲイの病気（ＧＲＩＤ）」として語られるようになった。しかしすぐに、感染が広がるにつれて、これは異性間の交渉でも感染することがあり、妊婦から胎児に伝染し、同性愛者、血胸、薬物依存者、研究室勤務の技師、そしてこの病気の患者と接触した歯医者、医師などのカテゴリーに属する人も危険に曝されることがわかった。さらにこれが特定の免疫低下の人間との親密な接触と結び付いていることを考慮して、後天性免疫不全症候群（ＡＩＤＳ）と名づけられた（一九八二、フランスおよびスペイン語ではＳＩＤＡ）。

しかし現在、この新しい症候群に関する臨床的局面での知識が日々更新されてゆく一方、原因を特定するところまでは至らなかった。この研究に特に貢献した人としては、パリのパストゥール研究所のリュック・モンタニエと米国メリーランド州の国立ベセスダ癌研究所のロバート・ガロをあげておく。

この病気がウィルスに起因することが確実となったいまや、そのウィルスを特定する試みが始まった。ガロは一九七八年に自身が発見したヒトに感染するレトロウィルスのいくつかの種類についての研究に専念していた。その頃数多くの他の種類のウィルスに「嫌疑がかけられ」、そのひとつは何人かの患者の精液に検出されたサイトメガロウィルス（CMV）であった。しかしそれらのウィルスのどれもが、確実にその原因であるとはいえなかった。原因が特定できないまま慌しく無為の時が過ぎてゆく中で、「細菌戦争」に神経を尖らせていたCIAに、「豚ペスト・ウィルス」が（ある異色のレポーターの言葉を借りれば）「スカウトされて裁きの場での喚問に引き出される」ということもあった。

かくするうちに、エイズは全世界で急速に増えはじめ、「20世紀のペスト」と呼ばれるほどとなり、原因が知られず、だから治療の可能性もわからないので、各国の保健当局を深刻に懸念させていた。こうした混乱の状況の中で、フランスとアメリカの研究者の間に激しい論争が起り、それが幸いにもウィルスの発見という結果を導き出した。

簡単にいえば、すべては一九八三年にパリのビシャ病院で事が始まった。前年からウィルスの分離の研究に着手していたモンタニエのチームが、リンパ腫の男性患者の生検に際して一見してエイズの原因と思われるウィルスを発見し、リンパ腫随伴ウィルス（LAV）と命名した。この発見は翌年アメリカのガロのチームが確認し、みずからそのウィルスを「再発見」し、HTLVと名づけた（その後「国際ウィルス命名委員会」がモンタニエの命名を修正して、ヒト免疫不全ウィルス（HIV＝Human Immunodeficiency Virus）を正式名称とした）。

しかし問題は「科学的」である以上に、実質的には「経済的」な性格のものであった。つまり、新しいワクチンと抗エイズ薬の産業的規模の製造がもたらす莫大な利益は、HIVの最初の発見者として公的に認められた者に渡るはずであろう。この厄介な「紛争」に、アメリカのレーガン大統領とフランスのシラク首相が介入することとなった。そしてひとつの妥協点に達して状況は収束したように思われる。二〇〇八年、発見の優先権はモンタニエ・チームに公式に与えられ、ノーベル賞が授与されたのである。

突発するウィルス

エボラ熱・ウィルスは、終末論的な視野から語られることのできる最近のいくつかの例のひとつに過ぎない。偉大な科学の発達にもかかわらず、ウィルス（細菌の千分の一の大きさ）は依然として、いつ作動して壊滅的打撃をあたえるかもしれない無数の「不発弾」のように人類にとっての恐るべき危険として存在する。

この状況を充分自覚した世界保健機関（WHO）は、具体的な準備行動を起こし、研究・予防に対して莫大な予算を計上する措置をとった。

20世紀の終り頃までは、HIVのような未知のウィルスが三〇年足らずの間に五千万以上の犠牲者を生み出すことをだれも予想しなかっただろう。おそらくこのウィルスは中央アフリカのいくつかの地域にすでに存在していて、幾千年もの間、森の中の孤絶した集落の枠内に隔離され、そのことから一定の地域外に拡散することが阻止されていたのである。ところが一九六〇年代の末頃から、交通が加速的に増大し、そして特に主要道路や大ホテルなどに群生する売春婦にトラック運転手や商人・旅行者が自由に接触することにより、このウィルスが外の世界に向かって凱旋行進を始めたのである。

アフリカに限らず、他のウィルスについても時には伝染病を簡単に発生させたことがある。たとえば、一九六三年の冬、きわめて温暖な米国南西部で野ねずみが爆発的に増えたことがあり、その結果、ネズミに噛まれてハンタウィルスに感染する人が続出、五五人が死んだ。しかし幸いなことに、以降この伝染病はきわめて稀となった。

まさにエボラ熱・ウィルスと似たような「マールブルク・ウィルス」が一九六七年にはじめてドイツのマールブルク、フランクフルトとベルグラードに発生した。マールブルクの最初の感染のケースは、ポリオとはしかに対するワクチンの準備のために、サル（ウガンダから取り寄せたサバナモンキーという種類）の腎臓を調べていた研究所の何人かの技術者に関するものである。数日後、ハンブルグの熱帯病研究所のウィルス学者たちは、そのサルの血液にはそれまで知られていなかった謎のウィルスが数十億も含まれていることを確認し、「マールブルク」の名を与えた。

「フニン・ウィルス」は、一九五三年、ブエノスアイレスの西一五〇キロの地点に流れるフニン河地区で最初に確認された。それは *Calomys musculinus* と *laucha* というネズミから感染し、「感染性出血熱」を発症させ、心臓脈管系、腎臓系、神経系の症状、筋肉痛や眼の痛み、首とわきの下のリンパ腺腫、けいれん、出血を惹き起こした。

これと似たものが「マチュポ・ウィルス」であり、一九六〇年にボリビアのアマゾン地帯のベニン州で最初に確認され、Calomys callosus というネズミと、人間からも感染した。症候は感染性出血熱の極めて重いものだった。

「オロポウチェ・ウィルス」は、一九六一年に確認され、そのときはブラジルのベレムの一万一千人にインフルエンザに似た症状をもたらした。キュリオコイデス属のヌカカに刺されて感染する。

「デング熱ウィルス」は、ネッタイシマカに刺されることで感染する。デングとはスペイン語で「けいれん」を意味し、スワヒリ語で悪霊によって惹き起こされる突然のけいれんを意味するキ・デンガ・ペポに非常に似た言葉である。「デング」が医学用語として用いられるようになったのは、一八二七～二八年に西インド諸島に発生した伝染病の時である。一七八〇年にフィラデルフィアで同義語の breakbone fever が用いられ、同年バタヴィアではオランダ語 knokkel-koorts と呼ばれた。公式名は米国の外科医ダンディに由来する「ダンディ熱」である。

熱帯および亜熱帯地方の風土病であるデング熱は、一九六九年以来、プエルトリコ、ヴァージン諸島を含むカリブ海一帯に伝染病を惹き起こし、無力症、関節痛、筋肉痛、リンパ節の腫れ、皮疹、出血を発症させ、時には死に至らしめた。

「ラッサ熱」は一九六九年に世界的に流行した。ラッサ（ナイジェリア）の小さな病院でミッション

304

として働いていた女性看護師アンナ・ワインが突然発病し、わずか数日のうちに病態が悪化し、あらゆる治療もむなしく死亡した。WHOに報告された診断は「マラリア」であった。ところが時を移さず、彼女を看護していた別の看護師が罹病し、まもなく死亡した。このケースでも確かな診断を下すことができず、いまやもうひとりの女性患者が心配となり始めたので、直ちにアメリカに搬送され、ニュー・ヘヴン（コネティカット州）のエール大学アルボウィルス研究所に委ねられた。ここでそれまで未知だった新しいウィルスが確認され、「ラッサ・ウィルス」と命名された。

ラッサ熱は、衰弱、口腔の潰瘍、各部の痛みを起こさせ、約一五パーセントの死亡率を伴うものである。ナイジェリア、リベリア、シエラレオネ、ベニンでも同じ症例が報告された。

「ニパー・ウィルス」（一九九九年に最初に確認されたマレーシアの地名から命名された）は、動物の感染症の原因となる新型のウィルスだが、ヒトに感染する可能性のあるものである。一九九四年にオーストラリアで最初に発見され、その地名をとって「ヘンドラ・ウィルス」と名づけられた別のウィルスと関連づけて考えられている。いまのところ限定された感染源を除いて問題はないとはいえ、この二つのウィルスは極めて強い有毒性と感染力を有し、保健当局を深刻に懸念させている。これまで五〇パーセントの死亡率を示している。

この感染症は、果物を常食とするコウモリ（罹病していない）から、まだ解明されていない様態でブタ、イヌ、ネコ、そして他の家畜や野生動物（ヘンドラ・ウィルスの場合はウマにも）に伝染する。そしてこれらの動物からウィルスがヒトに感染することもあり得るが、その経緯はやはり未解明であり、おそらくは感染した動物あるいはその排泄物との直接の接触によると考えられる。ヒトからヒトへの呼吸による感染も除外できない。

特効性のある治療法が存在しない現在、治療は支援態勢の強化と抗ウィルス薬の投与に限られている。

新型の症候群：サーズ

二〇〇〇年の初頭、突然「新しい」病気が全世界を驚愕させた。二〇〇三年二月にハノイ、ホンコン、シンガポールを感染源として確認されたサーズである。これは、高熱、頭痛、呼吸困難、白血球・血小板の減少を起こさせる特徴がある。しかしサーズに関する最初の警報は、わずか数ヶ月後にはほとんど全面的に病気が自然消滅したことによって早々と「しぼんで」しまった。ただ、あらゆる予防措置はいまでもつねに生きている。

サーズの最初の事例がほとんど保健の現場の従事者に多く見られたため、ただちにＷＨＯはこれはもっぱら診療機関内で感染するという推論を立てた。しかしすぐに、特に航空機による移動により、他の「ジェット機症候」のように、地球上のいたるところに急速に伝染する可能性があることがわかった。サーズのウィルスは、とりわけ罹患者や汚染物との直接接触で伝わり、齧歯類《けっしるい》、ゴキブリその他の動物を媒介することもある。

この感染症の病原体は、非定型肺炎のウィルスの変種であるコロナウィルスで、これまでに知られてはいてもヒトに感染したことがないものと異なり、新しい特徴をもつものとただちに確認された。そのゲノムの迅速な配列解読の結果、感染を特定し、診断を確定することができるような診断テストの実現への道が開かれた。それまではいかなる特効薬も効力のある抗生物質もなく、治療といえば、介護措置と臨床的症候に対する対症療法に限られていた。約九百人の犠牲者の中で、特記しておきたいのは、「国境なき医師団」に属する若きイタリア人医師、カルロ・ウルバーニであり、かれはハノイで最初にこのウィルスを識別した人であった。

プリオンの到来

一九九〇年代、世界のさまざまな地域で、すぐに「狂牛病」と規定された「新しい」病気が発生した。疾患のあるウシの肉からヒトに伝染し、脳をいちじるしく損傷し、重度の運動失調症を惹き起こしていた。公式に「ウシ海綿状脳症（BSE）」と規定された。

それはアメリカの研究者プルーシナーによって、脳に重度の退化を起こし、その原因が知られていない（頻度は少ないとはいえ、すでによく知られていた）クロイツフェルト・ヤコブ病と関連づけられて考えられた。そしてプルーシナーは新しい病原体を発見することに成功し、普通のウィルスと比べて構造的な特異性を強調するために、はじめ「ウイロイド」あるいは「普通でないウィルス」と名づけ、次いでプリオンという新語を案出した。それで既知のウィルス、細菌、菌類や他の病原体と明確な区別を与えたのである。その後、プリオンは動物に対する病原となるだけではなく、ニューギニアのクールー病や、ゲルストマン＝シュトロイスラー病、致死性家族性不眠症のようなヒトの病気の原因ともなることが解明された。

現在、プリオンによるヒトの疾患は、脳の皮質に水泡や空洞を生成させる特徴があるため、「海綿状脳炎」と規定されたりしているが、その約一〇パーセントは遺伝性であり、時には三〇年に及ぶ長い潜伏期があることが知られている。プリオンの発見により、一九九七年、プルーシナーにノーベル賞が与えられた。

しかし人種は…存在しない

残念ながら人類の大部分は、遺伝学の進歩によって立ちあがったいまや覆しようのない真実を知らない（あるいは知りたがらない）。「人種」は存在しない、あるいは人種はただひとつであるということである。こういう現実を前にすれば、おそらく、人間は、何千年にわたって世界のあらゆる地域での人間関係を特徴づけてきた流血闘争——個人間であれ国家的レヴェルであれ——のまったくの不合理と無用にようやく納得するはずである。そうした闘争はすべて「異人種」に対する憎悪と、それぞれの「人種」が他よりも優越し、他を撲滅し、あるいは他を従属させたいという無謀な欲求に動機づけられたものである。

今日まで「人種」の区別というのは、もっぱら皮膚の色、顔や頭の形、眼の切れ方といった各個人の外見上の特徴に基づいていた。だから世界には異なった特徴をもつ少なくとも五つの人種（それぞれ自体もいくらかのより小さい特徴を備えている）が生存しているように考えられた。外観の特徴（表現型）にもっぱら基づく「人種的差異」という概念から、近代の遺伝学者は「遺伝子型」の調査、すなわち有機体の第一原料である遺伝子を構成する基礎的要素に探求の目標を移した。遺伝子こそヒトの間に、もしも異なる形質——つまり「人種的」な——があれば、それを区別することができる唯一のものである。

通俗的な「人種の神話」を完全に覆すことになったのは、基本的には、世界的な名声をもつ遺伝学者、ルイージ・ルーカ・カヴァッリ・スフォルツァによって行われた革命的な研究データのおかげである。彼は近代のヒトの起源となった地点と大規模な移動が起った経路を確定しようとして、さまざまな集団の歴史的・地理的地図を再構築することに生涯を捧げた。

この研究の合理性は、現代の人間の間に偶発的に存在する遺伝子の相違を研究する中で、こうした相違がなぜ、いかにして発生したかを理解するためには時間を遡る必要があるという理念に根拠があった。周知のように、三〇億の要素からなるわれわれのゲノムDNAは、それぞれが染色体の中で特別の位置を占めているが、遺伝子の相違はその変化に関連している。このことは、もし二人の人間が遺伝子的に非常に似ていればかれらは非常に最近の共通の祖先をもち、逆に種類が違えば違うほど、かれらの祖先は遠い時代に遡るということを意味する。繰り返すなら、複数の集団が離反した時代が遠ければ遠いほど、それらの遺伝子の違いが大きいということだ。

この研究のために、カヴァッリ・スフォルツァの優れたチームは、非常に離れていたり隔絶していたりするものも含めて、二千種以上の原住民の遺伝子遺産を調査し、とりわけ血族間で異なる一二〇以上の遺伝的形質、Rh因子、HLA抗原、さまざまな種類のたんぱく質、DNAマーカー、ミトコンドリアのDNAなどを検査した。

この大規模な調査から得られた膨大な情報は、やがて単に生物学の範疇のみではなく、地理学、生態学、考古学、人類学、言語学など、より広汎で学際的な視野から整理、比較、解析された。このうち言語学的な考察というのは、言語と遺伝子の進化・発展は、どちらも二つの居住集団の遺伝子の交換に決定づけられるから、平行で相似的であるという推論から取り上げられたのである。

このようにして、これまで発生の起源と伝播の状態に関する大いなる神秘を解決するための新しい基礎的なデータが獲得された。

こうして得た遺伝子の種別の地理的分布をもとに、カヴァッリ・スフォルツァははじめて、ヒトの移動の経路の地図を作成し、さまざまな民族集団間の遺伝子の距離を算定することによって、近代のヒトの形成の時間的経緯をできる限りの近似値をもって測定することができるような一種の「時計」を設定することに成功し、古生物学、古生理学、考古学における確認情報を補強することができた。今日では、われわれはすべて、十万年ほど前に中央アフリカに生きていた小さな原住民に由来し、それが徐々に増大し、より未発達の別種の「ヒト」が住んでいた地球の各地に拡散していったということは疑いないと思われる。

「ヒトの浮動」は約四万年前、アフリカからアジアに達した時に始まり、次いでアジアからその頃ネアンデタール人が散在していたヨーロッパに到達した。最近のY染色体の研究結果によれば、おそらくヨーロッパには中央アジアからウクライナの草原を越えて集団が移住したと考えられる。アメリカ大陸への移住は、おそくとも三万年前に北東アジアから始まった。

これまでと同様に、このような結論に達したのは、たったひとつの大胆な推論や独善的な歴史的関連づけをもとにしたのではなく、種々の集団について一層進歩し、精巧で客観的な遺伝学の研究によるものであることが充分理解されなければならない。

ここにおいて、各種の民族集団に遺伝子的なそういう相違が認められるならば、「人種」の概念、そして白人、黒人、アジア人、アフリカ人、ヨーロッパ人などという不正確であいまいな呼称（一般に依然通用し、なくなりそうもない）は正当化されないのかと問われるかもしれない。しかしながら、前述のような遺伝子調査が示しているのは、ヒトは「表面」においてのみ、すなわち皮膚の色や眼の切れ方といった、いくつかの外観上の形質（表現型）においてのみ「違う」ということである。「違い」とはいうが、それに関わる遺伝子がわずかに三～五個しかないことを考えれば、「人種的」相違という言葉を使うのは許されないだろう。事実、遺伝子の相違の表れは、環境や風土に対応するのである。外的環境への適応のためには特に人体表面の変化が必要となるから、これらの遺伝子はすべて身体の外面的形質に結び付いている。

カヴァッリ・スフォルツァは以下のように書いている。

「こうした違いはまさに外面的だからこそ、われわれの目を強く捉え、民族そのものの違いがその他の遺伝子構造全体にも存在すると自動的に考える。しかしこれはまちがいである。われわれは残りの遺伝子構造については少ししか違わないのである。」

そこで、なんらかの表現型的相違を除けば、一般に「人種的」としていわれる相違は量的なものだけで、質的なものではない。いいかえれば、異なる民族について、まったく違う二種類の遺伝子が存在することは絶対にない。さらに、同じ大陸において、「異なる」個人間のそのような違いは、より小さい。したがって、民族的相違は遺伝子的（いわゆる人種的）要素によるのではなく、特定の集団の中で再生産（生殖）のために、表現型の特徴の中から選択された結果なのである。そのことは最近の分析が次のように結論している。「各々のヒトは、おそくとも四万年前に世界各地で集団の浮動が始まる以前からすべてのヒトが所有していた共通要素（「遺伝子」）を変えることなく保有している」。

21世紀：未来が待つ

二〇〇〇年代について、現在の医学知識・技術に格別な前進のある未来を予見するのはやさしいだろう。それらはすでに相当に進歩している。即座に正しく下される診断、生体工学（バイオニクス）、奇蹟的な薬剤、健康や病気に関する隠れた秘密を初期段階で検査できる機械類、等々である。

とはいえ、論理的で正当性のありそうな予測は、実際に未来の医学であるものとはほど遠い幻であるかもしれない。一八九九年の最も想像力豊かな医師が、次に来る世紀（20世紀）の医学の目覚ましい進歩を予見したとしても、具体的に、核磁気共鳴や、サイクロトロン治療、遺伝子治療、心臓移植などを予測することはできなかったのである。

だからわれわれにおいてもまた、未来における新しい収穫、発明や発見、実現について、その基礎となること、前提、発展の仕方などを現在想像することが不可能なのだから、期待するような予測というものは与えられないのかもしれない。

ただ、21世紀の医学によって達成するであろうなんらかの、驚くべきものかもしれない進歩が、「ヒトと人間の尊厳」（の関係）を見失わないことを願うばかりである。すなわち、「進歩」が、たとえ不本意だとしても、人間性そのものにとって害悪をもたらさないことを望むのである。

訳者あとがき

本書はルチャーノ・ステルペローネ著『医学の歴史』(Luciano Sterpellone: Storia della Medicina 1998, EDIZIONI SAN PAOLO)の全訳である。ただしこの日本語版のために、最新の問題を扱った最後の七項目が著者により書き加えられた。

いまから一〇年ほど前のこと、一夏を過していたペルージャの本屋で何気なく手に取ったのがこの本であった。副題も付かないあまりにもストレートな標題に逆に興味を惹かれ、すぐに購入して持ち帰って読み始めたのだが、おもしろくて数日間で一気に読んでしまった。著者についてはまったく予備知識がなかったが、後日調べてみると、病理学者でありながら医学史の権威であり、しかもイタリア国営放送(RAI)の一般向け医学番組のディレクター・コメンテーターとして、かなりの有名人であるらしいことがわかった。インターネットで検索してみると三〇冊以上の彼の著書が列挙される。すべてイタリア語で書かれているためか、これまで日本ではほとんど知られていない。

本書の裏表紙に「これは医学の科学的思考と治療の実績の発展を追求するすべての人が痛感していた溝を埋めるものである。事実、医学史の教科書が通常専門家を対象としているため、一般の人に適当な情報が与えられないのが現状である。」という謳い文句が書かれている。つまりそのテーマは当然のことながら病理学、薬学の問題であるが、科学史としての医学史というよりも、文化史的な性格をもつものであり、まさにヨーロッパの（特にレオナルド・ダ・ヴィンチを生んだイタリアの）重厚な文化的蓄積なくしては成らなかった作品といえる。しかもこの本には専門書に不可欠な著者による註もなければ引用の出典も明記されておらず、そうした点からも一般人のための「読み物」としての配慮がなされている。わが国でもすでに何冊かの医学の通史が翻訳されていることは知っていたが、いずれも専門家を対象とした横書きのものであり、そこでこんな本が縦書きの日本語で出たらいいのではないかと思い始めた。

訳者は西洋美術史を専門としている。そこで医学にまったくの門外漢が医学史の翻訳を手がけることについて、「無謀」や「不謹慎」の謗りを免れるために、いささかの弁明をしておく必要があろう。第一に、美術史の目的とは美術作品の主題の図像学的解説や芸術性の評価といった観点に留まるものではなく、作品が生まれた時代、社会、宗教など、つまりは文化的背景の全体像との関わりから解き明かすものである。これもまた広い意味での文化史なのである。私は長いイタリア留学中に、ヨーロッパという環境の中からそのことを会得したといっておこう。だから、西洋に関する限り、医学史の舞台となる時代や社会の精神や歴史地理的関係は、私と決して無縁ではないのである。さらにいえば、自然科学の領域の中で、医学ほど直接に人間に関わる分野はないだろう。その意味で医学は、理科的であると同時に、すぐれて人文的な科学といえるのではあるまいか。

第二に、専門用語については、解剖学・生理学の基礎的教養に関するものはともかくとして、さらに私にとって馴染みのないものが多くあったことは否めない。それらについては、一般の伊和辞典のほかラテン語辞書、いくつかの医学英和辞典、百科辞典などを助けとして、大部分解決することができたと信ずる。そもそも、生物学や、それに基づく薬学などの専門語はラテン語に由来するものが多く、その意味では私の狭い教養の範囲内に共存する世界なのである。とはいえ単語としては日本の学会および業界で共通する日本語であることが不可欠であり、そのために福田眞人先生（名古屋大学大学院・国際言語文化研究科教授）に専門語を含む全体の校閲をお願いし、快くご精査頂いた。氏は比較文化史を中心とする幅広い研究領域の中で医学史も専門分野の一つとされ、『結核の文化史』『北里柴三郎』などの著書を出しておられる。かつて朝日新聞のコラムで、現在の医学教育における歴史認識や哲学の欠如を指摘しておられ、私はそれを読んでわが意を得た思いであった。氏のご協力なくしては本書の完成はあり得なかっただろう。細部に至るまでも読者に充分の信頼を得られるものになったと確信する。ここに深謝申し上げる次第である。

本書における外国語のカタカナ表記について一言述べておきたい。周知のように、日本の近代医学は、はじめオランダから学んだ後、主としてドイツの影響を受けて育ち、戦後はアメリカを中心とする世界的な研究環境の中で展開している。そこで医学用語は戦前まで主流だったドイツ語から現在は英語（アメリカ語）使用に転換しているように見受けられるが、実はまだラテン語もドイツ語も一部に残っており、しかもそれらを接ぎ木したいわゆる「重箱読み」さえ罷り通っているし、二通り以上の呼称が併用されている場合もあるのが実情である。こうした混乱状態に私はいささかの戸惑いがあるのだが、他の専門分野とて多かれ少なかれ似たような事情であるから、過渡期の状況として受け止めるしかないだろう。それとは別に、固有名詞（人名・地名）のカタカナ表記については、私はこれまでの著述では基本的にはいわゆる原語主義の立場を取ってきたのだが、以上のような状況を考慮し、本書においてはすべて一般に最も馴染みのある慣用的な表記を採用した。

本書の終章以後の一〇年間に医学はさらに飛躍的な進歩を遂げ、医療に関する新たな倫理的・社会的な問題が浮上するなどの状況にあり、本書はそうした最新の情報に欠けるうらみはあるが、ちょうど20世紀の終りまでの一つの締めくくりという点で意味をもつのではないだろうか。今日、医療はすべての人々にとって最大の関心事の一つであり、新聞、テレビを始め、週刊誌に至るまで日常的に情報を提供している。しかしそうした実用的な知識に加え、医療技術の不断の試行錯誤と哲学的理念の変遷を知ることが、医療の重要性を知る上でいま求められていると思われる。

原始以来、医療にとってつねに関わりをもっていたのが神（あるいは悪魔）という超越的な存在であったことが本書では一貫して述べられている。キリスト教時代に入っても、神の概念がまったく異なるとはいえ、中世までは病気は神に由来し、神が結果を与えることに変わりなかった。…近代、科学が合理主義を振りかざし、たしかに人間を豊かにし、幸福にしたかに見える。神は一旦姿を消したのか。しかし神が創造したとされるヒトはいまなお次々と現れる新しい病魔に立ち向かわねばならない。月まで到達した宇宙飛行士が、地球に帰還してから敬虔な宗教心に目覚めたといわれるが、マクロの世界で感得したのと同じセンセーションを、対極的な人体のミクロの追究に専心する医学者がもつことはないだろうか。著者は信仰を決してあからさまに説いてはいないが、私には彼の史観の通奏低音として、神の存在が聴き取れるように思う。

最後に、悪書の氾濫する今日の出版状況の中で、本書のような「正統的な」著書に積極的な関心を抱いて英断的な刊行を実現し、煩瑣きわまる編集作業の中で、終始懇切な助言をいただいた編集部の永易三和さんに敬意を表し、心からお礼を申し上げる。

二〇〇九年　晩秋

小川　熙

—ワ行—

人名索引

〈主にミドルネームのみを掲載しています〉

【著者略歴】

ルチャーノ・ステルペローネ Luciano Sterpellone
1924年ローマ生まれ。病理学者・医学史家。医業のかたわら、医学知識の啓蒙、科学ジャーナリズムに携わり、特に医学史を政治史、文学、美術、音楽など人文分野と関連づけて歴史的発展の様相や、主役となる人物像の研究に重きを置くのが特徴的である。

28年間にわたり、イタリア国立放送(RAI)の企画顧問、演出を務めた。医学普及の功績により、2001年度サン・ヴァンサン賞(ジャーナリズム部門)を受賞。

現在Corriere Salute紙の科学部門編集長を務めるほか、多くの文化雑誌に寄稿。医療文化に関する著書は100点を越え、いくつかが仏語、英語、スペイン語、ポルトガル語、ポーランド語、アラビア語に翻訳されている。最も成功した『収容所の実験台』(ナチの人体実験)は17版に達する。2013年9月18日没。


【訳者略歴】

小川熙 おがわ ひろし
1930年東京生まれ。東京大学文学部美学美術史学科卒。1954年より『藝術新潮』編集部勤務。1967~68年度イタリア政府給費留学生としてローマ大学聴講生となり、G.C.アルガン教授に師事。のち1979年まで12年間ローマ滞在。その間『藝術新潮』その他への寄稿、TV番組のコーディネーターなどを務めるかたわら、イタリア美術史の研究を続ける。

帰国後は美術評論家として活動の後、武蔵野美術大学、青山学院大学、國學院大学の非常勤講師。1988年より2000年まで中部大学国際関係学部教授。1991年より大学院国際関係学研究科教授を兼任。

著書:『地中海美術の旅』(新潮選書)『イタリア12小都市物語』(里文出版)『澁澤龍彦のイタリア紀行』(新潮社)、訳書:マッシモ・パロッティーノ『エトルリア学』(同成社)、共著:『新潮古代美術館』など、共訳:『世界美術大辞典』(小学館)など。

【監修者略歴】
福田眞人 ふくだ まひと
京都府生まれ。京都大学工学部卒業。東京大学大学院総合文化研究所(比較文学比較文化)修了。オックスフォード大学ウェルカム医学史研究所、ハーバード大学客員研究員、デリー大学客員教授などを経て。現在、名古屋大学大学院国際言語文化研究科教授、学術博士。
著書:『結核の文化史』(名古屋大学出版会、毎日出版文化賞)『結核という文化』(中央公論新書)など。

本書は日本語版に向けて、近年の歴史を著者により加筆しています。
追加した図版の権利について不明な箇所がありました。
本文に記載された治療法の実践による責任は負いかねます。

医学の歴史

2009年11月30日　第1刷
2016年 4月10日　第3刷

著者　ルチャーノ・ステルペローネ
翻訳　小川　熙
医学史監修　福田　眞人

装丁　柴田淳デザイン室

発行者　成瀬雅人
発行所　株式会社　原書房
〒160-0022 東京都新宿区新宿1-25-13
電話・代表　03（3354）0685
http://www.harashobo.co.jp　振替・00150-6-151594
印刷　中央精版印刷株式会社

ISBN　978-4-562-04514-3　Printed in Japan